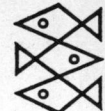

Über dieses Buch Dieter Lenzen untersucht in seinem Buch einige große Betätigungsfelder der Medizin unter kulturanalytischen Fragestellungen. Es geht ihm dabei nicht um die unbezweifelbare Existenz von Krankheiten und deren Zunahme in der jüngsten Zeit, sondern vielmehr um die Frage, wie es der Medizin als kultureller Institution gelingt, Betätigungsfelder zu etablieren, deren Sinn, vorsichtig formuliert, ungesichert, wenn nicht zweifelhaft ist. Nach Ansicht des Autors kann man diese Frage über ökonomische Hypothesen nicht vollständig beantworten, es sei vielmehr anzunehmen, daß dem medizinischen »Geschäft« eine kulturelle Funktion zukommt, durch welche die Bereitschaft von Menschen gefördert wird, sich behandeln zu lassen. Darin sieht der Autor nicht in erster Linie ein psychologisches Motivationsmuster, sondern die Auswirkung einer rituellen Funktion der Medizin. Anhand unterschiedlicher Fachrichtungen wie der Perinatologie oder der Kieferorthopädie zeigt der Autor die Funktion medizinischer Betätigung für die Einteilung von Lebensphasen und letztlich für den Umgang mit der Tatsache des Todes.

Der Autor Dieter Lenzen, Dr. phil., ist Professor für Philosophie der Erziehung am Forschungszentrum für Historische Anthrologie an der Freien Universität Berlin. Er hat zahlreiche Arbeiten zu pädagogischen, kulturanthropologischen und sozialpsychologischen Themen veröffentlicht.

Dieter Lenzen

Krankheit als Erfindung

Medizinische Eingriffe
in die Kultur

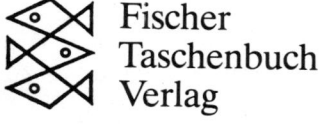

Fischer
Taschenbuch
Verlag

Originalausgabe
Veröffentlicht im Fischer Taschenbuch Verlag GmbH,
Frankfurt am Main, November 1991

© 1991 Fischer Taschenbuch Verlag GmbH, Frankfurt am Main
Alle Rechte vorbehalten
Lektorat Willi Köhler
Umschlaggestaltung: Buchholz/Hinsch/Hensinger
Abbildung: Fol. 91 verso des Ms. Sloane
im Besitz des British Museum in London
Gesamtherstellung: Clausen & Bosse, Leck
Printed in Germany 1991
ISBN 3-596-10559-5

Inhalt

Ein alltäglicher Anlaß 9

1. Noch einmal Medizinkritik?
Zur Geschichte einer Literaturgattung 14

2. Perinatalmedizin 33

2.0 Alltägliche perinatologische Kontrolle 33
2.1 Wie eine Fachrichtung kreiert wird 35
2.2 Moderne Geburtshilfe: Vom Beistand zur Penetration . 41
2.3 Erfolge und Folgen perinatologischen Handelns 46
2.4 Risikoschwangerschaft 53
2.5 Geburt als Operation 56
2.6 Perinatologie und Lebenslauf 58

3. Kieferorthopädie 64

3.0 Einige Zahlen aus der Welt der Kieferregulierung 64
3.1 Zur Erfolgsgeschichte der Kieferorthopädie 65
3.2 Motive kieferorthopädischer Behandlung 70
3.3 Kulturelle Ursachen und Implikationen 82

4. Der Aids-Diskurs 86

4.0 Historische »Immunologie«: Casanova und der
Vampirmythos 86
4.1 Aids als Mittel gesellschaftlicher Stabilisierung
und Geschichtsvernichtung 91
4.2 Der Stabilisierungsbeitrag einzelner Elemente
des Aids-Diskurses 97
4.3 Aids als Gleichmacher: Morbus omnia aequat 103

5. In-vitro-Fertilisation 106

5.0 Ethische Bedenken wiegen noch vor 106
5.1 Der Beitrag zur Unterdrückung des Todesgedankens . . 113

5.2 Von der Überbewertung der Mutter zur Unterbewertung
   des Vaters 115
5.3 Zurück zum Selbstschöpfungsglauben? 118

6. Die Anti-Cholesterin-Kampagnen 121

6.0 Als der Nachbar starb 121
6.1 Die Fettspur 123
6.2 Empirie und Normkonzepte 126
6.3 Die diätetische Offensive 130
6.4 Herz und Magen – Körper und Geist 137

7. Schwangerschaftsabbruch 141

7.0 Eine x-te Auflage der Abtreibungsdebatte 141
7.1 Blicke auf eine lange Geschichte 145
7.2 Eine neue Phase des Diskurses? 163
7.3 Gibt es einen »Grundbedarf« an Kindestötung
   und deren Verbot? 167

8. Sterbehilfe 170

8.0 Medizin ist Sterbehilfe 170
8.1 Imago dei als Sterbehilfe-Legitimation 174
8.2 Von der perimortalen Medizin zur Sterbehilfe 178

9. Sterben lernen 187

9.0 Das Verschwinden der Gesundheit 187
9.1 Reformvorstellungen 190
9.2 Auch Ärzte sind sterblich 192

Literaturverzeichnis 195

Verzeichnis der Bildquellen 206

Gesundheit ist bloß wissenschaftlich interessant.
Krankheit gehört zur Individualisierung.
Novalis

Ein alltäglicher Anlaß

Es ist natürlich ein Samstagabend, wenn alle Arztpraxen geschlossen sind. Im Frühsommer. Das Auge schweift zufällig von der Lektüre ab und entdeckt auf dem linken Unterarm einen stecknadelkopfgroßen schwarzen Punkt, der bei näherem Hinsehen Beinchen hat. »Ixodes ricinus«, eine Zecke. Der gemeine Holzbock. So sehen die also aus. Erinnerungen an volksmedizinische Ratschläge aus der Jugendzeit sind sofort präsent: Petroleum drauf und abwarten. Petroleum habe ich nicht. Ich nehme Salatöl. Nichts passiert. Dann eine Kombizange, die Pinzette finde ich nicht. Den zerquetschten Körper blase ich auf den Boden.
Sonntag. Der Rat eines warnenden Freundes: Hirnhautentzündung! Du solltest zum Arzt gehen! – Also gut. Mein Hirn ist mir wichtig. Ich entschließe mich am Montag früh zu einem Telefonat, denn zu untersuchen gibt es absolut nichts. Im Klinikum gibt es sicherlich Spezialisten: »Institut für Immunologie«. Ich will schließlich immun werden gegen die Folgen des Zeckenbisses. Auf wunderbare Weise ist der geschäftsführende Direktor gleich selbst am Telefon. Der freundliche Kollege bedeutet mir, absolut keine Kenntnisse über die Folgen von Zeckenbissen zu besitzen: »Wir forschen nur.«
Er gibt mich weiter an die medizinische Klinik. Eine ebenso freundliche Dame gibt mich weiter an eine andere freundliche Dame. Diese kennt einen Arzt, der vielleicht etwas von Zecken versteht. Der untersucht aber gerade und läßt sich nicht stören. Während meiner Warteschleife am Telefon untersucht er schon den nächsten Patienten. – »Morgen nachmittag um 16 Uhr wäre Herr Doktor zu sprechen.« – Die Inkubationszeit beträgt 48 Stunden. Danke. – Bis dahin bin ich entweder nicht mehr zu retten oder gar nicht infiziert. Eine einfache oder auch eine »eingehende, das gewöhnliche Maß übersteigende Beratung« brauche ich dann nicht mehr.
Glücklicherweise hat Berlin noch ein zweites Klinikum. Dort gibt es

eine »Abteilung für innere Medizin mit dem Schwerpunkt Infektionskrankheiten«. Das müßte passen. Dort wieder eine freundliche Dame. Die Abteilungsleiterin, Frau Kollegin Z., ist nicht da. Morgen auch nicht. Mein Pech, daß die Frühjahr-Sommer-Enzephalitis in der Urlaubszeit stattfindet. Die liebenswürdige Dame gibt mich weiter an die Erste Hilfe. Dort ist immer jemand.
Zugegeben. Jetzt, als ich mein Anliegen zum vierten Mal vortrage, gerät meine Schilderung etwas kurz, und die Dame an der anderen Seite der Leitung wird unwirsch. »Was haben Sie? Eine Zecke? Dann kommen Sie her, und wir ziehen sie raus.« Mein Hinweis darauf, daß dieses bereits geschehen sei, macht sie nicht freundlicher. Was ich denn dann wolle? – »Frühjahr-Sommer-Enzephalitis«, sage ich. – »Einen Augenblick, ich frage den Doktor.«
Der steht, Notfallambulanz, gleich neben ihr und fragt: »Hat er schon einen Kreislaufkollaps?« – »Haben Sie schon einen Kreislaufkollaps?« fragt sie mich. »Nein, eigentlich nicht.« – »Augenblick.« – »Hatter schon Schwindel, Erbrechen, Kopfschmerzen?« – »Hamse schon Schwindel, Erbrechen, Kopfschmerzen?« – »Nein, ich frage ja nur nach einer vorbeugenden Maßnahme, falls ich infiziert bin.« – Pause. Jetzt hält sie den Hörer zu, während sie den Doktor fragt. »Dann sollnse kommen, wenn se was ham. Dann müssense sowieso hier bleiben.«
Ich überlege, ob ich eines der zahlreichen städtischen Krankenhäuser anrufen soll. Aber die machen nicht mal Forschung und haben viele überschüssige Betten. Außerdem fühle ich mich nicht mehr imstande, die Zeckengeschichte zum fünftenmal aufzusagen. Aber es hilft nichts. Der »Gesundheits-Brockhaus« droht auf Seite 242 mit »psychischen Dauerschäden bis zur Demenz« und meint: »Auch die Tollwut gehört hierher.«
Ich wähle die Nummer meines Hausarztes und erzähle der Sprechstundenhilfe die Ballade von der Zecke. Sie hält Rücksprache mit dem Arzt. – »Eingehende, das gewöhnliche Maß überschreitende Beratung« wird später auf der Liquidation stehen: DM 37,95 (Faktor 2,3). – »Kommen Sie her, holen Sie sich ein Rezept für ein Impfserum. Das holen Sie sich aus der Apotheke. Dann bekommen Sie hier eine Spritze.« Jawohl.
Also zum Hausarzt! Man soll sich gut mit ihm halten. In dringenden Fällen kommt er sogar ins Haus. Rezept abholen. In die Apotheke. »Haben wir nicht. Wann wollen Sie denn verreisen?« – »Gar nicht.« – »Wieso wollen Sie sich denn impfen lassen?« – Ich erzähle die

Zeckennovelle. »Dann ist dieser Impfstoff falsch. Er dient der aktiven Immunisierung. Wenn Sie bereits infiziert sind, wird Ihr Immunsystem schachmatt gesetzt, und Sie erkranken mit Sicherheit.« Ich danke der lebensrettenden Pharmazeutin nachdrücklich, erzähle der Sprechstundenhilfe des gelegentlich das Haus besuchenden Hausarztes die Unterschiede zwischen aktiver und passiver Immunisierung. Sie hält erneut Rücksprache mit dem Doktor, der sie wieder das gewöhnliche Maß übersteigend berät. Sie kommt zurück und schlägt im Nachschlagewerk nach. Tatsächlich. Nicht die Spur von Verlegenheit. Neues Rezept.

In der Apotheke. »Haben wir auch nicht.« Noch fünf Stunden bis zum Ablauf der Inkubationszeit. Die Arzneimittellieferung »Eilige Arzneimittel«, die immer auf dem Gehweg parkt, ist schon durch. Ich verweise auf mein Hirn, meinen Beruf, die drei Kinder und die Hypotheken auf unserem Haus. Eine Sonderlieferung wird möglich, um 17 Uhr. Das Zeug ist tatsächlich da. Das Geld reicht nicht: Über dreihundert Mark. Im Laufschritt in die Praxis, so daß ich nicht lange darüber nachdenken kann, was ein anaphylaktischer Schock ist, vor dem die Apothekerin, der mein Leben inzwischen ein wenig am Herzen liegt, mich gewarnt hat.

»Langsam injizieren«, bitte ich, »Schwester Erika«. – Zu intramuskulären Injektionen läßt sich kein Doktor herab. – »Keine Sorge, das sind sowieso fünf Milliliter zu wenig. Sie müssen morgen noch einmal wiederkommen.« – Wenn ich jetzt umfalle, liegt das auch an der Spritze, aber nicht aus den Gründen, vor denen der Beipackzettel warnt, der auch beiläufig die Gefahr einer HIV-Infektion durch den Impfstoff weitgehend ausschließt, obwohl man natürlich nicht weiß, was der hatte, der das Immunglobulin gespendet hat. Den Zettel wollte sie mir nicht geben. Erst am nächsten Tag, als ich die zweite Lieferung injiziert bekomme, habe ich ihn vorher aus der Packung entfernt.

Drei Wochen später. Während einer Sitzung lerne ich den Kollegen O. kennen. Er ist Zoologe. Man interessiert sich ja für das, was die Kollegen machen. Spezialgebiet Zecken. Ich erzähle den Zeckenroman. »Diese Impfung hätten Sie sich sparen können.« Deren Kosten belaufen sich inzwischen, meine vergeudete Arbeitszeit eingerechnet, auf weit über 1000 Mark. Von der nach vier Wochen anstehenden, nunmehr passiven Immunisierung, zu der der Hausarzt mir geraten hat, rät er ab. Er berichtet über seine Forschung: »Borelia burgdoferi«, sagt er mit leiser Stimme, während ich, beim späteren gemeinsamen Essen, mit einer zähen Pizza kämpfe.»Bereits x-Millionen Infizierte. Schlimmer als Aids. *Das* Thema in den USA. Lyme-Krankheit. Erbrechen…,…,…,…,… Herztod. Noch nach siebzehn Jahren. Von Mäusen übertragen auf die Zecken.« – Ich denke an die Mäuse unter meiner Terrasse und danke still meinem Hausarzt, daß er mich hat impfen lassen.»Das hat damit nichts zu tun. Gegen die Lyme-Krankheit gibt es keinen Impfstoff. Wenn man infiziert ist, kann man es höchstens mit Antibiotika versuchen.« Außerdem gebe es keine Frühjahr-Sommer-Enzephalitis-Fälle in Berlin.»Wie lange saß denn die Zecke in Ihrem Arm?« – Keine Ahnung. – »Mit einer Zange? Um Gottes willen. Sie haben den ganzen bakteriellen Körperinhalt in Ihren Arm gepreßt.«

Ich vergaß, meinen Nachtisch zu bezahlen, weil ich ihn nicht gegessen hatte, und beschloß, die siebzehn Jahre Inkubations- und Wartezeit dadurch abzukürzen, daß ich ein Buch schreibe über die *vielen* Krankheiten und die *eine* Gesundheit, über die *eine* Medizin und die *vielen* Mediziner. Es ist Bestandteil eines größeren Untersuchungsprojektes an unserer Kultur, in dem ich einen Prozeß nachzeichnen möchte, der keineswegs allein kennzeichnend für die Medizin ist. Ich meine damit die schleichende Entdifferenzierung ehemals grundlegend unterschiedener Kategorien. So hatte die Unterscheidung zwischen Kindern und Erwachsenen zu schwinden begonnen, zwischen Müttern und Vätern, zwischen Männern und Frauen.[1] Und ähnlich wie die Ausweitung des Kindlichen in unserer Kultur den Erwachsenenstatus aufhebt, scheint die von der Medizin vorgenommene Ausdehnung der Krankheit auf alle nicht ganz »normalen« körperlichen Erscheinungen die Möglichkeit der Gesundheit zum Verschwinden zu bringen. Die Grenzen zwischen Krankheit und Gesundheit verfließen, jedenfalls in den Begriffen.

Dort, wo diese Begriffe zu Hause sind, in den Köpfen der Menschen, wohnen auch viele ihrer Krankheiten, und viele wohnen nur dort. Einem Mißverständnis ist vorab zu begegnen, das aus den Blicken erwachsen könnte, welche die Kapitel dieses Buches auf einzelne Felder der modernen Medizin eröffnen, dem Mißverständnis, alle Krankheiten seien Kopfgeburten. Selbstverständlich gibt es verletzte und erkrankte Körper, die der medizinischen Hilfe bedürfen. Und: Selbst dort, wo die Medizin Körpererscheinungen okkupiert hat, die von einem Kranksein weit entfernt sind, müssen die er-

1 vgl. Lenzen 1985.

brachten und, wie sich zeigen wird, letztlich priesterlichen Leistungen der Mediziner nicht illegitim sein. Wir sollten allerdings wissen, daß diese Leistungen keine ärztlichen sind, damit wir entscheiden können, ob wir den Arzt suchen oder den Priester, wenn wir uns einen »Sprechtermin« geben lassen.

Paula H. war eine Frau, die das nicht wußte. In den letzten 25 Jahren ihres Lebens verlangte sie nach der Heilung von einer Krankheit, die kein Arzt diagnostizieren konnte, weil sie in ihrem Kopf steckte oder wohl in ihrem Herzen. Noch am Tage, an dem sie, siebenundsiebzigjährig, starb, nachdem man sie zum zwanzigsten, dreißigsten Male in ein Krankenhaus gebracht hatte, fanden die Ärzte – nichts. In der Nacht nach deren Diagnose hat sie gezeigt, was sie wollte: hinübergebracht werden. – Ihr ist dieses Buch gewidmet und ihren Ärzten, die voller Mühe, aber ohne Verständnis waren.

1. Noch einmal Medizinkritik?

Zur Geschichte einer Literaturgattung

Noch ein kritisches Buch über Medizin? Diese Textsorte gehört offenbar zu unserer Kultur wie die medizinische Literatur selbst. Man kann nicht umstandslos bei Null beginnen, ohne Dubletten zu erzeugen. Und es stellen sich Zweifel über den Sinn eines solchen Unterfangens ein, wenn man die lange Geschichte der Medizinkritik zur Kenntnis nimmt und ihre Resultate mit ihren Wirkungen auf das Gesundheitswesen vergleicht. Dieses Mißverhältnis unterscheidet sich kaum von demjenigen zwischen erziehungstheoretischer Literatur und der sogenannten pädagogischen Wirklichkeit. Schlimmer noch: Der Eindruck läßt sich nicht abweisen, daß Texte der Medizinkritik entlastend wirken für die ärztliche Wirklichkeit, so als ob die geäußerte Kritik mit der Veränderung der Verhältnisse identisch wäre.

An dieser Stelle ließe sich in die Klage über ein Gesundheitssystem einstimmen, das sich gegen Kritik immunisiert hat, indem es diese als bloße Kritik nicht nur zuläßt, sondern sogar fördert. Man könnte aber über repressive Toleranz nachdenken und steckte bereits mitten in der Wiederholung. Daraus hilft nur der Versuch der distanzierten Betrachtung, eingedenk der Tatsache, daß es so etwas natürlich nicht gibt. Wir alle sind von Krankheiten betroffen und damit in der Regel von den Funktionen und Implikationen des Gesundheitswesens. Wir haben unsere Vorurteile über die Medizin, in der Regel gegen sie. Das Wort de la Bruyères gilt: »Solange die Menschen sterblich sind und den Tod fürchten, werden sie ihre Ärzte verspotten, aber sie gut bezahlen.«

Beginnen wir mit dem Spott – der Tod kommt, wie wir gern glauben, später. Die kritisch-problematisierende Einstellung zur Medizin ließe sich als lohnende Aufgabe für eine Geschichte der Medizinkritik historisch darstellen. Da wäre womöglich zu beginnen bei dem Kentauren Chiron, dem Arzt des Mythos aus dem alten Thessalien vor dem Beginn des 1. Jahrtausends v. Chr., dessen widerspruchsvolle Gestalt auf ihre Weise die Ambivalenz der Heilkunst zum Ausdruck bringt.[2]

Chiron nämlich, der als Sohn des Kronos unsterblich war, verzichtete auf diese Eigenschaft, nachdem er sich an einem vergifteten Pfeil eine unheilbare Wunde zugezogen hatte. Diesen hatte Chiron in ärztlicher Tätigkeit aus der Wunde des Kentauren Elatos entfernt. Das Gift bedeutete endloses Siechtum, dem er den Tod vorzog. Die Botschaft dieses Mythos dürfte für den antiken Menschen mehrere Komponenten gehabt haben, deren Gültigkeit ungebrochen ist: Denn erstens teilt der Mythos mit, daß auch Ärzte sterblich sind und verwundbar; sie werden buchstäblich entgöttert. Zweitens erfahren wir, daß die Arbeit des Arztes lebensgefährlich sein kann. Auf diese Weise ehrt ihn der Mythos. Und drittens, die vielleicht wichtigste Lehre: Es gibt Umstände der Krankheit, denen der Tod vorzuziehen ist. Selbst ein Arzt handelt an sich selbst entsprechend und: Der Tod ist das Ende, im doppelten Sinne von »Schluß« und »Ziel« der Krankheit.

Jede dieser Komponenten scheint für das moderne medizinische, aber auch für das alltägliche Bewußtsein mehr oder minder verlorengegangen zu sein. Diese frühe mythologische Gestalt des Chiron ist ein Element der Medizinkritik und erinnert an die Grenze der Medizin, die für uns gesetzt ist: an den Tod.

Die jüngere medizinkritische Diskussion im deutschsprachigen Raum, aber auch in Frankreich, Italien oder den USA ist in ihrer Mehrheit durch solcherlei grundsätzliche und elementare Kritik nicht gekennzeichnet. Wenn man die unterschiedlichen Einwände zusammenfaßt, ergänzt und weiterführt, so lassen sich mindestens neun Typen unterscheiden. Es sind dieses Kennzeichen der modernen Medizin, die ich unterscheiden möchte und die sich zu Teilen oder in ihrer Ganzheit auf einzelne Aspekte dieser Medizin wie das öffentliche Gesundheitswesen, die ärztliche Wirklichkeit, die medizinische Forschung oder auf alle diese Aspekte gleichzeitig beziehen.

Erstens: Iatrogenesis. *Die Medizin macht die Menschen krank, indem sie sie zu heilen versucht.*

1975 dramatisierte Ivan Illich die jüngere Medizinkritik der Nachkriegszeit, indem er der Medizin eine dreifache »Iatrogenesis« vor-

2 vgl. Kérenyi 1948, S. 108.

warf, eine dreifache Schädigung der Menschen, denen die Medizin zu helfen vorgebe.[3] In holzschnittartiger Vereinfachung behauptete der bis dahin als Schulkritiker bekannt gewordene Illich: »Die Auswirkungen der Medizin stellen eine der am schnellsten sich ausbreitenden Seuchen unserer Zeit dar.«[4] Er benannte eine »klinische Genesis«, das ist der Ursprung neuer Krankheiten, die durch die Behandlung anderer Krankheiten hervorgerufen werden. Er versah seinen Vorwurf mit zahlreichen Beispielen für solche Schädigungen durch Ärzte. Sodann sprach er von einer »sozialen Iatrogenesis«, die darin bestehe, daß eine »Übermedikalisierung stattfinde, die zu einer exponentiell wachsenden Nachfrage nach der Patientenrolle«[5] führe. Schließlich gebe es so etwas wie eine »strukturelle« oder »kulturelle« Iatrogenesis, die in der entstandenen Unfähigkeit der Menschen bestehe zu leiden.

Die Thesen Illichs waren im Grunde nicht neu. Er selbst verwies auf ein »Standardlehrbuch« zu diesem Thema.[6] Daß der Vorwurf der medizinischen Nemesis selbst unter dem gleichen Titel bereits 1840 erhoben wurde[7], war ihm wohl entgangen. Das änderte aber nichts an dem durchschlagenden Erfolg seiner Thesen und bereitete einem Typus von Literatur, zumindest im deutschsprachigen Raum, den Weg, der sich weiterhin großer Zustimmung erfreut: Von der Kritik in »Ärztefehler – Pfuschen und Vertuschen«[8] bis zu Optionen »Für eine andere Medizin«[9] reicht das Spektrum seiner Epigonen. All diese Texte sind auf ihre Weise nützlich und erhellend. Dennoch liegt es nahe, Illichs realistische Einschätzung zu teilen, derzufolge »diese dreistufige Iatrogenesis durch medizinische Mittel nicht mehr aufgehalten werden kann«.[10]

Zweitens: Leistungsschwäche. *Die Leistungen der Medizin für die Verbesserung der Gesundheit sind geringer als behauptet und angenommen.*

Auch dieser Typus der Kritik tauchte bei Illich, gleichsam als harm-

---

3 vgl. Illich 1975a; dt.: 1975b und 1977.
4 Illich 1975b, S. 19.
5 a.a.O., S. 25.
6 vgl. Moser 1969.
7 vgl. Canguilhem 1989, S. 53f.
8 vgl. Allgemeiner Patientenverband 1986.
9 vgl. Petersohn/Petersohn 1982.
10 Illich 1975b, S. 26.

lose Variante seiner Iatrogenesis-These, auf.[11] Sie läuft darauf hinaus, der Medizin einen grundlegenden Erfolg bei der Krankheitsbekämpfung auf doppelte Weise abzusprechen: Einerseits sei die unstreitige Verbesserung des Gesundheitsstatus der Bevölkerung seit dem 19. Jahrhundert gar nicht auf Erfolge der Medizin, sondern vielmehr auf außermedizinische Umstände zurückzuführen, wie auf die Verbesserung des Lebensstandards[12] oder auf eine selbständige biologische Immunisierung der Menschen.[13] Andererseits seien die wirklich großen, die menschenbedrohenden Krankheiten wie Krebs und Herzleiden in den Industrienationen absolut unbesiegt.

Drittens: Selbstimmunisierung. *Die Medizin schützt sich selbst vor Leistungskontrolle, Kritik und Veränderung.*
Diese Kritik kann auf die medizinische Forschung zielen, wenn man ihr vorwirft, sie verzichte, unter Umständen unter dem Deckmantel ethischer Argumente oder gesetzlicher Verbote, auf Kontrollgruppen solcher Patienten, die mit ihren neuen Methoden und Mitteln nicht behandelt werden.[14] Auf diese Weise werde der nur im Vergleich nachweisbare Erfolg oder besser: der Mißerfolg medizinischer Maßnahmen gar nicht sichtbar. Selbstimmunisierend wirke auch die Tatsache, daß die »Sozialdialekte« in der Medizin zum Ausschluß von Kommunikationsmöglichkeiten für Laien über ihre eigene Krankheit führen.[15] Schließlich wird die vielfältige Kritik an den hermetischen Organisationsformen der Medizin und der Ärzteschaft genannt, die mit wissenschaftlichen Gesellschaften, Standesrecht, Berufsverbänden, Schweigepflicht und weiteren Mitteln jede Transparenz verhindere.

Viertens: Probabilisierung. *Die Medizin vernachlässigt die einzelnen, tatsächlich eingetretenen Krankheiten zugunsten einer Orientierung am Konzept der Wahrscheinlichkeit.*
Das Wahrscheinlichkeitsdenken hat in verschiedenen Bereichen des medizinischen und ärztlichen Handelns Einzug gehalten.[16] So werden im konkreten Krankheitsfall Symptome eines Patienten proba-

---

11 vgl. Illich 1975b, S. 12ff.
12 vgl. MacKeown 1982.
13 vgl. Porter in: Illich 1975b, S. 13.
14 vgl. Feyerabend 1984, S. 141.
15 vgl. v. Ferber 1979.
16 vgl. Wieland 1986, S. 90ff.

bilistisch auf bestimmte Krankheiten zurückgeführt, das heißt, daß eine Diagnose mit einem bestimmten Wahrscheinlichkeitsgrad versehen wird. Überschreitet dieser Grad eine vorab definierte Schwelle, so wird eine bestimmte Therapie für angezeigt gehalten. So sehr diese Entwicklung von der Sache her begründet erscheint, weil die einhundertprozentige Diagnose der Ausnahmefall ist und das Kausalitätsmodell der eindeutigen Rückführung bestimmter Symptome auf bestimmte Krankheiten nicht länger aufrechterhalten werden kann, ist diese Entwicklung doch mit einer Verunsicherung von Patienten und Ärzten verbunden.

Ein zweites Feld für das Aufkommen des Wahrscheinlichkeitsdenkens ist das Konzept der Risikofaktoren. Dieser Begriff erlebte nach seiner Einführung durch epidemiologische Untersuchungen zu koronaren Herzkrankheiten einen einzigartigen Erfolg. Aufgrund der Ermittlung von Zusammenhängen (Korrelationen) zwischen bestimmten Anlagen (Dispositionen) (zum Beispiel Bluthochdruck, Übergewicht) bzw. Verhaltensweisen (zum Beispiel Nikotinkonsum) und der Auftretenshäufigkeit ischämischer[17] Herzkrankheiten in sehr großen Untersuchungskollektiven wird die Zunahme der Erkrankungswahrscheinlichkeit durch diese Dispositionen bzw. Verhaltensweisen errechnet. Wenn dieses Konzept jedoch auf ein Individuum übertragen wird, mit der Behauptung, *sein* Risiko, herzkrank zu werden, steige durch ein Auftreten dieser Faktoren, dann ist diese Behauptung zunächst einmal falsch. Jeder Patient kennt in der Regel selbst eine Reihe von Fällen aus seiner Umgebung, in denen eine Risikofaktorenakkumulation vorlag. Dennoch erfreuten sich diese Menschen häufig bis ins hohe Alter großer Gesundheit. Das heißt: Was für ein Kollektiv gilt, gilt nicht auch für jedes Mitglied des Kollektivs, eine unmittelbar einsichtige Tatsache, wenn man Parallelen aus anderen Gebieten sucht: So steigt die Wahrscheinlichkeit tödlich verlaufender Verkehrsunfälle, wenn ein Kollektiv wie die Autofahrer der Bundesrepublik Deutschland sich ausnahmslos nicht anschnallt und sich an keinerlei Geschwindigkeitsbegrenzungen hält. Trotzdem kann ein guter Fahrer mit ein bißchen Glück (das heißt, wenn er keinem Fahrer begegnet, der seinerseits Fehler macht) ein Leben lang unfallfrei mit Höchstgeschwindigkeit und ohne Gurt fahren. Auf diese Weise entsteht für das ärztliche Handeln eine Paradoxie:

17 Ischämie: Durchblutungsstörung

Der Rat, nicht zu rauchen, auf sein Gewicht und seinen Blutdruck zu achten, ist nicht falsch, aber er ist auch nicht richtig, weil er im Einzelfall Patienten Lebensbeschränkungen unterwirft, die völlig unnötig sind. Wenn trotzdem mächtige Kampagnen gegen das Rauchen, gegen den Alkohol oder den Fettgenuß in Gang gebracht werden, so stellt sich deshalb der Verdacht ein, daß diese Maßnahmen ganz anderen als medizinischen Zwecken dienen. Dieser Frage gehe ich am Beispiel der Anti-Cholesterin-Kampagnen im Kapitel 6 nach.

Ein dritter Anwendungsbereich des probabilistischen Denkens ist die Orientierung medizinischer Forschung an der Wahrscheinlichkeit, mit der Krankheiten epidemisch auftreten beziehungsweise zum Tode führen. Die größten Investitionen werden für Forschungen getätigt, die sich mit denjenigen Krankheiten befassen, die die höchste Sterblichkeitsrate aufweisen.[18] Auf diese Weise wird einer der vielen Beiträge zu der falschen Hoffnung geleistet, die Medizin sei auf dem besten Wege, den Tod abzuschaffen, während die Grenzen der Lebensverlängerung wohl längst erreicht sind.

Insgesamt wirkt sich der Prozeß der Probabilisierung widersprüchlich aus, und er dürfte geeignet sein, Ambivalenz zu erzeugen. Denn einerseits zieht sich die Medizin darauf zurück, »nur noch« Wahrscheinlichkeiten für die Ursache von Symptomen wie für das Eintreten von Krankheiten bei bestimmten Verfahrensweisen oder Dispositionen benennen zu können. Andererseits bleibt der Anspruch der Verewigung des »einen« Lebens ungebrochen erhalten. So verstärkt sich der Eindruck, man könne mit Statistik eben machen, was man wolle. Und in der Tat lassen sich verblüffende Behauptungen aufstellen und belegen. So hat das Bundesgesundheitsamt das Krebsrisiko verschiedener Nahrungsmittel miteinander verglichen:[19]

Trinkwasser: Faktor 1;
geräucherter Schinken: Faktor 3;
Brot mit Erdnußbutter: Faktor 30;
½ Liter Bier: Faktor 2800;
DDT: Faktor 0,33;
PCB: Faktor 0,2.

Der logische, aber auch nur logische Schluß, daß der Genuß von Pestiziden dem Genuß von Wasser oder gar Bier vorzuziehen sei,

18 vgl. Kass 1981, S. 8.
19 vgl. *Frankfurter Allgemeine Zeitung* Nr. 137 vom 15. 5. 1988, S. 33.

läßt die Attacke, die Comte in der 40. Vorlesung seines »Cours de philosophie positive« gegen die medizinische Statistik vornahm, ungebrochen gültig sein: Es ist »der absolute Empirismus, der sich hinter einer nichtssagenden mathematischen Fassade verbirgt«.[20]

Fünftens: Ökonomisierung. *Die medizinischen Entscheidungen und mit ihnen die Menschen unterliegen wachsenden ökonomischen Zwängen.*
Diese Feststellung ist nicht erst nach der langen Debatte um die Kostendämpfung im Gesundheitswesen zu treffen, und sie ist auch nicht auf den deutschsprachigen Raum beschränkt. Die »Fortschrittsfalle«[21], in welche die moderne Medizin geraten ist, entspricht dem Bilde einer Zangenbewegung. Zum einen haben sich durch die beschleunigte Entwicklung der medizinischen Technik immer neue, aber eben auch immer kostspieligere Möglichkeiten ergeben. Zum anderen entstehen durch die zunehmende Verrechtlichung auch des Gesundheitswesens nicht nur ein oftmals kritisiertes »Anspruchsdenken«, sondern auch objektive Ansprüche, die im positiven Recht begründet sind. So hat in den USA der gerichtlich durchgesetzte Anspruch auf ein eigenes Dialyse-Gerät für jeden entsprechend Erkrankten die »National Health Insurance« an den Rand der Zahlungsunfähigkeit getrieben.[22] Aber auch in der Bundesrepublik Deutschland erfuhr die staunende Öffentlichkeit im Rahmen der Debatte um die Gesundheitspolitik, welche Arten von Ansprüchen inzwischen entstanden waren, von der Taxifahrt zum Arzt bis zur psychologisch indizierten Kieferregulierung (vgl. Kapitel 3).
Einer der empfohlenen Auswege aus dem Dilemma, die Verbesserung der Gesundheit durch Prävention, durch Vorsorge, das heißt die Verlagerung der Investitionen von der kurativen auf die präventive Medizin ist inzwischen gleichfalls in Verruf geraten. Bei genauer Betrachtung stellt sich wohl heraus, daß die Prävention zum Beispiel im Bereich der koronaren Herzerkrankungen[23] lebensverlängernd wirkt. Die so geretteten Individuen sterben dann aber später an einer anderen Krankheit, deren Behandlung unter Umständen teurer ist. Die Behandlung der ersten lebensbedrohenden Krankheit

20 zit. n. Canguilhem 1989, S. 78.
21 vgl. Krämer 1989.
22 vgl. Kass a. a. O., S. 3.
23 Erkrankungen der Herzkranzgefäße

auf der Intensivstation kostet weniger als ihre Prävention einschließlich der Behandlung der nächsten Krankheit. Die durch die Überalterung der Bevölkerung entstehende Rentenproblematik muß noch als besondere Belastung gewertet werden.[24]
Es ist leicht einzusehen, daß in diesem Felde konkurrierende ökonomische Interessen hart aufeinandertreffen. So geht es letztlich allein im Gebiet der alten Bundesländer um die Arbeitsplätze von über 150000 Ärzten, 34000 Zahnärzten, fast 100000 Apothekern und Apothekenangestellten, 350000 Krankenschwestern, 100000 Angestellten im Krankenversicherungsgewerbe, 90000 Angestellten in der pharmazeutischen Industrie und 200000 Menschen, die ihr Brot mit dem Kurbetrieb verdienen. Sie leben davon, daß jeder elfte Bundesbürger als schwerbehindert definiert wird, daß zehn Millionen Bundesbürger ihre übliche Tätigkeit aus Gesundheitsgründen nicht voll ausüben können und daß alle Kranken zusammengenommen jährlich mehr als 200 Milliarden Mark kosten.[25]
Jede Medizinkritik hat angesichts dieser Zahlen einen schweren Stand, es sei denn, sie beklagt Gesundheitspolitik als »Sozialabbau«.[26] Aber gerade dann, wenn man von einem traditionell sozial aufgeschlossenen Standpunkt aus argumentiert, entsteht eine paradoxe Situation. Die soziale Sicherung eines erheblichen Teils der Bevölkerung, der Beschäftigten im Gesundheitswesen, hängt davon ab, daß es einem möglichst großen Teil der übrigen Bevölkerung schlecht geht, weil er krank ist. Ja mehr noch: Die Erfindung von Krankheiten und ärztlichen Betätigungsfeldern erscheint als sozialer Fortschritt, zumindest für einen Teil der Bevölkerung. Es wird zu untersuchen sein, welche kulturellen Folgekosten dieser Expansionsvorgang hat.

Sechstens: Verrechtlichung. *Die Medizin begründet Rechtsverhältnisse anstelle ärztlicher Beziehungen zu den Menschen.*
Ein Teil der sich durch die Verrechtlichung zahlreicher Lebensbereiche, wie auch der Erziehung, ergebenden Probleme ist bereits angedeutet worden. Der Patient tritt dem Arzt nicht nur als Kranker, sondern auch als Anspruchsberechtigter gegenüber. Der Arzt hat also, schon aus ureigenen Gründen der Konkurrenzfähigkeit,

24 vgl. Krämer 1989, S. 94 ff.
25 vgl. a. a. O., S. 15 ff.
26 vgl. z. B. Deppe 1987.

nicht nur zu entscheiden, welche Maßnahme aus medizinischen Gründen indiziert ist, sondern inwieweit er die Ansprüche des Patienten, seines »Kunden«, nach Kuren, teuren Arzneimitteln, Krankschreibungen und ähnlichem erfüllen will. Sodann sitzt vor dem Arzt ein Bürger, dessen Rechte auf eine Unversehrtheit seines Leibes, inzwischen sogar auf ein Leben ohne Mißbehagen[27], rechtlich verbrieft sind. Der Arzt muß seine Maßnahmen aber auch vor dem Hintergrund ihrer potentiellen Gerichtsfestigkeit kalkulieren und wird deshalb unter anderem einen übermäßigen diagnostischen Aufwand treiben, um sich keiner Unterlassung schuldig zu machen. Er wird die Resultate seiner Diagnose so dokumentieren, daß sie im Streitfall zu keinen Regreßforderungen führen.[28] Der vorsichtige Arzt formuliert auf seinen Rechnungen deshalb als Diagnose gern »Verdacht auf...« und vermeidet auf diese Weise eine klare Äußerung zu dem angenommenen Krankheitsbild des Patienten.

Die Nebenfolgen dieser durchaus im Interesse der Patienten vollzogenen Entwicklung treten klar zutage: Die rechtliche Absicherung des Arztes, aber auch die Erfüllung der Patientenansprüche kann den Arzt zu Maßnahmen verleiten, die im Interesse der Patienten ärztlich unvertretbar sind, obgleich sie aus den rechtlichen Normen folgen, die im Interesse der Patienten formuliert worden sind. Dieser Paradoxie, derzufolge das Recht auf Gesundheit sich gesundheitshemmend auswirkt, ist aus der Sicht von Kass[29] nur dadurch beizukommen, daß dieses Recht gewissermaßen suspendiert wird. Gesundheit sei kein Gut, das gegeben oder weggenommen werden könne, sondern ein Seinszustand, der auch von Faktoren abhängig sei, die durch medizinische oder gesundheitspolitische Maßnahmen gar nicht beeinflußt werden könne, zum Beispiel körperliche Disposition, Aufmerksamkeit, Bemühung um Gesundheit und Selbstdisziplin.

Siebentens: Normierung. *Die Medizin normiert den Menschen.*
Was sich anhand der Cholesterin-Kampagne zeigen läßt, die Festlegung eines »Normalwertes« für das menschliche Serumcholesterin[30] von 170 mg/dl in einer internationalen »Konsensus-Konferenz« ist ein sicher extremes Beispiel, und doch keine ganz neue Erschei-

27 vgl. Ottawa Charter 1988.
28 vgl. Wieland a. a. O., S. 86.
29 vgl. Kass a. a. O.
30 Cholesterinanteil im Blut.

nung. Es ist leicht einzusehen, daß die Medizin ohne irgendeine Vorstellung von Normalität kaum handlungsfähig wäre. Jeder Zustand eines Menschen wäre gleich zu bewerten und nicht behandelbar, weil die Richtung des durch medizinische Aktivität zu verändernden Zustandes beliebig wäre. Es kommt also auf die Bezugsgröße an, an welcher der »Normal«zustand des gesunden Körpers orientiert werden soll. Damit beginnt der ganze Streit.

Die Bezugsgröße könnte nämlich zum Beispiel das subjektive Gesundheitsgefühl des Patienten sein, demzufolge *der* Patient normal gesund wäre, der sich nicht krank fühlt. Alle Krankheiten, die erst sehr spät nach ihrem Beginn die Befindlichkeit beeinträchtigen, wie Krebs oder Aids, sprechen natürlich gegen diese Bezugsgröße, denn ein Aids-Infizierter ist nicht gesund. Daraus könnte der Schluß gezogen werden, Normalität mit Funktionalität gleichzusetzen. Das heißt, normal gesund wäre der Mensch, dessen Körper funktioniert bzw. nicht von Dysfunktionalität beeinträchtigt ist.

Nun gibt es aber Dysfunktionen, die nicht notwendig einen Leidensdruck ausüben und auch das Leben des Menschen nicht bedrohen wie eine doppelte Nierenarterie[31] oder eine Hasenscharte. Erstere wäre anomal, weil sie von der Bezugsgröße des statistischen Durchschnitts eine Abweichung darstellt, letztere zusätzlich deshalb, weil sie, wie zahlreiche andere Abnormitäten, einer ästhetischen Norm widerspricht. Diese verweist, zum Beispiel bei Fettsucht, auf eine Gleichstellung von Norm und Ideal, wenn in einer Kultur etwa der schlanke Körper als Idealfigur bewertet wird. Ob der Fettleibigkeit deshalb schon ein Krankheitswert beizumessen ist oder ob es sich nicht eher um eine »Veranlagung«[32] handelt, wäre durchaus zu fragen.

Wegen dieser Unsicherheiten gehört die Diskussion um das »Normale«, also letztlich um den Krankheitsbegriff, zum festen Repertoire der Medizinkritik.[33] Bleuler hat gegen die überspitzte Normierung bereits in den zwanziger Jahren des 20. Jahrhunderts geschrieben.[34] Fast immer führt die Diskussion dahin, eine normative Bezugsgröße gegenüber einer anderen zu bevorzugen. Nicht selten hängt die Propagierung einer neuen Norm von außermedizinischen Strömungen ab, wie die heute gern vorgetragene Option für

31 vgl. Canguilhem 1977, S. 88.
32 vgl. Jores 1959, S. 58 für die »Zucker-Krankheit«.
33 vgl. Canguilhem a. a. O.
34 vgl. Bleuler 1985.

ein »natürliches« Leben und dementsprechend für Naturheilverfahren. Hier vereinigen sich sogar mehrere Bezugsgrößen, die der Funktionalität, für welche die Homöopathie mit ihrem Gleichgewichtsdenken geradezu ein Ausdruck ist, die des subjektiven Befindens der an der Zivilisation leidenden Menschen und, wenn nicht eine ästhetische, so doch naturphilosophische Bewertung. Demgegenüber spielt zum Beispiel der statistische Durchschnitt keine Rolle, weil dessen zivilisatorische Abweichung von der »Natur« ja gerade das Problem darstellt.

Kurzum: Die Normierung als solche kann nicht Gegenstand der Medizinkritik sein, sondern nur ihre Bezugsgröße, wobei ein Spezifikum der modernen Medizin indessen darin gesehen werden muß, immer neue Teile des Körpers und immer neue Elemente seiner Physiologie zu normieren und damit möglichst vielen leibhaftigen Menschen die Normalität abzusprechen. Die Setzung einer Grenze für das Serumcholesterin ist ein hervorragendes Beispiel für diese Tendenz, weil mit ihr erhebliche Teile der Bevölkerung in den Industriegesellschaften *per definitionem* krank gemacht worden sind und zu potentiellen Objekten ärztlicher Eingriffe wurden, soweit sie sich nicht aus ganz anderen Gründen für eine »natürliche« Ernährung als Vegetarier, Müsli-Konsumenten oder ähnliches entschieden haben.

Achtens: Soziale Herrschaft. *Die Medizin übt soziale Kontrolle und Herrschaft über die Menschen aus.*
Zu den Zeiten, als die Medizin mit dem Mythos, mit der Religion aufs engste verbunden war, konnte der Herrschaftscharakter ärztlichen Handelns kaum Gegenstand einer kritischen Betrachtung sein. Ganz im Gegenteil: Platon, in dessen Staatsutopie für Kranke kein Platz war, läßt Sokrates bestätigen, daß Asklepios ein Staatsmann war.[35] Eine solche Sicht ist der Medizinkritik unserer Tage nicht mehr verfügbar. Unter anderem sensibilisiert durch Foucaults Studien zur »Geburt der Klinik«[36] oder durch Basaglias Charakterisierung der Klinik[37], ist das Verständnis für eine Sicht gewachsen, welche die Klinik strukturell mit dem Gefängnis und der Schule vergleicht. Diese sind als totale Institutionen gesehen worden, in denen

35 vgl. Platon, in: Schipperges 1976, S. 14.
36 vgl. Foucault 1976.
37 vgl. Basaglia 1985.

die Herrschaft der Ärzte über die Kranken ohne Grenzen zu sein scheint. Aber auch über die Klinik hinaus ist die in die Wohlfahrtspflege eingestellte medizinische Versorgung als Instrument sozialer Disziplinierung kritisiert worden. So ist die Durchsetzung hygienischer Standards gegenüber der Unterschicht mit moralischen Wertvorstellungen verknüpft worden: Wer schmutzig ist, ist amoralisch.[38] Zu den Konsequenzen, die in den letzten Jahren aus dieser Kritik gezogen worden sind, gehört unter anderem die verstärkte Propagierung der Präventivmedizin. Wer gar nicht erst krank wird, so ließe sich deren Legitimation resümieren, kann auch nicht das Opfer ärztlicher Herrschaft werden.

Aber hier deutet sich bereits eine neue Herrschaftstendenz an: Die Vertreter der Präventivmedizin müssen ein Interesse daran haben, daß ihre Maßnahmen auch umgesetzt werden, notfalls mit gesetzlicher Hilfe. So sind bereits Stimmen laut geworden, welche die Krebsvorsorge als Pflicht verordnet wissen möchten. Ähnliches gilt für die regelmäßige Kontrolle des Serum-Cholesterinspiegels, für das Rauchverbot oder für eine regelmäßige Gesundheitskontrolle als Grundlage der Festsetzung von Krankenversicherungsbeiträgen des einzelnen. In den USA sind solche Vorstellungen bereits in die Tat umgesetzt worden. Wer an einer amerikanischen Universität eine Professur bekommt, liest beim ersten Mal mit Schrecken oder doch Erstaunen in der Universitätszeitung über sich nicht nur Mitteilungen zu den eigenen wissenschaftlichen Schwerpunkten und Leistungen, sondern auch das Resultat der medizinischen Einstellungsuntersuchung einschließlich einer genauen Berechnung seiner individuellen Lebenserwartung.

Auch in der Bundesrepublik Deutschland greift die Durchsetzung medizinischer Zwangsmaßnahmen um sich. So gibt es bereits ein »Scheckheft« mit exakt vorgeschriebenen Untersuchungen und Messungen für jedes neugeborene Kind, das dieses bis ins Schulalter begleitet. Die Gesundheitsbehörde mehrerer Städte schickt den Eltern bereits regelmäßig Aufforderungen, die medizinischen Untersuchungen des Gesundheitsamtes wahrzunehmen, und scheut sich zum Beispiel in Berlin auch nicht vor telefonischen Rückfragen und Hausbesuchen, um sich über das »Wohl« der jungen Bürger zu informieren. Auch ein vergleichbares Vorgehen für die werdende Mutter hat sich durchgesetzt, ein Erfolg der tüchtigen Vertreter der

---

38 vgl. Sachße/Tennstedt 1986, dort besonders: Labisch.

der Perinatologie, deren Erfindung in Kapitel 2 näher untersucht wird.

Es gibt immer wieder Menschen, denen diese Kontrolle nicht paßt, sei sie nun im Rahmen von Präventivmaßnahmen vorgenommen oder auch während der Behandlung einer Krankheit. Diese Menschen sind »non compliant«. So jedenfalls werden sie in der »Compliance-Forschung« bezeichnet, einer relativ jungen Richtung der Sozialmedizin, die sich mit der Erforschung der Gründe für die Verweigerung von Patienten gegenüber ärztlichen Maßnahmen befaßt und Methoden entwickelt, dieser Verweigerung zu begegnen. »Compliance« heißt wörtlich »Einwilligung«, »Erfüllung«, »Willfährigkeit«, »Unterwürfigkeit«.[39] Zur Erzeugung dieser Einstellung gegenüber dem Arzt und seinen Verordnungen werden unterschiedliche Maßnahmen ersonnen. So haben Dunbar und andere ein organisationssoziologisches Modell entworfen, das die hohe Gewichtung der »compliancebezogenen Intervention« gegenüber der Diagnose und der Verordnung sehr anschaulich macht (vgl. Abb. 1 auf S. 27).[40]

Weltner hat sich ein Verfahren ausgedacht, mit dessen Hilfe man Patienten identifiziert, die ihre Tabletten nicht einnehmen und dem Arzt bei dessen Kontrolle eine Medikamentenpackung vorzeigen, die sie kurz zuvor geleert haben:

»Voraussetzung des Verfahrens ist, daß die Medikamente (Kapseln, Dragees, Tabletten) einzeln in einem Tablettenträger in Einzelzellen verpackt sind. Wenn neben jedem Medikament eine kleine ›Uhr‹ liegt, die bei der Öffnung der Zelle in Gang gesetzt wird, kann später bei der Kontrolle festgestellt werden, ob die Öffnungszeitpunkte mit dem Einnahmeplatz verträglich sind. Die Realisierung einer derartigen ›Uhr‹, die nur einen relativ groben Zeitvergleich gestatten sollte, ist auf unterschiedlichen physikalischen und chemischen Wegen möglich.

Auslöser für die Zeitmessung soll jeweils die Öffnung der Tablettenzelle sein. Damit können physikalische Diffusionsvorgänge in Gang gesetzt werden. Für die Zeitmessung muß dann die verbliebene Konzentration eines diffundierenden Stoffes bestimmt werden.

Für chemische Reaktionen, die bei der Öffnung der Tablettenzelle

39 vgl. Wildhagen/Héraucourt 1965, S. 160.
40 Dunbar u. a. 1982, S. 207.

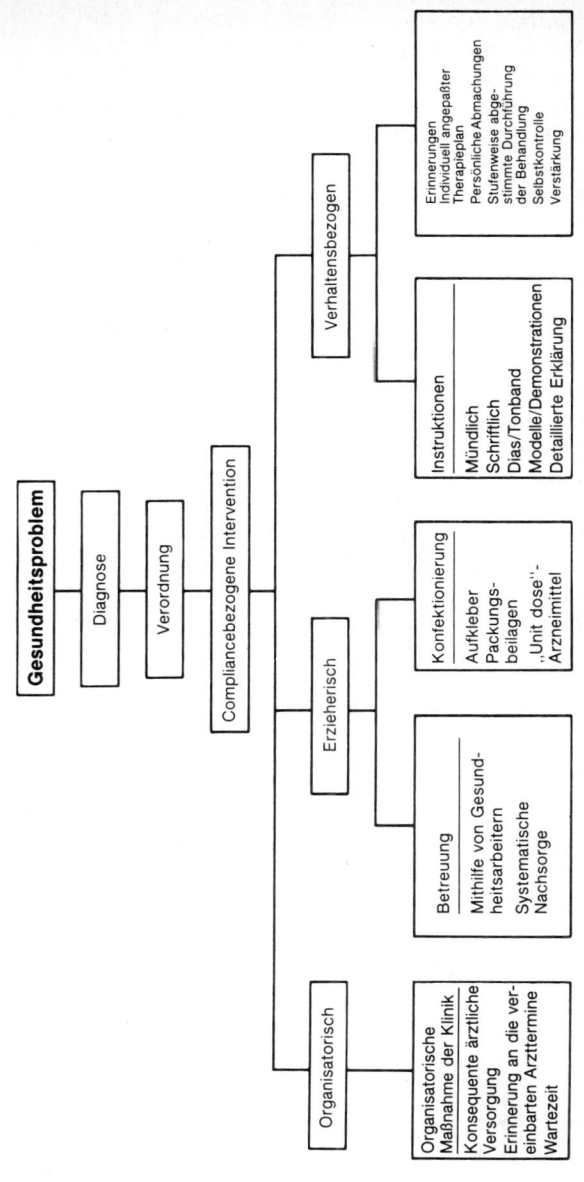

Abb. 1: Ablaufmodell für compliancebezogene Interventionen

27

in Gang gesetzt werden, kommen alle langsamen Reaktionen mit Bestandteilen der Luft in Frage. Auch hier ist bei der Kontrolle der Stand des Reaktionsablaufs zu messen. Bestandteile der Luft sind: Sauerstoff, Stickstoff, Kohlendioxyd, Wasserdampf. Schließlich können photochemische Reaktionen verwendet werden.«[41]

Da Green annimmt, daß die Non-Compliance bei der Arzneimitteleinnahme auch auf Vergessen der ärztlichen Anweisung zurückzuführen ist, entwickelte er eine Regressionsgleichung für die Anweisungen des Arztes:
»$Y = 0,56X - 0,84$
wobei Y die Zahl der Statements ist, die wahrscheinlich vergessen werden, und X die Zahl der Statements darstellt, die dem Patienten übermittelt wurden.«[42]

Der blanke Behaviorismus[43], der hier durchscheint, ist auch die Grundlage der Untersuchungen für die Gründe der Compliance. So haben Lehrl und andere zur Identifikation der Patienten-Gruppen mit einer hohen Non-Compliance sämtlichen Patienten einer Fachklinik über einen längeren Zeitraum ohne deren Wissen täglich eine Kapsel mit 15 mg Riboflavin verabreicht. Um herauszubekommen, welche Patienten diese Kapsel auch tatsächlich eingenommen hatten, wurden dann täglich Urinproben entnommen, in denen dieser Stoff nachgewiesen werden kann.[44]

Die sich in solchen Untersuchungen spiegelnde Gedankenlosigkeit gegenüber dem Selbstbestimmungsrecht der Patienten macht auch vor Vorschlägen nicht halt, welche die alltägliche Praxis betreffen. So scheint aus der Sicht von Compliance-Forschern gelegentlich »eine gewisse Verzerrung der Wahrheit und die Anwendung von Zwang, zum Beispiel in Form der Furchteinflößung« gerechtfertigt: »So wird beispielsweise ein Arzt, der den Wunsch hat, daß ein hypertensiver[45] Patient die Behandlung mit Guanethidin fortsetzt, die Möglichkeit der Impotenz verschweigen; ein anderer Arzt wird die Gefahr eines Herzanfalls übertreiben oder mehr versprechen, als die Medikamente halten können.«[46]

41 Weltner 1982, S. 98 f.
42 Green 1982, S. 202.
43 Der Behaviorismus blendet die Motive, Wünsche, Ängste, Interessen und Absichten der Menschen aus und beschränkt sich auf eine Beeinflussung des menschlichen Verhaltens.
44 vgl. Lehrl u. a. 1982.
45 Hypertension: erhöhte Spannung, z. B. erhöhter Blutdruck
46 Jonsen 1982, S. 138.

Die normativen Prämissen des Compliance-Denkens treten deutlich zutage: Der Patient ist zwar betroffen, aber inkompetent. Der Arzt ist kompetent. Deswegen hat der Patient die Pflicht zur Compliance. So jedenfalls sah es Parsons.[47] Wer non-compliant ist, wird moralisch verurteilt. Er muß umerzogen oder -dressiert werden: »Es existieren zwei grundlegende, auf die Patienten bezogene Strategien zur Verbesserung der Compliance, nämlich Erziehung und Verhaltensänderung.«[48]

Das ist Aufgabe des Arztes. Sein Berufsbild verschwimmt unter der Hand mit dem des Pädagogen, ja des Seelsorgers, denn die Compliance »ähnelt den Problemen, denen ein Pfarrer gegenübersteht, wenn er Gemeindemitglieder zu einem gottgefälligen Leben veranlassen soll... während er vielleicht eine gelegentliche Predigt fürchterlichen Todsünden wie der Tyrannei oder dem Verrat widmete, wird er sich normalerweise den mehr gewöhnlichen Sünden wie Zorn, Völlerei und Lust zugewendet haben, denn nur in der Routine des Alltags und nicht in den seltenen dramatischen Momenten kann man Tugend gewinnen.«[49] Die Metaphernwahl verrät es: Es geht unumwunden um Sünden-, nicht um Krankheitsbekämpfung.

Neuntens: Universalisierung. *Die Medizin versucht, einen Einfluß auf das menschliche Leben in seiner Gesamtheit zu gewinnen.*

Die sich in der Compliance-Forschung darstellende Tendenz der Ausweitung ärztlicher Aufgabenfelder auf nichtmedizinische Bereiche ist Teil eines Prozesses, der historisch wesentlich weiter zurückgreift. Mit der vermeintlichen Macht über Leben und Tod ist der Medizin schon früh eine Stellung zugewachsen, die die Heilung von Krankheiten transzendiert. Platons Utopie ist eine frühe Form davon, die sich stabilisiert und entfaltet hat. So sind dem Arzt in der wechselvollen Geschichte neben der Rolle des Staatsmanns noch ganz andere zugedacht worden, die des Magiers, des Priesters, des Pädagogen, des Steuermanns und Gärtners oder im wertenden Sinne des Menschenfreundes, des Samariters oder auch nur des Technikers.[50] Die naturwissenschaftlich verkürzte Idee der Aufklärung hat ihren nachhaltigen Beitrag dazu geleistet, den Uni-

47 vgl. Schmädel 1979, S. 139.
48 Jonsen 1982, S. 138.
49 a. a. O., S. 132.
50 vgl. Uexküll/Wesiack 1988, S. 575 ff.

versalitätsanspruch der Medizin vom Boden der Naturbeherrschung zu begründen. So formulierte Julius Pagel 1905 die medizinische Hybris:

»Die Zeit scheint gekommen, wo die Medizin sich berufen fühlen darf, Führer in der Menschheit zu sein, allerdings nicht in dem beschränkten Sinne einer Heilkunst, sondern in dem großen und freien einer Wissenschaft des gesamten menschlichen Lebens, der Kunst, Krankheiten zu verhüten, dem einzelnen wie der Gesamtheit Leben und Gesundheit, Glück und Wohlfahrt zu gewährleisten. Daraus ergibt sich ihre dominierende Rolle von selbst.«[51]

Aber die berufliche Tätigkeit von Medizinern hat nicht ohne Grund universelle Ausmaße angenommen. Sie ist Teil eines Prozesses, der mit neidvollen, vulgären Vorwürfen gegen ökonomische oder herrschaftliche Interessen der so disqualifizierten Ärzte kaum zutreffend erklärt werden kann. Die kritisierte Expansion des Medizinischen in allen Bereichen unserer Kultur fände ähnlich wie die Expansion des Erzieherischen nicht statt, wenn die Menschen nicht dazu bereit wären, sich pädagogisieren und sich medikalisieren zu lassen. Warum tun sie das? Diese Frage ist ganz selten Gegenstand der Medizinkritik. Diese hat sich gern auf ein monokausales Verursachermodell eingestellt, nach dem »die Medizin« an allem schuld ist. Demgegenüber wäre zu fragen, aufgrund welcher Konstellation Mediziner und Patienten so »zusammenarbeiten«, daß diese einzigartige Expansion des medizinischen Genres möglich gewesen ist. Warum lassen die Menschen es zu, daß immer neue Krankheiten, immer neue ärztliche Betätigungsfelder erfunden werden, in denen sie die Objekte der Behandlung sind?

Präziser: Wenn wir nicht annehmen wollen, daß die Menschen während der Expansion der Medizin immer kränker geworden sind (zumindest spricht die erheblich gestiegene Lebenserwartung dagegen), dann muß es für die Erosion des Krankseins, für das Verschwinden der Gesundheit Gründe geben, die mit Medizin nur wenig zu tun haben. Wir müssen uns fragen, warum die Menschen, die sich so bereitwillig zu Kranken erklären lassen, dieses Kranksein eigentlich »brauchen«. Diese Frage läßt sich am ehesten anhand solcher »Krankheiten« aufwerfen, die gewissermaßen neu sind. Oder anders formuliert: Die ärztlichen Betätigungsfelder, die in den letz-

51 zit. n. Schipperges 1968, S. 62.

ten Jahrzehnten entstanden sind, müssen daraufhin untersucht werden, welches »Gut« die Ärzte den Patienten vermitteln, außer daß sie sie gesund machen.

Auf der Suche nach den außermedizinischen, kulturellen Motiven und Implikationen habe ich sieben ärztliche Arbeitsbereiche ausgewählt, die teilweise zu eigenen Fachrichtungen geworden sind oder sich auf dem Weg dazu befinden. Der Platz, den diese Felder in der modernen Medizin einnehmen, ist also von unterschiedlicher Tragweite, was die Zahlen der davon betroffenen Patienten angeht. So ist die Kieferorthopädie ein etabliertes Fach mit Milliarden-Umsätzen, während die Sterbehilfe noch mit einer ethischen Barriere kämpft, bevor sie sich als Fach etablieren kann. Ebenso unterschiedlich ist die historische Herkunft der in diesem Buch behandelten Bereiche. So dürfte der Schwangerschaftsabbruch das älteste Betätigungsfeld der Medizin sein, während ihr logischer Gegensatz, die In-vitro-Fertilisation, erst wenige Jahre im Gespräch ist.

Trotz aller Unterschiede sind die ausgewählten Teile des medizinischen Geschäftes aber durch Gemeinsamkeiten gekennzeichnet, die sie für die Fragestellung dieses Buches bedeutsam machen: In jedem dieser Arbeitsgebiete liefern die Ärzte neben medizinischen Aktivitäten Dienstleistungen, welche die gesamte Lebensgestaltung der Menschen beeinflussen. Diese Dienstleistungen sind, so eine der Thesen dieses Buches, Beiträge zur Gliederung des Lebenslaufs der Menschen in unserer Kultur. In diesen Feldern hilft die Medizin, den Menschen einen jeweils wechselnden Platz in ihrem Lebenslauf zuzuweisen. Nicht zufällig stehen die medizinischen Eingriffe dieser Gebiete nämlich an wichtigen Schwellen innerhalb der menschlichen Entwicklung:

Die Perinatalmedizin befaßt sich mit dem Eintritt der Menschen ins Leben, die Kieferorthopädie konzentriert sich auf Aktivitäten vornehmlich im Pubertätsalter. Aids ist eine Gefährdung von Menschen in den Jahren größter sexueller Aktivität, also im frühen Erwachsenenalter. In-vitro-Fertilisation ist auch ein Beitrag zur Überführung jener Erwachsenen in den Status der Elternschaft, die Bedrohung durch den erhöhten Cholesterinspiegel beginnt in der Lebensmitte, und der Schwangerschaftsabbruch wie die Sterbehilfe leisten auf zwei sehr unterschiedliche Weisen ihren Beitrag zur Ausgliederung der Menschen aus der Gemeinschaft der Lebenden. Die Anordnung der Kapitel folgt deshalb der schwerpunktmäßigen Stellung dieser »Krankheiten« im Lebenslauf.

Das Buch untersucht nun aber nicht die Wirklichkeit dieser Krankheiten, ihre Gefahren, Heilungschancen, ihre Verbreitung oder ihre Erscheinungsweise. Dieses ist kein medizinisches Buch, sondern ein Beitrag zur Untersuchung der kulturellen Implikationen medizinischen Handelns. Das hat Folgen für die Methode der Untersuchung gehabt: Deren Hauptquelle sind Texte, und zwar solche aus dem medizinischen Alltag wie solche aus der medizinischen Wissenschaft. Es kann nicht analysiert werden, welche außermedizinischen Folgen eine ärztliche Maßnahme für bestimmte Individuen tatsächlich hat. Dazu müßten empirische Untersuchungen, etwa Befragungen, Einstellungstests oder Tiefeninterviews, durchgeführt werden, wenn man denn der Meinung wäre, der »Wirklichkeit« dadurch näher zu kommen. Demgegenüber richten sich die vorliegenden Analysen auf die Bedeutung, die das ärztliche Handeln offenbar im kollektiven Bewußtsein der Kulturmitglieder, seien sie nun Mediziner oder Patienten, besitzt. Der Gegenstand der Untersuchungen sind folglich die Vorstellungen über die Implikationen, die Begleiterscheinungen jenes Handelns, wie sie aus den Texten herausgearbeitet werden können. Diese Vorstellungen spiegeln sich in Metaphern, Symbolen und vor allem in Mythen[52], die auf ihre Genese, womöglich über Jahrhunderte hinweg, betrachtet werden. Insofern ist dieses Buch auch eine Mythologie der Krankheit.

---

52 Zu den hier verwendeten Begriffen des Mythos, des Lebenslaufs und den mit ihm verbundenen rituellen Erscheinungen gibt es eine ausführliche Darstellung in: Lenzen 1985, S. 23–63.

2. Perinatalmedizin

2.0 Alltägliche perinatologische Kontrolle

Das ist mein jüngster Sohn Janus im Alter von sechs Monaten:

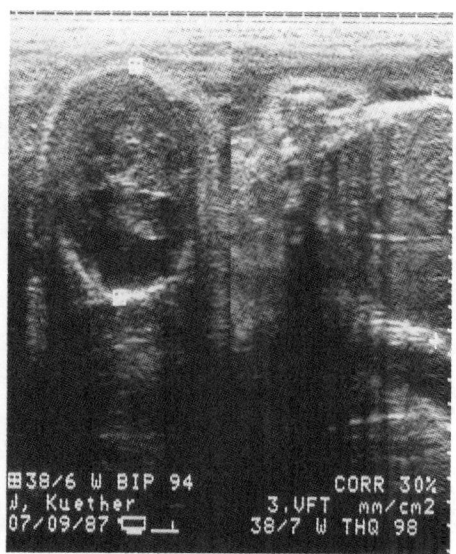

Abb. 2: Sohn Janus

Die Tatsache, daß er für Vater, Mutter und Gynäkologen schon so
früh anschaulich wurde, verdanken diese nicht nur der Ultraschall-
technik, sondern auch der »Perinatologie«, der »Perinatalmedizin«
oder der »Perinatalen Medizin«. Diesem jüngsten Sproß des medizinischen Gewerbes ist aber auch ein Gespräch geschuldet, das der
Vater des Kindes mit der für seinen Wohnbezirk zuständigen Sach-
bearbeiterin eines Berliner Bezirksamtes, Abteilung Gesundheits-

wesen, zu führen genötigt war. Diese rief ihn nämlich einige Wochen nach der Geburt des Knaben an, begehrte die Mutter zu sprechen und gab sich, als sie nicht ohne Genugtuung hörte, daß diese gerade dabei sei, das Kind zu stillen, mit dem Vater zufrieden. Zu der Pflichtuntersuchung »U3« seien wir nicht erschienen, und sie wolle doch dringend empfehlen, raten, mahnen. Außerdem möchte sie einen Termin für einen Hausbesuch vereinbaren.

Auf die Frage, warum dieses erforderlich sei und wie es mit dessen Legitimität bestellt sei, war zu erfahren, daß sie es nicht nur als ihre Pflicht betrachte, sondern daß es auch objektiv Pflicht sei, sich über die adäquaten Aufzuchtbedingungen des Kindes Klarheit zu verschaffen. Offensichtlich gab es einen Eskalationsplan: Wer nicht zur »U...« kommt, wird auf Stufe... hausbesucht.

Der hartnäckig ausgeübte Legitimationsdruck bewirkte nach mehrfachen Nachfragen die Auskunft, daß es eine Rechtsgrundlage nicht gebe, welche die Eltern eines Kindes verpflichte, Sachbearbeiterinnen der Gesundheitsverwaltung routinemäßig in ihrem Haushalt zu empfangen. Aber sie sei verpflichtet, sich über die angemessene Unterbringung und adäquate Versorgung des Kindes ein Bild zu machen. Ich nannte eine Quadratmeterzahl für das Kinderzimmer, die diejenige ihrer gesamten eigenen Wohnung vermutlich übertraf, und erntete Beifall. Doch diese Stimmung hielt sich nicht, als sie den Namen unseres Kinderarztes erfuhr. Zwar sei sie nicht berechtigt, ihre Meinung über die Qualität von Kinderärzten zu äußern, doch gebe es allerlei Klagen über Doktor K.. Dagegen werde das Praxiskollektiv von Dr. S., Dr. B. und Dr. F. sehr gelobt wegen deren vorbildlicher Einstellung zur Naturheilkunde und zum Frieden.

Ich überlegte noch, ob ich ihr mein Befremden mitteilen sollte über diese eigenartige Melange aus Ökologie und Blockwartsystem, ob ich ihr sagen sollte, daß wir für gewöhnlich Ärzte immer in friedlicher Haltung erlebten und diese mit dem Interesse an Heilung unserer Krankheiten und nicht der Welt aufzusuchen pflegten und daß ich meinen Kindern sehr wohl kodeinhaltigen und nicht homöopathischen Hustensaft gebe, damit sie sich nachts nicht die Seele aus dem Leibe husten. Aber sie hätte mich wohl nicht verstanden.

Wie ist es möglich gewesen, daß sich innerhalb eines Zeitraums von kaum mehr als 20 Jahren ein Wissenschaftszweig, die Perinatalmedizin, in einer Weise etablieren konnte, daß er auf eine so widersprüchliche Art in unsere Lebenswelt einzugreifen vermag? Denn die Ultraschallaufnahme des Fötus und die staatlich durchgesetzte periodische Untersuchung aller Kinder von null bis sechs Jahren markieren recht genau die beiden Seiten dieses Unternehmens: zum einen die präzise Diagnose und Prognostik über den Zustand des ungeborenen und später des geborenen Kindes mit der Möglichkeit rechtzeitiger Intervention, zum anderen aber die lückenlose soziale Kontrolle über Eltern und Kinder mit Hilfe desselben Instrumentariums.

Auf dem Wege zu einer Antwort ließe sich die Genese der Perinatologie schildern als das »Beispiel Saling«. Denn die Entstehung und die Etablierung der Perinatologie in der Bundesrepublik Deutschland verdankt sich zu einem erheblichen Teil zweifellos den Initiativen und der politisch geschickten Tätigkeit des Berliner Gynäkologen Ernst Saling. Auf der anderen Seite läßt sich das Phänomen Perinatologie hierdurch nicht hinreichend erklären. Zu dem Erfolg gehört auch die Bereitschaft, zumindest von Teilen der medizinischen Wissenschaft, diesen Selbstteilungsprozeß der Gynäkologie zuzulassen und zum anderen die medizinischen und sozialpolitischen Momente zu ignorieren, die kritisch artikuliert worden sind. Und die auch für andere Zweige der Medizin in diesem Buch immer wieder zu stellende Frage: Woraus resultiert die Bereitschaft derjenigen, ohne die es einen solchen Prozeß gar nicht gäbe: daß sie sich für ihn zur Verfügung stellen. Woraus resultiert die Zustimmung der Patienten, in diesem Falle in erster Linie der schwangeren Frauen?

2.1 Wie eine Fachrichtung kreiert wird

Erzählen wir zunächst die Entstehungsgeschichte der Perinatologie. Diese stellt in der Wissenschaftsgeschichte beileibe keinen Einzelfall dar. Sie ist vielmehr ein besonders augenfälliges Beispiel für die Gesetzmäßigkeiten, denen wissenschaftliche Institutionalisierung auch in anderen Disziplinen unterliegt. Diese ist anhand nicht-medizinischer Fächer als der Durchlauf durch eine Reihe von Stadien beschrieben worden[53], welche die Perinatalmedizin in der Tat gleichfalls absolviert hat. Es gibt noch eine Reihe weiterer Ablauf-

53 Bei der Beschreibung der Entstehungsgeschichte der Perinatologie folge ich dem anhand der Entwicklung der Soziologie rekonstruierten Modell von Clark in: Weingart 1974.

modele, die sich in der Regel aber nur unwesentlich von diesen unterscheiden. Das Clarksche Modell sieht das Verhältnis von Stadien und Institutionen so:[54]

Stadien	Einzelner Forscher	Kleine professionelle Organisationen	Universitätslehrstühle für einzelne	Ausbildungsprogramm	Große prof. ›community‹
1. Der einsame Wissenschaftler	+	0	0	0	0
2. Amateurwissenschaft	+	+	0	0	0
3. Entstehende akademische Wissenschaft	0	+	+	0	0
4. Etablierte Wissenschaft	0	+	+	+	0
5. Big Science	0	0	+	+	+

Abb. 3: Fünf Stadien der Institutionalisierung

Das erste Stadium heißt: *Der einsame Wissenschaftler.* Die Kennzeichen dieses Stadiums sind: die Existenz einzelner Wissenschaftler, die ohne nennenswerte ökonomische oder ideologische Unterstützung von außen arbeiten, Beschränkung auf lokale Aktivitäten, zunächst einige wenige soziale Beziehungen zu anderen Forschern aus etablierten Wissenschaften, manchmal sogar eine aggressive Außenseiterposition, erste Typologisierung und Benennung allgemeiner Kategorien von Phänomenen, »prophetische Obertöne« beim Angriff auf die etablierte Wissenschaft.

Das »einsame Talent« der Perinatalmedizin war Erich Saling[55], geboren 1925, promoviert 1952 mit einer Literaturarbeit über »Lues als Abort und Frühgeburtsursache«.[56] Damit war sein Arbeitsbereich abgesteckt: die Gynäkologie und in ihr eine Fragestellung, die sich auf die Schwangerschaft und einen Faktor ihrer Bedrohung be-

---

54 vgl. a. a. O., S. 110.
55 Alle persönlichen Angaben aus: Kürschners Deutscher Gelehrtenkalender 1987, S. 3890.
56 Saling 1952, 21 Seiten masch. schr.

zieht. Seine Habilitation erfolgte 1963 an der Freien Universität Berlin. Zuvor hatte er bereits mit Verfahren der Blutgasanalyse als Methode der fötalen Zustandsdiagnostik[57] experimentiert. Diese Mikroblutuntersuchung und die Amnioskopie, die Besichtigung des Fruchtwassers durch die intakte Fruchtblase zum Zwecke der Feststellung einer bedrohlichen Verfärbung, werden, wie sich ein späterer Vertreter der Deutschen Gesellschaft für Perinatale Medizin ausdrückt, »zum Schrittmacher einer ganzen Bewegung«[58], der Perinatalmedizin. Nach »seiner Version«, so hat Saling in einem Interview bekräftigt, entstand die Perinatalmedizin am Beginn der sechziger Jahre, wobei die Initiativtat, das Abpunktieren von Fruchtwasser, wohl in den USA durch Liley und Bevis geschah.[59]

Inwieweit das einsame Talent sich schon sehr früh der prophetischen Obertöne bediente, erforderte eine gesonderte Untersuchung, die aber einem ganz anderen Interesse folgen würde. Sicher ist indessen, daß Saling sich der öffentlichen Medien schon in den sechziger Jahren geschickt zu bedienen wußte und daß er diese PR-Politik auch zum Bestandteil seiner Arbeit machte.[60] Die positive Bewertung der Perinatalmedizin in den damals noch technikgläubigen Medien änderte sich jedoch im Laufe der Jahre, als unter dem Eindruck der ökologischen Wende Hausgeburten, »sanfte« und »natürliche« Geburten propagiert wurden. Deshalb ging Saling bei seiner Eröffnungsrede anläßlich des 13. Deutschen Kongresses für Perinatale Medizin bis hart an die Grenze zur Forderung einer Zensur, warf einem kritischen Artikel der »Medical Tribune« eine »reißerische« Überschrift vor und kennzeichnete seine Gegner als »Psychoseligkeits-Verfechter«, die Stimmung für Hausgeburt, »Natürlichkeitsgeburt« oder »Gefühlseuphorie« machten.[61] »Theoretischer« Ausgangspunkt oder, wenn man so will: die »heilige« Schrift des Propheten, war die 1966 erschienene Publikation »Das Kind im Bereich der Geburtshilfe«.[62]

Das zweite Stadium ist das der *Amateurwissenschaft*. Der Initiator sucht Anregungen und Kritik aus dem Kreise erster Gefolgsleute, er

---

57 vgl. Kubli 1987, S. IX.
58 a. a. O., S. X.
59 vgl. Interview ... mit Erich Saling 1985: »Aus der Fahrradklingel auf der Bauchdecke ist eine Überwachungsmethode geworden.«
60 vgl. Kubli a. a. O., S. X.
61 Saling 1988, S. 19.
62 Saling 1966.

versucht, diese Schar durch die Gründung einer wissenschaftlichen Gesellschaft und womöglich einer Zeitschrift zu stabilisieren. Man bietet, noch in Ermangelung eines eigenen Faches, Lehrveranstaltungen außerhalb einer Hochschule in mehr oder minder privaten Kreisen an.

Auch die Perinatologie hat diese Etappe der Amateurwissenschaft absolviert. So bot Saling bereits am Anfang der sechziger Jahre Einführungskurse in Fetal-Blutanalyse und Amnioskopie an, er war 1967 Gründer der Deutschen Gesellschaft für Perinatale Medizin sowie ihres europäischen Pendants, wurde Herausgeber des »Journal of Perinatal Medicine« und sorgte für die Veranstaltung periodisch wiederkehrender Kongresse der Perinatalen Medizin seit 1967.

Auch für die dritte Phase des Entstehens einer akademischen Wissenschaft bietet der Fall der Perinatologie gute Belege. In dieser Phase werden *erste Professuren* eingerichtet und *erste Institute* gegründet. Inhaber von Professuren benachbarter Fächer bekennen sich zu der neuen Fachrichtung. Es gibt noch keine eigenen Prüfungen in dem neuen Fachgebiet, und die gesamte Entwicklung befindet sich noch sehr in der Hand eines oder mehrerer »Patrons«. Dieser Patron ist zum damaligen Zeitpunkt in erster Linie weiterhin Erich Saling. Allerdings bildet sich, insbesondere über das wechselnde Amt des ersten Vorsitzenden der Deutschen Gesellschaft für Perinatale Medizin, eine größere Gruppe von Professoren heraus, die sich als Perinatologen definieren und Führungsansprüche anmelden. Anhand der jeweiligen Eröffnungsansprachen der ersten Vorsitzenden ist diese Entwicklung recht gut rekonstruierbar. In Berlin entsteht am Ende dieser Phase auch eine entsprechende Institution, die Saling in Kürschners Gelehrtenkalender von 1987 selbst als »Institut für Perinatale Medizin an der Freien Universität Berlin« bezeichnet, als deren Leiter er fungiert.[63]

Wenn man mit Clark die vierte Phase des Prozesses wissenschaftlicher Institutionalisierung als *»etablierte Wissenschaft«* bezeichnet und dieses Stadium im wesentlichen an der Einrichtung eines anerkannten Ausbildungsprogramms festmacht, dann müßte man der

---

63 Tatsächlich handelt es sich dabei aber lediglich um eine »Arbeitsgruppe Perinatale Medizin«, die auch keineswegs an der Freien Universität lokalisiert ist, sondern als Anschrift findet sich im Vorlesungsverzeichnis der Freien Universität Berlin vom WS 89/90 weiterhin diejenige der Frauenklinik Neukölln, an der Saling Chefarzt der Abteilung für Geburtsmedizin ist.

Perinatalen Medizin bescheinigen, sich erst vor dieser Phase zu befinden. Indessen: Der Patron hatte dieses Defizit längst erkannt und forderte deshalb[64] die Schaffung eines neuen Gynäkologentyps mit der Bezeichnung »Frauenarzt mit Schwerpunkt Schwangerschafts- und Geburtsmedizin«, der ein eigenes Ausbildungscurriculum durchlaufen soll: »drei Jahre Geburtsmedizin, davon mindestens 6 Monate, besser länger, intensive Ultraschalldiagnostik, 1½ bis 2 Jahre operative und kurative Gynäkologie und 1 bis 1½ Jahre Neonatologie«.[65] Korrespondierend zu dieser Initiative war beim Wissenschaftsrat bereits eine Empfehlung zur Neugestaltung der Frauenkliniken durchgesetzt worden: »Das Zentrum für Frauenheilkunde und Geburtshilfe sollte an jeder Universität aus drei Abteilungen bestehen, die folgende Schwerpunkte abdecken: Gynäkologie mit Onkologie, Geburtshilfe mit Perinatologie und Endokrinologie.«[66]

Die etablierten Gynäkologen bemerkten die Absicht und waren verstimmt. Der Kampf um das »Patientengut« war entbrannt. Die Gründung eigenständiger geburtshilflicher Abteilungen mußte langfristig zu einer Schmälerung des »Auftragsvolumens« der Gynäkologen führen, die mit solchen Plänen in die Onkologie und Endokrinologie zurückgedrängt werden würden. Der Vorsitzende der konkurrierenden »Deutschen Gesellschaft für Gynäkologie und Geburtshilfe«, Lutwin Beck, stellte deshalb auch anläßlich des »Geburtstagssymposiums« für Erich Saling fest, daß die Abspaltung von Gynäkologie und Geburtshilfe »schwierig und zum Teil willkürlich« sei, und er verwies darauf, daß ausgerechnet dort, wo man sie vollzogen habe, die Zahl der Geburten zurückgegangen sei.[67]

Solche Einwände hätten zu einem sehr viel früheren Zeitpunkt, womöglich mit der gleichen Verve vorgetragen wie die Einlassungen der Perinatologie-Protagonisten, vielleicht verhindern können, daß sich die Perinatologen-Front auch politisch formierte. Denn bereits 1972 gab es im Deutschen Bundestag eine kleine Anfrage des Abgeordneten Prinz zu Sayn Wittgenstein-Hohenstein und anderer, die »Situation der perinatalen Medizin in der Bundesrepublik Deutschland« betreffend. Diese wurde von dem damaligen Bundesminister

64 vgl. »Unser Fach...«, 1985.
65 a.a.O.
66 a.a.O.
67 Beck 1987.

für Familie, Jugend und Gesundheit bereits mit genau den Forderungen beantwortet, für die Saling öffentlich stritt, eine Übereinstimmung, die wohl nicht zufällig sein dürfte[68]: Die Bemühungen um die Perinatale Medizin seien noch nicht ausreichend. Alle Entbindungen sollten künftig grundsätzlich in »entsprechend eingerichteten Kliniken stattfinden«; die Geburtshelfer und deren Hilfspersonal bedürften einer speziellen fachlichen Vorbildung; namentlich die von Erich Saling gegründete Deutsche Gesellschaft für Perinatale Medizin wurde als Garant für die erforderliche Forschung gesehen; der Minister bedauerte – mit Erich Saling – das Fehlen einschlägiger Lehrstühle und »Ordinariate«[69] und hoffte auf Besserung und Unterstützung. Ein Beispiel dieser Unterstützung:

»Der Senat von Berlin hat mit Unterstützung des Bundesministers für Bildung und Wissenschaft sowie in Übereinstimmung mit der Freien Universität Berlin beschlossen, ein Institut für Perinatale Medizin als Universitätseinrichtung unter Leitung von Prof. Dr. Saling zu schaffen.«[70] Diese Institution wurde nicht mehr als eine Arbeitsgruppe. Kein Wunder, daß Saling anläßlich des 13. Deutschen Kongresses für Perinatale Medizin 1987 erneut massiv wurde und die Freie Universität bedrängte, nicht nur eine C3-Professur (Oberarzt) für Geburtshilfe, sondern eine C4-Stelle (Chefarzt) einzurichten.[71] Als Argument führte er das erprobte Mittel der Statistik über die Säuglingssterblichkeit in der Bundesrepublik Deutschland an, auf deren Liste Berlin ganz hinten rangierte. Das wirkte ein weiteres Mal. Es gibt nunmehr eine zweite hochdotierte entsprechende Professur an der Freien Universität Berlin.[72]

Wenn es zu den Merkmalen der fünften Phase eines wissenschaftlichen Institutionalisierungsprozesses gehört, die *neue Fachrichtung* zu etablieren, zu verbreiten und ihren Einfluß auf wichtige Ebenen zu sichern, so kann hinsichtlich der perinatalen Medizin durchaus davon gesprochen werden, daß sie partiell das Stadium dieser Art »big science« erreicht hat. Dazu mag man die etwa 20 internationa-

68 Antwort des Bundesministers... 1972.
69 Diese Bezeichnung war mit dem Hochschulrahmengesetz von 1970 eigentlich bereits abgeschafft worden.
70 a. a. O., S. 6.
71 Saling 1988, S. 13.
72 vgl. Dietrich 1989. Der Artikel berichtet über die Besetzung dieser Stelle mit einem langjährigen Schüler Salings.

len Ämter und Ehrenmitgliedschaften Salings zählen, die der deutsche »Who is who?« benennt. Dazu kann man die Tatsache rechnen, daß es inzwischen eine ganze Reihe groß angelegter »Perinatalstudien« gibt, die mit großem Kostenaufwand die Erfolge der Perinatalen Medizin zu messen suchen.[73] Und man mag den anhaltenden Abwehrkampf der Perinatalen Medizin gegen alle Fachrichtungen hinzurechnen, die den Alleinvertretungsanspruch der Perinatologie in Sachen Geburtshilfe gefährden. In diesem Sinne warnte Saling vor der Okkupation der Ultraschall-Diagnostik durch Radiologen[74] und vor der Vorstellung, ein Abholdienst, der Frühgeborene in die Kinderklinik bringt, oder die Anwesenheit eines Pädiaters bei jeder Geburt könnten das Risiko für gefährdete Säuglinge verringern. In der Tat: Diese Instanzen stünden einer Perinatologie im Wege, die ihren Aufgabenbereich klar umrissen hat und mit Zähnen und Klauen verteidigt: »Dieser Bereich erstreckt sich auf den Zeitraum vom Beginn der Schwangerschaft – vernünftigerweise sogar von der geplanten Schwangerschaft an – bis zur Geburt des Kindes sowie – bei gesunden und mit geringen Risiken behafteten Neugeborenen – bis zu deren Entlassung aus der Frauenklinik.«[75]

2.2 Moderne Geburtshilfe:
Vom Beistand zur Penetration

Die Übereinstimmung des Institutionalisierungsprozesses der Perinatologie mit anderen großen Beispielen der Wissenschaftsgeschichte ist verblüffend, zu sehr, als daß man sie für zufällig nehmen könnte. Der Typus der Wissenschaftsdynamik, der durch die Perinatale Medizin realisiert wurde, ist vielmehr charakteristisch für nachaufklärerische Wissenschaft schlechthin. Darin macht die Geburtshilfe, als ganze gesehen, also auch schon vor der Zeugung der Perinatologie als eines ihrer Kinder, keine Ausnahme. Bei ausführlicher Untersuchung ließe sich nachweisen, daß die Geschichte der Geburtshilfe bereits zu häufigeren Malen durch einen Versuch gekennzeichnet ist, die Geburt einer

---

73 vgl. z. B.: Münchner Perinatalstudie 1980 oder Wiener Perinatalstudie 1981.
74 Saling 1987, S. 133.
75 Saling 1988, S. 11.

jeweils neuen Gruppe von Geburtshilfebeauftragten anzuvertrauen.[76]

So befindet sich zumindest bis zur Spätantike (und später zu wiederholten Malen) die praktische Geburtshilfe in den Händen von Frauen, von Hebammen. Männer scheinen, wenn überhaupt, nur in Fällen von operativen Eingriffen bei Totgeburten (Zerstükkelung und Extraktion) zuständig gewesen zu sein. Das erste Lehrbuch für Hebammen entsteht aber in der Spätantike aus der »Feder« eines Mannes, Soranus von Ephesus. Im Spätmittelalter verlängert sich diese Spur: Die Geburtshilfe ist weiter ausschließlich die Angelegenheit von Frauen. Der Autor des ersten deutschen Hebammenbuches ist dagegen wiederum ein Mann, Eucharius Roeslin (1513), so daß die »Geburtshilfetheorie« ebenso wie die Reglementierung dieses Berufsstandes durch eine Hebammenordnung (1452) wahrscheinlich auf männliche Ärzte zurückgeht.

Männer sind es auch, die im 16. Jahrhundert die ersten Kaiserschnitte an lebenden Schwangeren versuchen. Um 1620 setzt Chamberlen erstmalig eine Geburtszange ein, ein Instrument, dessen Technik geheimgehalten und als instrumentelles Wissen weiterverkauft wird. Die Erfindung dieses Instruments dürfte den Eintritt der Männer in die Alltagstätigkeit der Geburtshilfe markieren. Folgerichtig entsteht 1738 in Straßburg eine medizinisch-akademische Lehranstalt für Geburtshilfe. Die Medikalisierung der Geburtshilfe nimmt ihren Lauf. Sie wird zu einem Bestandteil der Gynäkologie wie übrigens seit der ersten indizierten Schwangerschaftsunterbrechung 1819 auch die Abtreibung.

In der Folge dieser »Machtergreifung« stehen dann zahlreiche Etappen der Entwicklung, die für die Sammlung des geburtshilflichen Wissens von besonderer Bedeutung sind, so die erste Fruchtwasseranalyse 1831 durch Baudelocque, die Kombination aus äußerer und innerer Wendung bei Fehllagen des Kindes 1860 durch Hicks, die geburtshilfliche Rektaluntersuchung 1893 durch Krönig und – nach einer langen Periode der Konzentration auf onkologische und endokrinologische Fragen – die, wie ich sie kennzeichnen möchte, akkumuliert penetrierenden Untersuchungsmethoden von Saling und anderen.

76 Zu den folgenden historischen Daten vgl. Böhme 1980.

Diese Kennzeichnung ist mit Bedacht gewählt. Sucht man nämlich nach gemeinsamen Merkmalen der beiden großen Gruppen im jeweiligen Kampf um das »Gut« der Schwangeren bzw. Gebärenden, so ergibt sich eine auffällige Polarisierung. Auf der einen Seite stehen zunächst die Hebammen, Frauen also, die Geburtshilfe im Lebenszusammenhang vollziehen[77] und über eine Art natürlichen Wissens für diese Tätigkeit verfügen. Auf der anderen Seite stehen die männlichen Ärzte, die sich zunächst zuständig sehen für die abnormen Fälle, denen sie mit technisch-instrumentellen Mitteln begegnen. Das dort entstandene Wissen wird indessen verallgemeinert und auf die normalen Fälle projiziert, so daß die instrumentelle Einstellung zur Geburtshilfe zum Regelfall wird. Auf diese Weise geht an der Medizin auch für die Behandlung des Normalfalles kein Weg mehr vorbei. Sie wird zur Verwahrerin des wissenschaftlichen Wissens.

In systemtheoretischen Kategorien gesprochen: Das Anlaß-Folge-Schema der Hebammen*kunst* wird in das Zweck-Mittel-Schema der geburtshilflichen *Wissenschaft* überführt. Damit geht der Prozeß des Eindringens in den weiblichen, schwangeren Körper einher; die Entbindungsinstrumente, wie die Zange, später dann auch die Diagnoseinstrumente, dringen in die Vaginen ein. Die Suggestion, dieses sei ein typisch männliches Verhalten, liegt natürlich nahe, aber das ist nur ein Nebengleis: Es bietet eine Interpretation, aber keine Erklärung für den Prozeß. Auf der Stufe der Gynäkologie-Entwicklung nämlich, auf der die Perinatologie einsetzt, stehen nicht mehr männliche Mediziner weiblichen Hebammen gegenüber, sondern es gibt einen qualitativen Sprung der Penetration, der, bildlich gesprochen, gewissermaßen hypermännlich oder besser: hypermodern ist: Mit der Durchstoßung der Bauchdecke der Schwangeren in der Amniozentese oder auch mit der Amnioskopie wie mit der Ultraschallmethode wird die Fruchtblase und mit ihr eine Hülle verletzt, die kulturgeschichtlich einen sakrosankten Raum umschloß. Perinatalmediziner halten sich zugute, diesen, aus ihrer Sicht völlig unsinnigen, quasi-sakralen Status des schwangeren Uterus beseitigt zu haben.[78] Der Vorgang wird in schematischen Darstellungen verniedlicht:[79]

---

77 vgl. Böhme a. a. O., S. 30.
78 vgl. Thiery 1987, S. 30.
79 aus: Rauskolb 1984, S. 31.

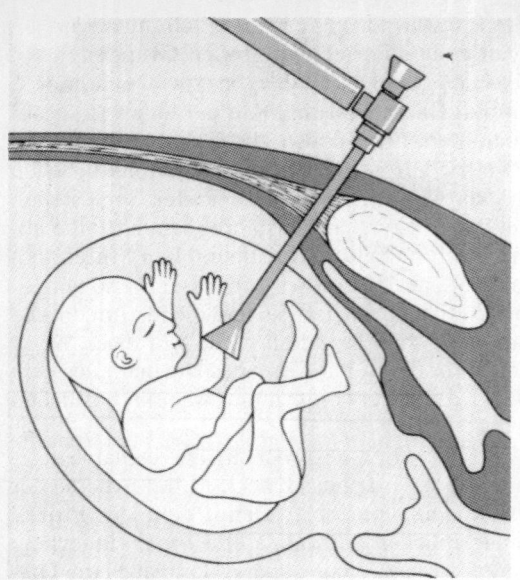

Abb. 4: Schematische Darstellung einer Fetoskopie

Dabei werden fetale Verletzungen durch die Amniozentese-Nadel eher bagatellisiert (vgl. Abb. 5 auf S. 45). [80]
Die Volksmedizin bietet eine Fülle von Beispielen für Verbote und Warnungen davor, zuviel über das werdende Leben wissen zu wollen.[81] Ein weiterer qualitativer Sprung kennzeichnet die mit der Perinatologie einsetzende Entwicklung; in der Rede von der »programmierten Geburt« spiegelt sich dieser Akzent: Der gesamte perinatologische Prozeß gerät medizinisch und sozialpolitisch in die Systematik des Regelkreises. Das Risikodenken produziert Flußdiagramme mit Wenn-dann-Ketten, deren Systematik militärischen Einsatzplänen abgeschaut zu sein scheint (vgl. die Abb. 6 u. 7 auf S. 46 u. 47). [82, 83]

80 a.a.O., S. 30.
81 vgl. Loux 1980.
82 aus: Berg 1984, S. 119.
83 a.a.O., S. 118.

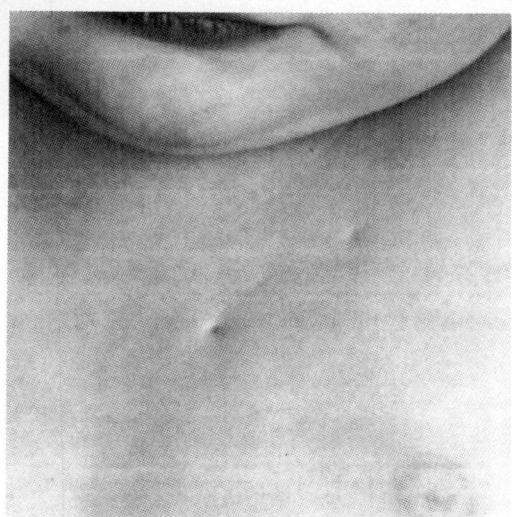

Abb. 5: Drei bis stecknadelkopfgroße Hauteinzie-
hungen auf der Brust eines 13 Monate alten Kindes

Und der erste menschliche Umgang, den das Neugeborene erfährt,
ist ein solcher der Inspektion nach normierten Checklisten (vgl.
Abb. 8 auf S. 48).[84]
Programmierung, Digitalisierung, Kontrolle, Steuerung, das sind,
zusammengefaßt, die Kennzeichen der Wissenschaftsentwicklung
in der Geburtshilfe unter dem Signet der Perinatologie. Sie machen
zugleich deutlich, daß die Geschichte der Geburtshilfe und in ihr der
Perinatologie nicht sinnvoll als Fallgeschichte eines begabten Mediziners beschrieben werden kann. Diese Merkmale sind vielmehr Effekte einer Modernisierung, die sich so akkumuliert hat, daß sich
hier, wie in vielen anderen Bereichen unserer Kultur, die Zeichen
verselbständigt haben. Besonders sinnfällig wird dieser Sprung,
wenn man die Schematisierung betrachtet, nach der eine »Lei-
stungsbewertung« des neugeborenen Kindes erfolgen soll (vgl.
Abb. 9 auf S. 49)[85]– *homo futurus moribundus?*

84 aus: Riegel 1984, S. 392f.
85 a.a.O., S. 393.

45

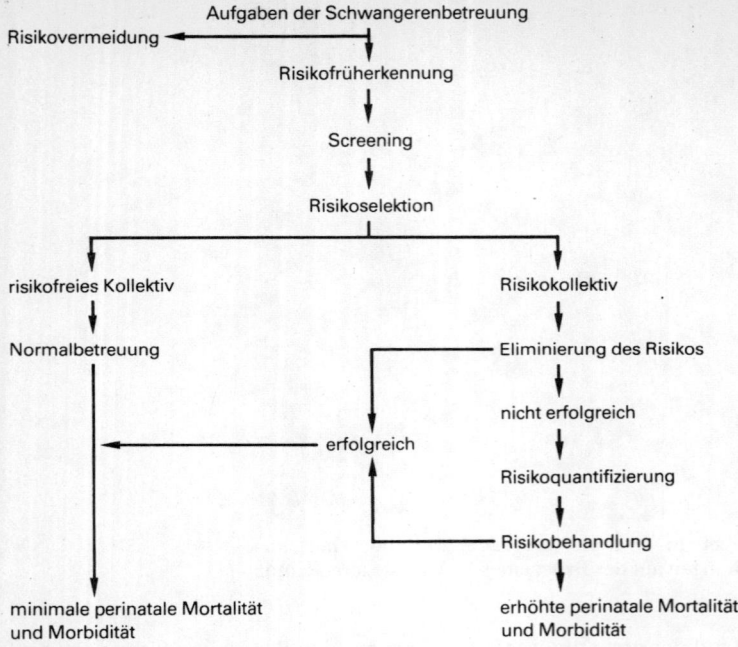

Abb. 6: Schema der Schwangerenbetreuung

2.3 Erfolge und Folgen perinatologischen Handelns

Machen wir es den Verteidigern der Modernisierung nicht zu leicht.
Auch wenn es dem Nicht-Mediziner schwer fällt, von den kulturellen Folgekosten einer solchen Schematisierung abzusehen, so
muß doch erwogen werden, welches die menschlichen und sozialen
Gewinne einer hypermodernen Perinatologie sind. Das wichtigste
Motiv und zugleich der politische Ansatzpunkt für den Ausbau der
Perinatologie war und ist die Senkung der Säuglingssterblichkeit in
der Bundesrepublik Deutschland. In der Rekonstruktionsphase
dieses Landes gelang es sehr früh, die Säuglingssterblichkeitsrate als
einen Indikator für den Entwicklungsstatus einer Nation durchzu-

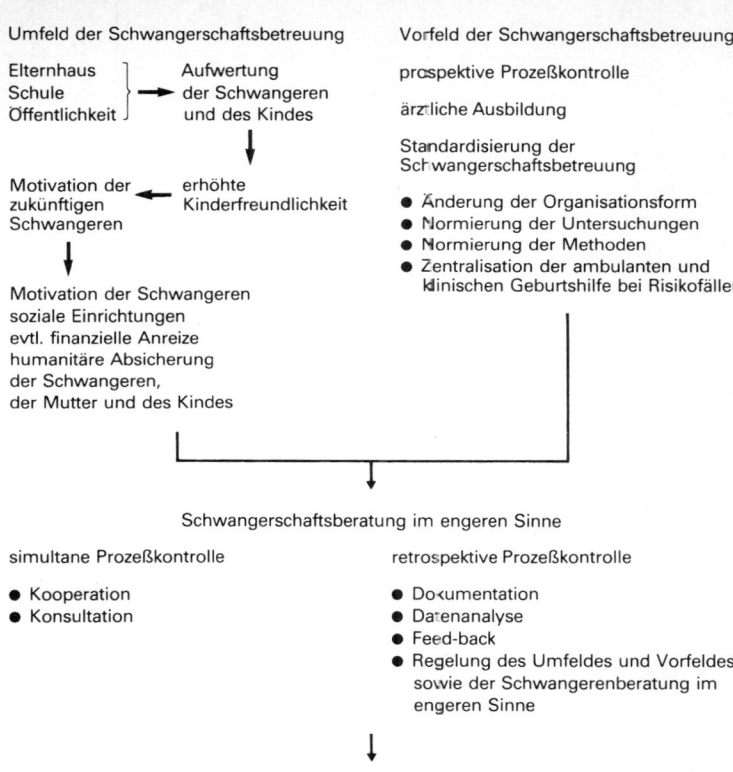

Umfeld der Schwangerschaftsbetreuung

Elternhaus ⎫
Schule ⎬ ➔ Aufwertung
Öffentlichkeit ⎭ der Schwangeren
und des Kindes

⬇

Motivation der ⬅ erhöhte
zukünftigen Kinderfreundlichkeit
Schwangeren

⬇

Motivation der Schwangeren
soziale Einrichtungen
evtl. finanzielle Anreize
humanitäre Absicherung
der Schwangeren,
der Mutter und des Kindes

Vorfeld der Schwangerschaftsbetreuung

prospektive Prozeßkontrolle

ärztliche Ausbildung

Standardisierung der
Schwangerschaftsbetreuung

● Änderung der Organisationsform
● Normierung der Untersuchungen
● Normierung der Methoden
● Zentralisation der ambulanten und
klinischen Geburtshilfe bei Risikofällen

⬇

Schwangerschaftsberatung im engeren Sinne

simultane Prozeßkontrolle

● Kooperation
● Konsultation

retrospektive Prozeßkontrolle

● Dokumentation
● Datenanalyse
● Feed-back
● Regelung des Umfeldes und Vorfeldes
sowie der Schwangerenberatung im
engeren Sinne

⬇

Senkung der perinatalen Mortalität

Abb. 7: Bedeutung der Risikoselektion

setzen. Dementsprechend argumentierten die Protagonisten der Perinatologie vorrangig mit dieser Zahl, und Saling hat es sich zur Pflicht gemacht, zu Beginn der periodischen perinatologischen Konferenzen in Berlin die Erfolge dieser Fachrichtung an dem kontinuierlichen Absinken der Säuglingssterblichkeitsziffer, aber auch der der Müttersterblichkeit vorzuführen. Dabei wird gewöhnlich ein zeitlicher wie ein internationaler Vergleich angeboten wie zum Beispiel anläßlich des Kongresses von 1987 (vgl. die Abb. 10 u. 11 auf S. 50).[86]

86 Saling 1988, S. 12 u. 13.

Merkmal	Wertepunkte				
	0	1	2	3	4
Hautbeschaffenheit Anheben einer Hautfalte des Abdomens zwischen Daumen und Zeigefinger	sehr dünn, Gelatinegefühl	dünn und weich	weich und mäßig dick, evtl. Rötung oder oberflächliche Schuppung	Haut steif, oberflächliche Risse und lamelläre Schuppung, besonders an Hand und Fuß	dick und pergamentartig mit oberflächlichen oder tiefen Rissen
Hautfarbe beim ruhigen Kind, nicht kurz nach dem Schreien	dunkelrot	gleichmäßig rosa	blaßrosa mit z.T. sehr blassen Partien	blaß, rosig nur an Ohren, Lippen, Handflächen und Fußsohlen	
Hautdurchsichtigkeit am Stamm zu beurteilen (Bauchhaut)	zahlreiche Venen mit Verzweigungen und Venolen deutlich sichtbar	Venen und Verzweigungen sichtbar, keine Venolen sichtbar	wenig große Gefäße deutlich sichtbar	wenig große Gefäße undeutlich sichtbar	keine Gefäße sichtbar
Ödeme Inspektion, 5 Sek. Druck auf Tibia mit Fingerkuppe	offensichtlich an Hand- und Fußrücken, mäßige Dellenbildung	Ödem nicht zu vermuten, aber deutlich tastbare Dellenbildung	keine		
Lanugo am Rücken bei Gegenlicht betrachtet	keines oder sehr spärliche, kurze Haare	reichlich, lang und dicht über ganzem Rücken	dünner, besonders kaudal	gering mit haarlosen Bezirken	mindestens die Hälfte lanugofrei
Ohrform Inspektion	fast formlos und flach, Helixfalte vorn am Ansatz	beginnendes Umschlagen des Ohrrands, Anthelix deutlicher	Rand obere Hälfte umgeschlagen	Helixrand ausgeprägt, umgeschlagen, Ohr gut modelliert	
Ohrfestigkeit Palpation und Faltung zwischen Daumen und Zeigefinger	Ohr weich, im ganzen faltbar ohne spontanen Ausgleich	obere Hälfte faltbar, langsamer Faltausgleich	Knorpelspange bis Rand, sofortiges Zurückschnellen	feste Muschel, kräftiger Knorpel, Zurückschnellen der Muschel	
Brustwarze und Areola Inspektion	Brustwarze kaum zu sehen, keine Areola	Brustwarze deutlich zu sehen, Areola flach und glatt, Durchmesser unter 7,5 mm	Areola getüpfelt, Durchmesser unter 7,5 mm	Areola getüpfelt, Rand erhaben, Durchmesser über 7,5 mm	
Brustdrüse Palpation mit Daumen und Zeigefinger	nicht tastbar	ein- oder beidseitig, Durchmesser unter 0,5 cm	beidseitig tastbar, max. Durchmesser 0,5–1 cm	beidseitig tastbar, max. Durchmesser über 1 cm	
plantare Hautfalten bei ausgespannter Fußsohle	keine	schwache rote Linien über distaler Hälfte	deutliche rote Linien bis zur Ferse, Kerbung im distalen Drittel	Kerben distale Hälfte	tiefe Kerbung bis zur Ferse
Knaben Hodenpalpation	kein Hoden im Skrotum 0,5: mindestens 1 Hoden im Leistenkanal	mindestens 1 Hoden hoch im Skrotum, in tiefste Position zu ziehen	mindestens 1 Hoden voll deszendiert		
Mädchen Inspektion bei halb abduzierten Beinen	Klitoris und kleine Labien prominent, kaum große Labien	große und kleine Labien etwa gleich hoch	große Labien bedecken die kleinen		

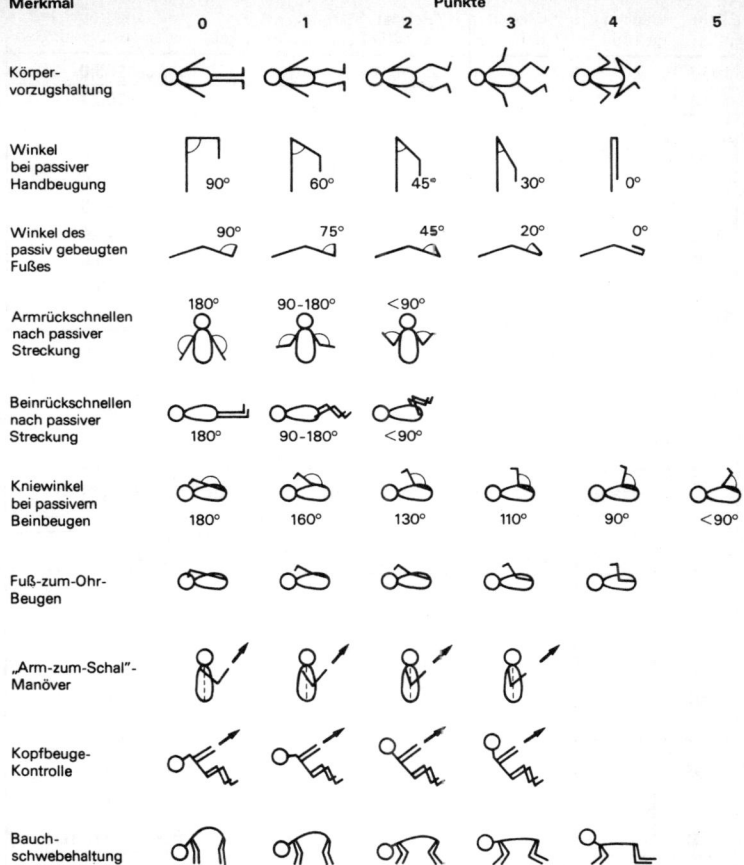

Merkmal	Punkte					
	0	1	2	3	4	5
Körpervorzugshaltung						
Winkel bei passiver Handbeugung	90°	60°	45°	30°	0°	
Winkel des passiv gebeugten Fußes	90°	75°	45°	20°	0°	
Armrückschnellen nach passiver Streckung	180°	90-180°	<90°			
Beinrückschnellen nach passiver Streckung	180°	90-180°	<90°			
Kniewinkel bei passivem Beinbeugen	180°	160°	130°	110°	90°	<90°
Fuß-zum-Ohr-Beugen						
„Arm-zum-Schal"-Manöver						
Kopfbeuge-Kontrolle						
Bauchschwebehaltung						

Abb. 9: Bewertung neuromuskulärer Befunde zum Abschätzen der Reife

Diese Zahlen sind, so gesehen, eindrucksvoll. Sie sind indessen in zahlreichen Richtungen in Frage zu stellen: Gibt es ein lineares Sinken der Säuglingssterblichkeit? Diese Frage muß verneint werden. Wie stark das Absinken dieser Zahlen im Laufe der Zeit ab-

Abb. 8: Bewertung des Reifegrades äußerer Merkmale nach Farr u. Mitarb.

Jahr	Säuglingssterblichkeit je 1000 Leb. Geb.	Perinat. Sterblichkeit je 1000 Leb. Geb. + Totgeb.	Müttersterblichkeit je 100 000 Leb. Geb.
1950	55,3	49,7	ca. 185,0
1960	33,8	35,8	106,3
1970	23,4	26,4	51,8
1980	12,7	11,6	20,6
1981	11,6	10,5	19,4
1982	10,9	9,6	17,5
1983	10,2	9,3	11,4
1984	9,6	8,6	10,8
1985	8,9	7,9	10,7
1986	8,6	7,6	8,0

Abb. 10: Säuglingssterblichkeit, Tabelle

Rangfolge der Säuglingssterblichkeit pro 1000 Lebendgeborene im europäischen Vergleich für die BRD								
	1960	1970	1980	1981	1982	1983	1984	1985
1.								
2.								
3.								
4.								
5.								*
6.								*
7.								*
8.				BRD			BRD	(BRD)
9.								
10.						BRD		
11.								* Es fehlen
12.				BRD				noch:
13.								Finnland Island
14.		BRD	BRD					Schweiz
15.	BRD							

Abb. 11: Rangfolge der Säuglingssterblichkeit

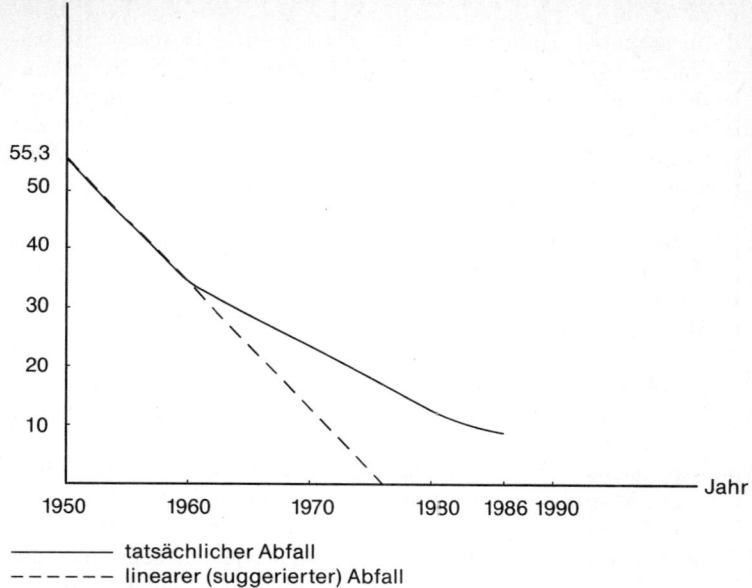

55,3
50
40
30
20
10

1950　　　1960　　　1970　　　1980　1986 1990　　　Jahr

——————— tatsächlicher Abfall
— — — — — linearer (suggerierter) Abfall

Abb. 12: Säuglingssterblichkeit, Verlaufskurve

gebremst wird, zeigt sich, wenn man diese Ziffern in einer Kurve darstellt (vgl. Abb. 12).

Diese Abbremsung ist nicht weiter erstaunlich und kann niemandem vorgeworfen werden. Indessen zeigt sich, daß das Rechtfertigungspotential für massive Investitionen in die Perinatologie ab etwa 1980 sehr stark sinkt. Daran ändert auch die Beschwörung nichts, man solle versuchen, die Ziffer auf fünf Promille zu senken. Dieses ist eher der Ausdruck einer drohenden Legitimationskrise. Das zeigt sich auch darin, daß Saling bereits anläßlich des 12. Kongresses in seiner Eröffnungsrede dazu übergeht, vor der Senkung der Mortalitätsziffer[87] nunmehr der Senkung der Morbiditätsziffer[88] eine besondere Aufmerksamkeit zu schenken.[89]

Ist das Sinken der Säuglingssterblichkeit ein Erfolg der Perinatalen Medizin? Diese Frage kann nicht bejaht werden. Die Perinatologie

87　Sterblichkeitsrate
88　Erkrankungsrate
89　Saling 1986, S. 13.

entfaltet ihre flächendeckende institutionelle Wirksamkeit in der Bundesrepublik Deutschland erst in der zweiten Hälfte der siebziger Jahre. 1975 ist die Säuglingssterblichkeitsziffer aber bereits auf 19,6 Promille abgesunken, das heißt auf etwa ein Drittel ihres Ausmaßes von 1950. Die Müttersterblichkeit ist zu diesem Zeitpunkt sogar mit 39,6 pro 100000 Lebendgeburten auf ein Viertel des Ausgangswertes von 1952 mit 188,1 Fällen gefallen. Es ist also davon auszugehen, daß es Faktoren für das Sinken dieser Mortalitätsraten gibt, die mit der Einrichtung von perinatalen Zentren gar nichts zu tun haben. Warum sollen diese aber ausgerechnet nur vor 1975 wirksam werden und die Erfolge nach 1975 ausschließlich auf die Perinatale Medizin zurückzuführen sein?

Ähnliche Zweifel meldet auch Bretscher an[90], wenn er vorsichtig fragt, ob der geburtshilfliche Fortschritt überhaupt meßbar ist. Seine Antwort auf diese Frage stimmt nachdenklich. Bretscher zeigt nämlich anhand der regional sehr unterschiedlichen Säuglingssterblichkeitsziffern der Schweiz, daß es eine Faktorenvielfalt für diese Mortalität geben muß, da die perinatalmedizinische Versorgung im ganzen Land etwa gleich ist. Einer dieser nicht-medizinischen Faktoren könnte zum Beispiel derjenige sein, daß die Liberalisierung der Abtreibung für ein Sinken der Säuglingsmortalität verantwortlich gemacht werden muß. Dadurch entfällt die Tötung von Säuglingen unmittelbar nach der Geburt, mit der zuvor unwillige Mütter ihre Kinder beseitigten. Bemerkenswert ist auch eine von Bretscher zitierte amerikanische Untersuchung[91], derzufolge die Resultate von Säuglingen, deren Entstehungsprozeß mit allen Methoden der Perinatologie begleitet wurde, sich nicht von denen unterscheiden, deren Mütter lediglich mit dem Stethoskop abgehört wurden.

Und eine andere Frage stellt sich: Ist das Sinken der Säuglingssterblichkeit nicht mit einer Steigerung der Spätmortalität erkauft? Sie muß leider bejaht werden. Nach Genz »spricht alles dafür, daß das Wiederansteigen der Spätsterblichkeit – bei gleichzeitiger Stagnation der Gesamtsterblichkeit zwischen 1968 und 1974 – von 30% auf 42% dadurch bedingt war, daß die Fortschritte in der Behandlung lebensbedrohter Neugeborener zunächst nur zu einer kurzfristigen Verlängerung der Überlebenszeit, lediglich zu einer Verlagerung

90 vgl. Bretscher 1987.
91 a.a.O., S.51.

des Todeszeitpunktes von der ersten Lebenswoche in das erste Lebensjahr hinein geführt haben«.[92] Ist die Senkung der Säuglingssterblichkeit um eine Steigerung der Zahl fehlgebildeter Kinder erkauft? Auch diese Frage ist zu bejahen. Der »Fortschritt« der Perinatalen Medizin erlaubt es inzwischen, Frühgeburten unter 1000 Gramm, sogar hinab bis zu 500 Gramm am Leben zu erhalten. Dieser Umstand ist ein wichtiger Grund für die Senkung der Säuglingssterblichkeitsziffer. Am Beispiel Schwedens läßt sich indessen zeigen, daß die Anzahl von früh- und schwer-(besonders zerebral-)-geschädigten Kindern gleichzeitig ansteigt (vgl. Abb. 13 auf S. 54).[93]

Die Fälle der Schädigung sehr kleiner Frühgeborener sind sehr zahlreich. Nach Saigal gibt es bei 501 bis 600 Gramm schweren Frühgeborenen keine Fälle ohne Schädigung (»nach 2 Jahren neurol. o. B.«) und selbst bei Kindern von 901 bis 1000 Gramm ist nach zwei Jahren nur ein Drittel ungeschädigt (vgl. Abb. 14 auf S. 54).[94]

2.4 Risikoschwangerschaft

Eine zweite Wirkung, die Vertreter der Perinatalmedizin ihrer Tätigkeit zugute halten, ist die optimale Versorgung von Risikoschwangerschaften. Schauen wir uns zunächst an, was unter einem Risiko verstanden wird: »Ein Risiko bezeichnet einen Tatbestand, dessen Anwesenheit den gewünschten Ablauf eines Ereignisses bzw. einer Ereigniskette gefährden oder zumindest in Frage stellen kann. Umgekehrt nimmt die Wahrscheinlichkeit, daß sich ein Vorgang in der gewünschten Weise entwickelt, bei Abwesenheit von Risikofaktoren zu.«[95]

Eine solche, sehr weite Fassung des Risikobegriffs hat dazu geführt, daß inzwischen jede zweite Schwangerschaft als Risikoschwangerschaft definiert wird[96], weil das Auftreten einer einzigen Regelwidrigkeit bereits zu dieser Kennzeichnung führt. Hinzu kommt, daß die Zahl dieser Regelwidrigkeiten nicht gering ist:

92 Genz 1979, S. 48.
93 Bretscher 1987, S. 64.
94 Saigal, zit. n. Ewerbeck 1987, S. 74.
95 Link / Künzel 1989, S. 140.
96 a. a. O.

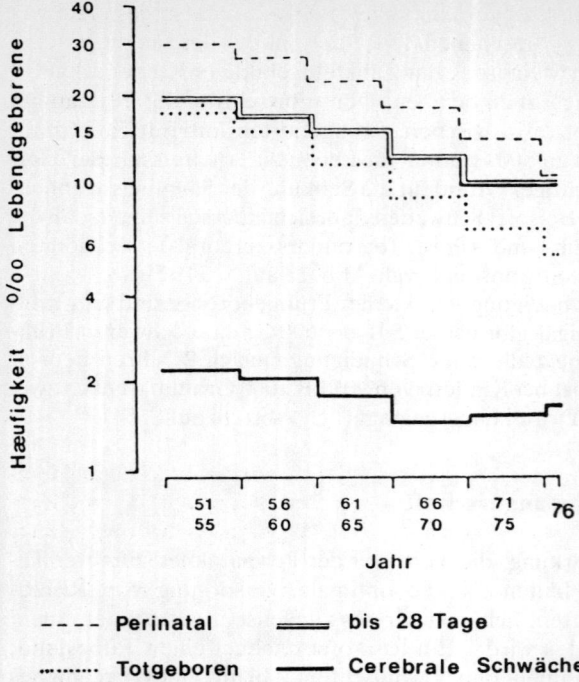

Abb. 13: Verlaufskurve nach Bretscher

Geb.-Gewicht	nach 2 Jahren neurol. o. B.
501− 600 g	−
601− 700 g	11,0 %
701− 800 g	22,0 %
801− 900 g	⅓
901−1000 g	⅓

Abb. 14: Prognose sehr kleiner Frühgeborener

»– Blutungen in der Spätschwangerschaft
- Polyhydramnion
- Rh-Inkompatibilität
- Verdacht auf Störung der feto-plazentaren Einheit (›Plazentain-
  suffizienz‹), z. B. EPH-Gestose, alte Erstgebärende (über 32 Jah-
  re), Mehrgebärende (über 40 Jahre alt), belastete Anamnese etc.
- Multipara (über 4 Kinder)
- Beckenanomalien und regelwidrige Kindslagen
- Mehrlinge
- Zustand nach Sektio
- Zustand nach Uterus-Scheiden-Dammoperationen (z. B. Straß-
  mannsche Operation, Konisation, Plastik)
- Aborte bzw. Frühgeborene in der Anamnese
- Tote oder geschädigte Kinder in der Anamnese
- Vorhergegangene Geburt eines Riesenkindes
- Diabetes mellitus
- Schwere Allgemeinerkrankungen: Infektionskrankheiten, Herz-
  und Kreislauferkrankungen, besonders Zustand nach Herz-
  operationen, Lungenkrankheiten, Zustand nach Lobektomie,
  Ablatio retinae (auch nach Operation), essentielle Hypertonie,
  Zustand nach Schädel-Hirn-Trauma oder nach Schädelopera-
  tion
- Genitaltumoren: Ovarialtumoren, gestielte subseröse Myome,
  Zervixmyome, große Vaginalzysten, Gebärmutterhals-Karzi-
  nom
- Uterusmißbildungen (Uterussepten, auch Vaginalsepten, Dop-
  pelbildungen)
- Adipositas
- Zustand nach Sterilitätsbehandlung
- Rechnerische Übertragung.«[97]

Ferner werden genannt:

»– Gefährdung durch Medikamente
- Gefährdung durch Genußmittel
- Gefährdung durch Infektionen
- Gefährdung durch Strahlen
- Gefährdung durch Erkrankungen.«[98]

---

97 vgl. Dittmar/Hickl 1974.
98 vgl. Jung 1984.

Ganz abgesehen davon, daß keineswegs jeder Risikofaktor die Inanspruchnahme einer perinatalmedizinischen Maximalversorgung rechtfertigt[99] und daß 90% der Neugeborenen mit einer Normalpflege auskommen[100], wird ein anderer Gesichtspunkt bei der Entfaltung des Risikofaktorenkonzepts leicht übersehen: Die schwangere, die gebärende Frau wird *per definitionem* zur Patientin, das heißt zur Kranken gemacht. Ein an sich natürlicher Vorgang wird für die Hälfte aller Frauen zu einer Krankheit. Für alle Frauen, die sich der perinatalen Diagnostik unterziehen, wird die Schwangerschaft zu einer vermeintlich riskanten Angelegenheit, die der ständigen Kontrolle und gegebenenfalls Intervention bedarf. Die ganze Terminologie des Sicherheitsbestrebens, das Arrangement der Kontrolle und folglich dann auch das Einklagen von Sicherheitseinrichtungen durch die auf diese Weise definitorisch Bedrohten gleichen in vielem dem Diskurs über Reaktorsicherheit, mit dem einzigen Unterschied, daß in diesem Fall eine denaturierte Technik faktisch Millionen bedroht, während im Falle der Schwangerschaft eine Natur mit technischen Mitteln für bedroht erklärt wird. Perinatologen haben für eine derartige Zitation der Natur in der Regel kein Verständnis. So verweist Saling darauf, daß der Geburtsvorgang im Vergleich mit der durchschnittlichen Lebensdauer eines Menschen im Verhältnis 1:53000 stehe. Da könne man sich keine Emotionen leisten.[101] Und bei Wulf liest man: »In einer ausschließlich auf die Belange des Individuums abgestellten Heilkunde ist naturwissenschaftlicher Fortschritt kaum möglich.«[102]

2.5 Geburt als Operation

Die Medikalisierung der Schwangerschaft und der Geburt hat aber noch weitere Implikationen. Sie führt nämlich zu einer sukzessiven Steigerung von Fällen nicht-natürlicher Entbindungen, das heißt also solcher, bei denen technische Hilfsmittel eingesetzt[103] werden:

99 vgl. Link/Künzel a.a.O., S. 143f.
100 Betreuung von kranken und gefährdeten Neugeborenen 1984, S. 287.
101 Saling, Eröffnungsrede... 1988, S. 16.
102 Wulf 1987, S. 12.
103 Wulf a.a.O., S. 9.

	1950	1965	1980
Spontangeb.	88,4	80,9	78,7 %
Sectio caes.	3,1	3,8	9,0 %
Zangen-Extr.	4,2	1,3	0,5 %
Vakuum-Extr.	–	8,2	9,1 %
Wendungen + gz. Extr.	0,84	0,8	–
Episiotomie	30,1	55,0	79,8 %

Abb. 15: Geburtsmodus

Bei Beckenendlagen ist der Anteil der Kaiserschnitte sogar von 10,7 % im Jahr 1950 auf 47,8 % im Jahr 1980 emporgeschnellt. Diese Tendenzen haben Mitte der siebziger Jahre eingesetzt und lassen sich bereits anhand relativ kleiner Zeitabschnitte erfassen. So zeigt die Münchner Perinatalstudie 1975–1977[104] für den Zeitraum von zwei Jahren einen Anstieg der
– Kardiotokographie von 100 % ;
– einen vermehrten Einsatz von Wehenmitteln sub partu von 54,1 % auf 62,2 % ;
– eine Vermehrung von operativen Eingriffen bei vaginalen Entbindungen von 14 % auf 15 % ;
– eine Steigerung der Untersuchungen in der Schwangerschaft (10 und mehr Untersuchungen) von 36 % auf 44,8 % ;
– ein Ansteigen der Risikoschwangerschaften von 46,4 % auf 48,1 % ;
– eine »Überwachung« der Schwangeren in 98,9 % aller Fälle.
Der Begriff der Überwachung verweist auf eine weitere Implikation der Medikalisierung von Schwangerschaft und Geburt: die soziale Kontrolle. Die Erinnerungen an eine Gesundheitspolizei sind einfach zu übermächtig, wenn man Formulierungen liest wie diese: »Vorsorge ist kostenaufwendig, weil naturgemäß ein großer Teil der Leistungen ohne positives Ergebnis erbracht wird, da es gilt, der mit Gesundheitsstörungen, Spätschäden und Behinderungen *behafteten* ca. 5 % der Lebendgeborenen eines Jahrganges *habhaft* zu werden«.[105]
Derselbe Autor verlangt denn auch eine »laufende und umfassende

104 Münchner Perinatalstudie 1980, S. 12 ff.
105 Maneke 1979, S. 210; Hervorhebungen: D. L.

Gesundheitserziehung« oder Zwangsmaßnahmen wie die Verweigerung des Kindergeldes, wenn die Kinder nicht regelmäßig dem Kinderarzt vorgestellt werden. Der Vorschlag, sich das Patientengut notfalls mit staatlichen Zwangsmaßnahmen vorführen zu lassen, macht die Absicht überdeutlich: Es geht um einen umstandslosen Weg zum großen Geld.

2.6 Perinatologie und Lebenslauf

Wir stehen nun vor der Frage nach den Gründen dafür, daß eine Expansion des perinatologischen Gewerbes möglich gewesen ist. Da liegt es auf der Hand, nach den nicht-medizinischen Motiven derer zu fragen, die die Handlungsträger sind. Ein Teil davon sind die Ärzte. In der Münchner Perinatalstudie liest man, daß etliche der eigentlich für unentbehrlich ausgegebenen perinatologischen Maßnahmen an Wochenenden und nachts weitaus weniger häufig eingesetzt werden als zu den regulären Dienstzeiten der Ärzte[106]:

	Wochen	Wochen-ende	Tag	Nacht
Entbindungen	100 %	83 %	100 %	74,1 %
Geburtseinleitungen	23,2 %	16,1 %	23,2 %	13,5 %
Sectio (Kaiserschnitt)	13,2 %	9,5 %	13,2 %	8,8 %

Abb. 16: Entbindungen außerhalb der »regulären« Dienstzeiten von Ärzten

Wenn man hinzunimmt, daß die Frühsterblichkeit der am Wochenende geborenen Kinder mit elf Promille und der nachts geborenen mit 12,4 Promille erheblich über dem Durchschnitt liegt[107], dann schwindet die Bereitschaft, der selbstlosen Motivation des perinatologischen Gewerbes unbesehen Glauben zu schenken.

Aufschlußreich ist auch die Konfrontation der jeweiligen Frequenzen bestimmter perinatologischer Maßnahmen mit den in der »Gebührenordnung für Ärzte« dafür vorgesehenen Honoraren[108]:

106 Münchner Perinatalstudie 1980, S. 23 (in tabellarische Form gebracht v. D. L.).
107 a. a. O.
108 Gebühren nach: Bundesministerium für Arbeit und Sozialordnung... 1985.

	1950	1965	1980	DM
Spontangeb.	88,4	80,9	78,7 %	55,40
Sectio caes.	3,1	3,8	9,0 %	231,–
Zangen-Extr.	4,2	1,3	0,5 %	83,20
Vakuum-Extr.	–	8,2	9,1 %	83,20
Wendungen + gz. Extr.	0,84	0,8	–	37,–
Episiotomie	30,1	55,0	79,8 %	62,–

Abb. 17: Gebühren für geburtshilfliche Maßnahmen

Die Zahlen sprechen für sich. In einer Gesellschaft, in der ein Elektroniker besser bezahlt wird als ein Rohrleger, in der also Komplexitätsbewältigung und Sicherheitsproduktion hoch bewertet werden, führt der Weg zum Erfolg über den Beweis, daß die eigene Tätigkeit hochkomplex ist und das Arbeitsresultat sicherheitssteigernd wirkt. Diese Suggestion ist Teilen der Medizin immer wieder gelungen. Die Perinatale Medizin ist ein solcher Teil. Aber diese Nutzung des Marktmechanismus ist den Nutzern in einer offenen Gesellschaft nicht vorzuwerfen. Es ist vielmehr zu fragen, warum die anderen Handlungsträger des perinatologischen Gewerbes, nämlich die Patientinnen, bereit sind, sich dieser Suggestion hinzugeben. Folgende Gründe scheinen mir dafür ausschlaggebend zu sein:

Erstens ein kulturelles Überlegenheitsdenken;
zweitens die hohe Bewertung des Kindes;
drittens das Interesse an der Prognose und Steuerung der eigenen genetischen Reproduktion;
viertens ein objektiver Bedarf an Krisenerlebnissen;
fünftens ein gesteigertes Sicherheitsbedürfnis als Folge der kollektiv verdrängten Todestatsache.

Die Gründe sind miteinander verbunden. Das Argument, es sei für eine Industrienation »peinlich«, wenn sie Säuglingssterblichkeitsziffern aufweise wie ein Land der Dritten Welt, versucht gar nicht erst, auf das Lebensrecht von Kindern, ganz unabhängig von ihrer Herkunft, abzustellen. Wenn die Säuglingssterblichkeit in den Ländern der Dritten Welt 100 bis 200 Promille beträgt und die der Industrieländer zehn bis 20 Promille [109], so liegt ja zumindest auch der Ge-

109 vgl. Wiener Perinatalstudie 1981, S. 33.

danke nahe, die perinatale Versorgung der Dritten Welt zu verbessern und den Abstand zu den Industrienationen nicht noch zu vergrößern. Es geht also unterschwellig darum, sich auch auf dieser Ebene der perinatalen Gesundheit von den »anderen«, den »Primitiven« unterscheiden zu wollen. Das Motiv ist damit strukturell äquivalent zu der Sorge, die der Kieferorthopädie insbesondere in den USA zu einer Expansion verhalf, zu der Sorge nämlich, ein Weißer mit einem prognathen Gebiß könne mit einem Schwarzen verwechselt werden.[110] Auf diesem Umweg kann eine medizinische Fachrichtung womöglich ungewollt rassistischen Zwecken dienen.

Sodann ist die hohe Bewertung des Kindes in unserer Kultur, die im übrigen im krassen Gegensatz zu der liberalen Haltung in der Abtreibungsfrage zu stehen scheint[111], eine Tatsache, die es der perinatologischen Argumentation leicht gemacht hat. Wir müssen davon ausgehen, daß das 20. Jahrhundert, vorbereitet durch die Aufklärung, eine Expansion des Kindlichen in allen Lebensbereichen hervorgebracht hat, so daß man heute von einem sukzessiven Verschwinden des Erwachsenenstatus sprechen muß.[112] Diese extreme Feier des Kindes wie des Kindlichen, die sich in einer Fülle unterschiedlicher Phänomene von der Pädagogisierung nahezu sämtlicher Altersstufen über die Enteignung der sozialen Verantwortung für sich selbst bis zur Verlängerung des Jungseins ins hohe Alter hinein äußert, hat ein Klima geschaffen, in dem jede Maßnahme auf fruchtbaren Boden fällt, die verspricht, den Wert des Kindes anwachsen zu lassen.

Eine perinatale Medizin, die unter schwierigsten Umständen sich anschickt, Frühgeburten von einem Gewicht um 500 Gramm aufzuziehen, eine Medizin, die der Hälfte der Schwangeren suggeriert, daß ihr Kind unter riskanten Bedingungen zur Welt kommen wird, steigert im Bewußtsein dieser Mütter, aber auch der Väter, das Gefühl von der Besonderheit des so hervorgebrachten Lebens in extremer Weise. Man wird sogar von einem Vergöttlichungsprozeß des Kindes sprechen können, da in der Tradition dieser Kultur dem Kind, das unter ungewöhnlichen Umständen zur Welt kommt, häufig Heiligkeit zugesprochen wird. Hier wirkt ein alter Mythos fort.

110 vgl. Kapitel 3.
111 vgl. Kapitel 7.
112 vgl. Lenzen 1985.

Blickt man so in die Geschichte der jüdisch-christlichen Kultur, dann löst sich der oben angesprochene Widerspruch zu der gleichzeitigen millionenfachen Abtreibung übrigens leicht auf:

Dieselbe christliche Kultur, die im Christusknaben die Konnotation von (Christ)kind und Gott verehrt, erklärt Kinder für göttlich, wenn sie getötet werden. Vom Opfer Isaaks bis zum Kreuzestod Christi geht diese Spur. Verkürzt formuliert: Die Perinatale Medizin leistet wie die abtreibende Gynäkologie einen Beitrag zur Vergöttlichung des Kindes, jedes einzelnen Kindes von ganz gewöhnlichen Eltern. So wird die Akzeptanzsicherung dieser Fachrichtung verständlicher. Selbst der hohe Preis unter Umständen mißgebildeter und erheblich geschädigter Kinder als Produkt jener Aufzucht von Frühestgeborenen läßt sich vor dem Hintergrund einer langen kulturellen Tradition noch verständlich machen.[113] So wurden schon in der Antike monströse Geburten als göttliche Zeichen gewertet, ja, es gab ein Verbot, solche Aberrationen als Mißgeburten zu werten, da ganz im Gegenteil Gott diese Kreaturen mit unerforschlichen Gründen geschaffen habe. Vielleicht, so glaubte man, sei ein solches Kind gerade der Beginn einer neuen Menschenart, eine Vorstellung, von der der Weg zur aufklärerischen Idee der Schaffung neuer Menschen durch Menschen nicht mehr weit war.

Damit ist eine dritte Erklärung für die breite Akzeptanz der perinatologischen Medizin angesprochen. Sie verspricht eine Eröffnung des Weges zur Prognose und zur Planung der genetischen Reproduktion. Die voraufklärerische Volksmedizin kannte noch zahlreiche Bräuche, mit der man eine schadenbringende, unziemliche Neugier während der Schwangerschaft unterdrückte. So war das Wiegen des schwangeren weiblichen Körpers oftmals untersagt, oder es durfte das Bett für das Neugeborene nicht im voraus vorbereitet werden. Im Gefolge der wissenschaftlichen Entwicklung ist die Perinatale Medizin geradezu ein Muster für eine gegenteilige Entwicklung: Sie erlaubt nicht nur die Prognose über Geschlecht, Gestalt und Gesundheit des werdenden Kindes mit ihren Maßnahmen der Introspektion, sondern sie bietet sogar den Übergang zur Beeinflussung dieser Größen: Technisch ist inzwischen durch In-vitro-Fertilisation die Geschlechtsauswahl möglich, und Operationen am werdenden Leben im Uterus beginnen Routine zu werden. Die

113 vgl. Nippert 1987.

Perinatale Medizin hilft, den alten Traum der Nachahmung Gottes umzusetzen – auf Erden.

Die sich in dieser Möglichkeit andeutende Priesterrolle nimmt die Perinatale Medizin auch noch im Hinblick auf andere Leistungen wahr: In der traditionellen Gesellschaft gab es zahlreiche Riten der Transition, das heißt der Überführung des Menschen von einer Lebensphase in die nächste. In diesen Überführungen vollzog sich auch die Transition der Frau zur Mutter. Dieser gravierende Einschnitt im Leben einer Frau war (und ist in vielen anderen Kulturen) periodisch begleitet gewesen von unterschiedlichen Maßnahmen. Deren Struktur ist oftmals vergleichbar: Zur Geburtstransition gehörte die Entfernung der schwangeren Frau aus der gewöhnlichen Umgebung, der Vollzug beängstigender, nicht selten schmerzhafter Verrichtungen an ihrem Körper und die Belehrung über die Modalitäten der neuen Lebensphase.

Diese Transition nennt man auch das Geburtsexil. Die in der ersten Hälfte unseres Jahrhunderts noch übliche Hausgeburt bot diese Möglichkeiten nicht. Erst mit der Klinikgeburt, die heute in nahezu 100 % der Fälle üblich ist, mit den zahlreichen nötigen oder unnötigen perinatologischen Verrichtungen, mit der Risikodefinition, mit Geburtsvorbereitungskursen usw. ist für die priesterliche Tätigkeit im Geburtsexil ein struktureller Ersatz gefunden worden. Das Bedürfnis der Menschen, sich in ihrem Lebenslauf zu orientieren, zu wissen, was die Merkmale der neuen Lebensphase sein werden, und diesen Übergang auch so zu erleben, daß er von der umgebenden Gemeinschaft zur Kenntnis genommen wird, diese Elemente bietet eine perinatale Medizin als Ersatz für volkskirchliche Riten.

Dabei hat, schließlich, das perinatologische Geschäft einen großen Vorteil, den der Priester nicht bieten konnte: Die Krise, in der die Gebärende sich befindet, konnte er vergrößern und bewußtmachen und so zu einer gelingenden Transition gestalten. Aber: Wenn Mutter und Kind tatsächlich bedroht waren, konnte er nicht helfen, sondern allenfalls im Gebet das Bewußtsein für diese Bedrohung verschärfen. Der perinatologische Priester bietet indessen beides: die Verunsicherung und Verängstigung anhand des Konzepts der Risikofaktoren einerseits und andererseits die Suggestion, man werde mit diesen Risiken dank der medizinischen Fortschritte schon fertig werden. Damit erfüllt er ein extremes Sicherheitsbedürfnis unserer Zeit, das sich aus der Zuspitzung der Todesverdrängung speist. Das ist deshalb ihre eigentliche Leistung: In der Feier des Kindes, in der

Steuerung der eigenen Reproduktion, in der Beherrschung von Krisenerlebnissen stützt auch die Perinatale Medizin die Suggestion, der Tod sei beherrschbar geworden. Diese mentale Leistung läßt sich gar nicht hoch genug bewerten. Dafür scheint jeder Preis gerechtfertigt. Insofern wird man die Leistungsfähigkeit der Perinatalen Medizin weniger unter dem Gesichtspunkt der eher zweifelhaften medizinischen Erfolge messen wollen, als vielmehr nach ihrem Nutzen für die gesellschaftliche Beschwichtigung. Wer darauf rechnen kann, ewig zu leben, wird soziale Ungerechtigkeiten als vorübergehende mit größerer Gelassenheit hinnehmen.

Solange also kein Ersatz für das Versprechen des ewigen Lebens geboten wird oder solange die Menschen nicht lernen (wollen oder müssen), daß ihr Leben begrenzt ist, und zwar als eine tägliche Erfahrung, ohne zu verzweifeln, so lange wird eine Fachrichtung wie die Perinatale Medizin – und gerade sie – sich einer wachsenden Zustimmung erfreuen können.

3. Kieferorthopädie

3.0 Einige Zahlen aus der Welt der Kieferregulierung

Sie möchte sich zur Abschlußprüfung melden. Sie sitzt auf der anderen Seite meines Schreibtisches und schaut mich etwas unsicher an. Ich studiere ihre Unterlagen. Germanistik, Romanistik, Philosophie, elf Semester, davon zwei in Montpellier, eine zusätzliche Sprachausbildung in Französisch, ein Kurs in Textverarbeitung am PC. Zweimal acht Wochen Marokko, weil sie sich für ethnologische Fragen interessiert. Eine junge Frau, die ein ansehnliches Studium hinter sich gebracht hat.

In ein paar Monaten wird sie fünfundzwanzig. Als ich aufschaue, versucht sie ein Lächeln und zeigt mir zwei Reihen vorbildlich angeordneter Zähne. Auf jedem der oberen Zähne ist eine quadratische Platte aufgeschweißt, in der Größe einer Süßstoff-Pille, allerdings nicht weiß, sondern schwarzsilbrig oxydiert. Die einzelnen Plaketten sind durch einen Draht miteinander verbunden, der dem Zahnbogen folgt und ihn dadurch wohl formen soll.

Sie ist keine singuläre Erscheinung. Wenn man zur Semesterzeit das Hörsaalgebäude einmal durchquert und genau hinsieht, kann man sicher sein, ein halbes Dutzend Studenten, häufiger Studentinnen, zu treffen, die auf ähnliche Weise zu erkennen geben, daß ihre kieferorthopädische Behandlung noch nicht abgeschlossen ist. In der öffentlichen Meinung wird diese Entwicklung zum Normalfall, wenn etwa die Zeitschrift »Brigitte« propagiert: »Zähne gerade rücken – das geht noch bei Erwachsenen!«[114] »Ultraspätfälle« heißen sie in der »kieferorthopädischen« oder »orthodontischen«[115] Fachsprache. Ihre Zahl nimmt zu, wie die Zahl der behandelten Individuen zwischen dem Grundschulalter und der Adoleszenz überhaupt

---

114 vgl. Brigitte, H. 19 (1982), S. 121 f.
115 Diese Bezeichnung wird im anglo-amerikanischen Sprachraum bevorzugt.

steigt, jährlich um 3 bis 5%. 5029100 Abrechnungsfälle allein der gesetzlichen Krankenversicherungsträger gab es im Jahr 1987. 1976 waren es »nur« 3540200. 1,4 Milliarden Mark wurden dafür im Jahr 1987 aufgewendet.[116]

Die Krankenkassen müssen zahlen, nachdem die Krankenkassen-verbände und die kassenzahnärztliche Vereinigung sich 1973 aufgrund eines Urteils des Bundessozialgerichts darauf geeinigt haben, »Dysgnathien« (Fehlstellungen) als Krankheiten anzusehen. Der Krankheitsbegriff ist hier so aufgefaßt worden, daß es sich um einen »regelwidrigen Körperzustand (handelt), der behandlungsfähig und behandlungsbedürftig ist, selbst wenn der gegenwärtige Zustand noch keine Beschwerden oder Behinderungen verursacht«.[117] Durch die Unterschrift der Sozialrichter unter ihr Urteil hat sich 1973 die Zahl der »kranken« Bundesbürger mit einem Federstrich gewaltig erhöht – und natürlich auch die Zahl ihrer Ärzte. 1928 gab es in Europa (!) 20 Kieferorthopäden[118], heute arbeiten allein in der Bundesrepublik Deutschland 1589.[119] In den USA betrieben damals bereits etwa 1000 »Orthodonten« eine Praxis. Diese auffällige Differenz bedeutet indessen nicht, daß in Europa keine kieferorthopädische Behandlung durchgeführt worden wäre. Sie lag vielmehr in den Händen von Zahnärzten.

3.1 Zur Erfolgsgeschichte der Kieferorthopädie

Interessanterweise nahmen sich in den zwanziger Jahren des 20. Jahrhunderts zahlreiche Dissertationen einer historischen Darstellung der Kieferorthopädie an, unverkennbar im Interesse ihrer Doktorväter, die bemüht waren, einen neuen Facharzt zu kreieren. Zu den kuriosesten gehört eine 1928 in Leipzig verfaßte Dissertation, die eilfertig bemüht war, den Beweis zu erbringen, daß der Doktorvater Pfaff und nicht etwa dessen amerikanischer »Plagiator« Weinberger es 1906 vermocht hatte, »den Bann (zu brechen), der die Stellungsunregelmäßigkeiten der Zähne und Kiefer von dem wissenschaftlichen und praktischen Arbeitsfelde ferngehalten

116 vgl. Der Bundesminister für Arbeit und Sozialordnung o. J.
117 Schulze 1980, S. 28.
118 Kalb 1928, S. 3.
119 vgl. Statistisches Bundesamt 1988.

hatte«.[120] Diese Sicht verdankte sich aber wohl mehr dem Schielen auf eine gute Note denn dem klaren Blick auf die Geschichte der Kieferorthopädie. Deren Stationen ließen sich auf verschiedene Weise einteilen, je nachdem, welche Fragestellung man verfolgt. Um einzuschätzen, wie die »Krankheit« der Kiefer- und Zahnanomalien entsteht, genügt vielleicht der Hinweis auf diese historischen Etappen:

Zahnirregularitäten sind keine neuzeitliche Erscheinung. Sie sind bereits an prähistorischen Schädelfunden nachweisbar.[121] Die heute mit Krankheitswert versehene Dysgnathie ließ sich zu einem hohen Prozentsatz sowohl in prähistorischen Gebissen als auch in solchen aus den unterschiedlichen Kulturen des 20. Jahrhunderts nachweisen, so jedenfalls das etwas makabre, ganz arglos vorgetragene Ergebnis von Untersuchungen an 3000 Schädeln aus dem Fundus der Berliner Gesellschaft für Anthropologie, Ethnologie und Urgeschichte, drei Monate vor der nationalsozialistischen Machtergreifung erschienen.[122] Auch Korrekturen dieser Anomalien sind aus jener Zeit bekannt, so etwa Zahnimplantationen aus Ecuador.[123]

In der Antike gab es zwei Typen der Aufmerksamkeit für Zahn- und Kieferirregularitäten. Aristoteles versuchte deren Deutung, indem er eine positive Korrelation zwischen der Anzahl der Zähne und der Lebenserwartung sah. Auch hielt sich hartnäckig die Vorstellung, daß Männer zwei Zähne mehr besitzen als Frauen.[124] Für den korrigierenden Eingriff steht Cornelius Celsus aus dem ersten nachchristlichen Jahrhundert, der die Korrektur von Fehlstellungen durch Fingerdruck vertritt. Diese sehr konventionelle Methode taucht übrigens in der weiteren Geschichte immer wieder auf. So schlägt noch Farrar am Ende des 19. Jahrhunderts vor, die Kinder zur Selbstkorrektur der Zähne mittels Fingerdruck anzuhalten[125], und Fouchard entwickelte im 18. Jahrhundert ein Verfahren, mit Hilfe des »Pelikans«, einer Art Zange, schiefstehende Zähne gewaltsam geradezurücken, übrigens noch bei Patienten im Alter von dreißig bis vierzig Jahren.

Dieser Griff zum Werkzeug fällt aber sicher nicht zufällig mit der

120 Hilbrig 1928, S. 7.
121 vgl. Hilbrig a. a. O., S. 8 f.
122 vgl. Cohn 1932.
123 vgl. Hilbrig a. a. O., S. 9.
124 vgl. Artelt 1929, S. 26 und S. 57.
125 Gebhardt 1969, S. 20.

beginnenden Aufklärung in Europa zusammen. Fouchard war nämlich auch derjenige, der 1728 den ersten Regulierungsapparat entwickelte. Bis zu seiner Zeit schweigen die Quellen, sei es deshalb, weil Korrekturen der Zähne die Ausnahme waren oder weil sie eher gewaltsam, zum Beispiel durch Extraktion und Feilen von Zähnen, vorgenommen wurden, oder sei es schließlich deshalb, weil der ganze Berufsstand nicht gerade im besten Lichte stand. So lesen wir noch bei Abraham a Santa Clara im 17. Jahrhundert, man finde unter den Zahnärzten

»etliche liederliche und nichtsnutzige Gesellen, die sich auf das Lügen und Betrügen stattlich verstehen, absonderlich viel aus denselben, so auf allen Märkten und Kirchweihen ihre Stände aufschlagen und mit etlichen Brettern eine Universität aufrichten, allwo sie den Bauern und gemeinen Leuten mit ihrem grundlosen Predigen das Geld aus dem Beutel locken; da wird man zuweilen hören, mit was gewichtigen Lügen sie ihre Waren hervorstreichen. Einer ziehet etliche Wurzeln heraus und beteuert es hoch, dass er solche selbsten dreizehn Meilen hinter Syrakus habe an dem Meer-Gestat ausgegraben, und diese sind gut für das verfallne Gehör, wodurch sie gar offt auch ausgeben, wie dass die Könige in Paphlagonien pflegen solche an den Ohren zu tragen und ein solches scharffes Gehör bekommen, dass sie ein altes Weib über dreissig Meilen husten hören, ey so lügt! ...Mit dergleichen wurmstichigen Predigen betrügen sie sehr viel einfältige Leute; es sollen aber dieses Gelichters Zähn-Arzte gleich wohl gedenken, dass das Heulen und Zähneklappern ihnen nicht wird ausbleiben«.[126]

In die Aufklärungszeit fällt also die Geburtsstunde jener Apparate, welche die Gesichter zahlreicher Kinder und Jugendlicher heute verunzieren. Dabei darf nicht übersehen werden, daß eine Durchsetzung dieser »Krankheit« auf dem europäischen Kontinent erst nach 1945 gelang. Demgegenüber sind es im 19. Jahrhundert bis zur Mitte des 20. Jahrhunderts fast ausschließlich amerikanische Orthodonten gewesen, die jene Apparate weiterentwickelt und »an das Kind« gebracht haben. Der Grund für diese lange kulturelle Differenz zwischen den USA und Europa wird an einer Äußerung Kingsleys deutlich, der einer der führenden amerikanischen Kieferorthopäden des 19. Jahrhunderts war. Er sah einen Zusammenhang zwischen einem

126 zit. n. Kümmel 1905, S. 19.

normalen Gebiß und einem »wohl ausgeglichenen Nervensystem und guter körperlicher Verfassung ohne erbliche Belastung«.[127] Der »american dream« von der hohen Leistungsfähigkeit scheint darin ebenso durch wie in der rigiden Normierung des »richtigen« Gebisses nach Angle und in der Festlegung auf fünf Grundgesichtstypen nach Downs und Sassouni. Wer nach einem Besuch in einem amerikanischen College die Gründe für die auffällige Uniformität der jungen Gesichter sucht, hier findet er sie eher als in der Vermutung, diese Erscheinung sei auf den reichlichen Kaugummigenuß amerikanischer Jugendlicher zurückzuführen.

Und schließlich: In den USA liegt auch der Entstehungsort für die in den letzten Jahren in jeder deutschen Schule zu beobachtende »Aufzäumung« der Kinder. Die aus dem Mund herausragenden, an die Kandare der Pferde erinnernden Drähte (»face bows«), die an einem den Nacken umschließenden Riemen befestigt sind (vgl. Abb. 18 auf S. 69), wurden in den fünfziger Jahren von Shelden als »Edgewise«-Apparaturen entwickelt.

Wer an den Fortschritt glaubt, mag sich daneben die Kinnkappe nach Allan aus dem Jahr 1878 ansehen (vgl. Abb. 19 auf S. 70).[128] Auch sollte die Ähnlichkeit dieser Apparaturen mit Schutzkappen für Epileptiker nicht übersehen werden (vgl. Abb. 20 auf S. 71).

Es ist in der Vergangenheit oft über den Verlust der Scham als Folge des Übergriffs der Medien auf unsere Kultur gesprochen worden. Kinder dazu zu bringen, tagein, tagaus mit Hilfe eines derartigen Zaumzeugs den Innenraum ihrer Mundhöhle zu veröffentlichen, dürfte einen mindestens so großen Beitrag zu dieser Entwicklung geleistet haben wie das viel gescholtene Fernsehen. Die »offene« Gesellschaft lebt aus ihrem Paradox, lebt durch eine einzigartige Formierung der Körper ihrer Mitglieder.

Warum, so muß auch hier gefragt werden, lassen die Eltern der Kinder das zu? Warum tragen zwanzigjährige mündige, wahlberechtigte Bürger solche Apparaturen? Warum diese Entstellung über fast ein Drittel der Lebensspanne? Dafür, daß man in den beiden verbleibenden Dritteln »schön« ist?

Diese Erwartung liegt nahe. Sie ist aber falsch. Untersuchungen zur Häufigkeit des kieferorthopädischen Rezidivs (Rückfall nach Abschluß der Behandlung) ergeben nämlich erstaunliche Werte: Es

127 zit. n. Gebhardt 1969, S. 18.
128 vgl. Gebhardt a. a. O., S. 11.

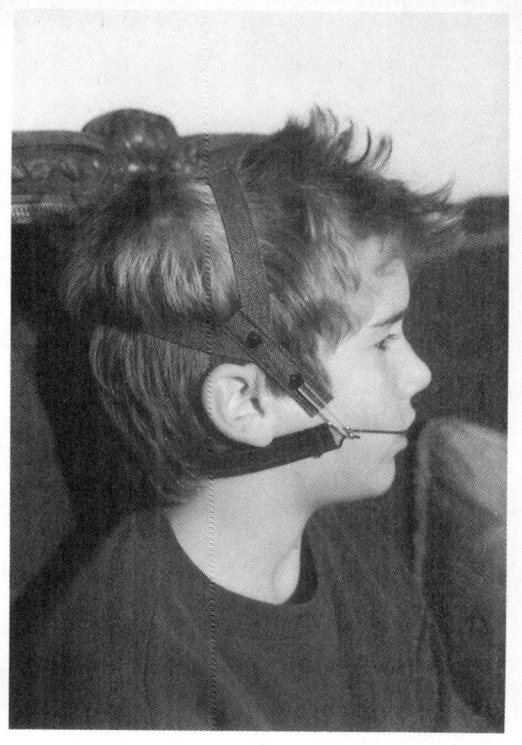

Abb. 18: »Edgewise«-
Apparatur nach
Shelden

gibt nicht nur eine Rückfallquote von 12 %, sondern verblüffend ist
dieses: Die Untersuchungen zeigen keinen einzigen Fall, in dem das
Ziel der Behandlung, die »Eugnathie« (ein »fehlerloses« Gebiß),
überhaupt erreicht wurde.[129]
Daraus könnte man schließen, daß nicht die ästhetische Zielset-
zung im Vordergrund steht, sondern funktionelle Korrektur-
gründe. Aber auch diese Vermutung ist falsch. Zwar werden in der
kieferorthopädischen Literatur zahlreiche solcher Gründe für eine
Korrektur genannt, zum Beispiel die Verbesserung der Kau- und
Abbißfunktion, die Unterstützung der logopädischen Therapie,
die Normalisierung des Schluckverhaltens, die Verminderung der

129 vgl. Schulze

69

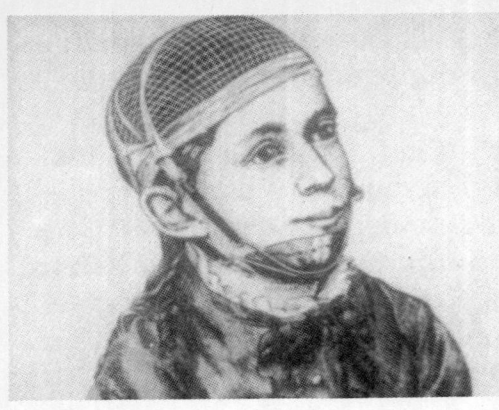

Abb. 19: Kinnkappe

Kariesanfälligkeit, jedoch wird gleichzeitig kein Zweifel daran gelassen, daß im Grunde nur die »Behebung ästhetischer Mängel« der Grund für kieferorthopädische Behandlung ist.[130] Es sei auch »längst nicht immer eine kieferorthopädische Behandlung nötig«[131], ein Gesichtspunkt, der wegen der Zahlungsverpflichtung der Kassen jedoch für unerheblich gehalten wird.

3.2 Motive kieferorthopädischer Behandlung

Das Beharren auf einer ästhetischen Funktion kieferorthopädischer Behandlung legt es nahe, daß die Motive für die Patienten bzw. deren Eltern hier zu suchen sind. Nicht der Gesundheitszustand, sondern die Erscheinungsweise der jungen Menschen soll verändert werden. Um zu verstehen, was die eigentliche Bedeutung der angestrebten Veränderungen ist, muß man deshalb in der Literatur nach den angeblichen Fehlstellungen suchen, welche negativ bewertet werden. Man muß die Gründe dafür ermitteln, daß eine wie auch immer geartete »Eugnathie« (»richtige Stellung«) positiv bewertet wird. In der Orthodontie hat sich die Unterscheidung folgender Klassen von Fehlstellungen nach Angle durchgesetzt (vgl. Abb. 21 auf S. 72).[132]

130 vgl. a. a. O., S. 15.
131 a. a. O., S. 25.
132 Schulze 1980, S. 89.

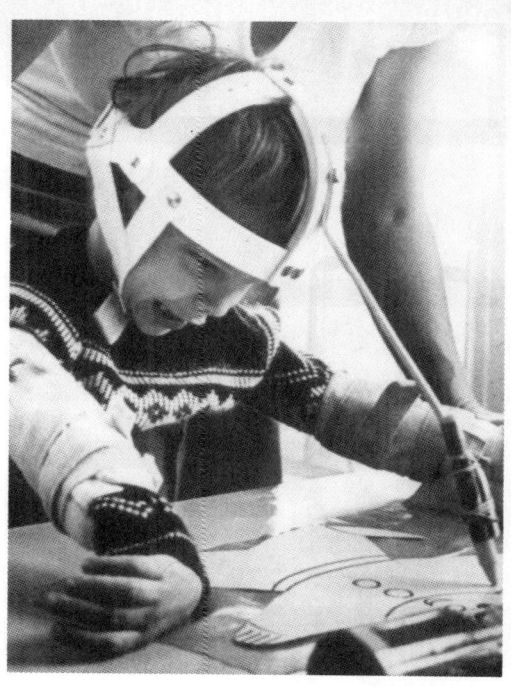

Abb. 20: Schutzkappe
für Epileptiker

Das eugnathe Idealmaß läßt sich begreiflicherweise dagegen nur näherungsweise darstellen (vgl. Abb. 22 auf S. 73).
Zu diesem schönen Gebiß informiert uns ein kieferorthopädisches Lehrbuch:

»Ein Gesicht wirkt schön, wenn eine Fülle von Einzelmerkmalen schön ist. Wichtig ist auch, daß die Einzelmerkmale untereinander harmonieren: Man denke etwa an die vielen Varianten der Gesichtsproportionen, des Teints, an die zahlreichen Möglichkeiten der Form, Größe und Farbe der Augen oder die Vielfalt der Nasen-, Lippen- und Kinnformen. Fällt nur eines dieser Einzelmerkmale deutlich aus dem Rahmen, kann der Gesamteindruck gestört sein.
Eines dieser vielen Einzelmerkmale ist auch das Gebiß. Sein vorderer Abschnitt tritt vor allem beim Sprechen und Lachen in Erschei-

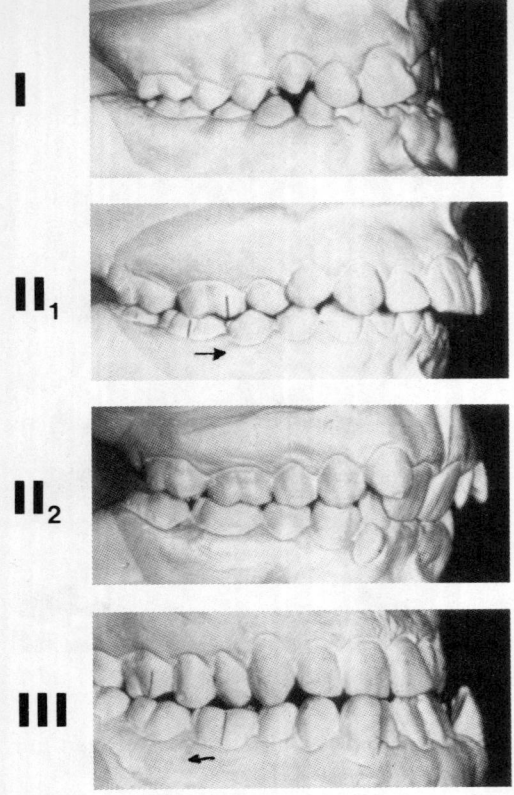

I

II₁

II₂

III

Abb. 21: Gebißklassifizierung nach Angle

nung. Häßlich wirken sowohl deutliche Lücken zwischen den Zähnen, vor allem bei ungleichmäßiger Verteilung (Trema, Lateralverschiebungen gröberer Art, z.B. im Zusammenhang mit Zahnverlust), als auch Engstände. Aber auch Exversion der oberen Schneidezähne wird negativ beurteilt, vor allem, wenn sie mit offener Mundhaltung, negativer Lippentreppe und fliehendem Profilverlauf einhergeht. Inversion, wie sie für Deckbiß typisch ist, wird dagegen weniger als häßlich empfunden, jedenfalls, wenn sie ohne

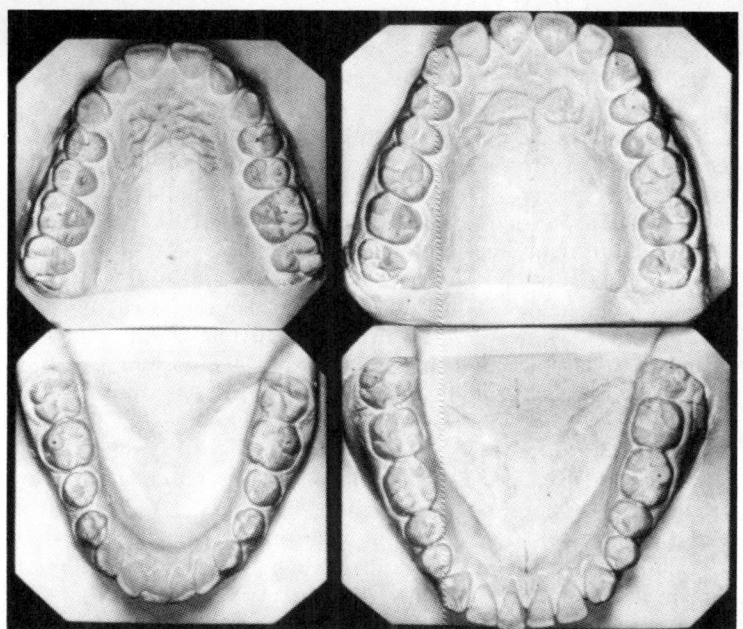

Abb. 22: Gebiß

deutlichen Engstand einhergeht. Man hat es deshalb manchmal schwer, Eltern von der Notwendigkeit einer Deckbißbehandlung zu überzeugen.«[133]

Warum wird nun aber die eine oder andere Zahnstellung als häßlich eingeschätzt? Welche Assoziationen, welche Konnotationen werden damit verknüpft? Welches sind also die eigentlichen Motive für eine Korrektur? Nach einer Analyse einer größeren Auswahl auch historischer kieferorthopädischer Literatur lassen sich mehrere Motivklassen voneinander unterscheiden, die teilweise mit bestimmten Zügen des jeweiligen »Zeitgeistes« in auffälliger Weise übereinstimmen. Diese Klassen bezeichnen jeweils die positive Bedeutung, die der eugnathe Zustand des Gebisses für die Autoren hatte:

133 Schulze 1981, S. 20f.

Erstens: *Das Gebiß als Ausdruck der Zivilisiertheit des Menschen*
Diese Motivklasse spielte im 18./19. Jahrhundert eine besondere
Rolle. So wurde ein »gepflegtes« Gebiß damit assoziiert, daß sein
Träger gebildet sei. Goethe legt im Kontext seiner Entdeckung des
Zwischenkieferknochens dar, daß es darauf ankomme, ein tieri-
sches Aussehen zu vermeiden. An anderer Stelle kann man lesen,
daß ein vorstehendes Gebiß (Angle-Typ II, 1) häßlicherweise an
eine triebhafte Befriedigung des Hungers erinnere. Auch wird dieses Gebiß mit dem eines Rhinozeros oder eines »Negers« negativ
assoziiert. Bei Bunon kann man lesen, der Mund solle »well fur-
nished«[134] erscheinen. Schließlich gehört auch die erwähnte Auffassung Kingsleys hierhin, derzufolge die leistungsstarke, gute körperliche Verfassung durch ein wohlgeformtes Gebiß zum Ausdruck
gebracht wird. Nicht zufällig koinzidieren solche Assoziationen mit
einem bestimmten Bildungsdenken im Übergang vom 18. zum
19. Jahrhundert. Im Gefolge der Aufklärung wird deren Auftrag
gewissermaßen sichtbar gemacht, das Bild des Menschen durch die
korrigierende Operation an ihm zu erfüllen versucht, um ihn von
seiner triebhaften, tierischen Natur zu entfernen. Diese Art des
Fortschrittsdenkens soll in der Begegnung mit einem so orientierten Menschen unmittelbar zu sehen sein. An den Zähnen sollt ihr
sie erkennen.

Zweitens: *Das Gebiß als Ausdruck der Natürlichkeit des Menschen*
Diese Motivklasse ist das diametrale Gegenstück zu der erstgenann-
ten, obgleich sie in denselben Zeitabschnitt fällt. Rousseau könnte
der Pate solcher Art kieferorthopädischer Legitimation gewesen
sein. Denn diese Argumentation geht davon aus, daß der Mensch
ursprünglich ein eugnathes Gebiß besaß, das im Verlauf der Gat-
tungsgenese zivilisatorisch entartet wurde. Ursprünglich sei, wie anhand von Schädelfunden nahegelegt werde, das Gebiß nicht einsei-
tig abgestützt gewesen, sondern eine symmetrische Konstruktion
habe eine funktionale, gleichmäßige Zerkleinerung der Nahrung
gewährleistet. Diese Symmetrie sei bei den Naturvölkern, die sich
noch von harter, nicht gegarter oder gekochter Kost ernährten, voll
erhalten. Diese funktionelle Symmetrie impliziere auch eine Symmetrie des Gesichts, die folglich den Naturzustand darstelle.

134 = »gut möbliert«

Diese Vorstellung hat sich übrigens sehr lange gehalten. So erklärt das zitierte kieferorthopädische Lehrbuch, daß die Anfertigung von Frontalphotographien bei der kieferorthopädischen Anamnese wichtig sei, um etwaige Asymmetrien nachzuweisen. Der Autor schreibt: »Auch geringere Hälftenungleichheiten kann man sich verdeutlichen, wenn man die Photographien in der Medianlinie des Gesichts durchtrennt, jede Hälfte spiegelbildlich reproduziert und zu einem Ganzen wieder zusammenfügt.«[135] Und in der Tat wird erst nach dieser komplizierten Montage eine Asymmetrie sichtbar und zum Anlaß einer Behandlung:

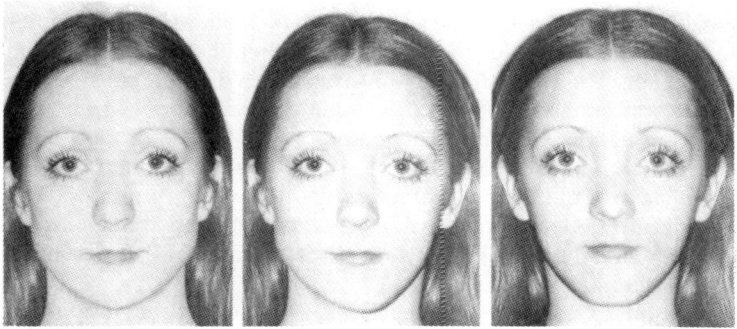

Abb. 23: Verdeutlichung einer Asymmetrie des Gesichtes

Derartige zivilisatorische Entartungen, die heute erst mit Hilfe des Zivilisationsproduktes der Photographie sichtbar gemacht werden müssen, standen schon früh auf dem Behandlungsprogramm. Aber nicht nur auf dem medizinischen. So schreibt einer der frühen kieferorthopädischen Autoren, daß auch mit Erziehung und Körperpflege dagegen anzugehen sei. Und ein anderer meint, »that the children have to be examined regularly«[136], *sub specie dentalis,* versteht sich. Beiden, den Medizinern wie den Pädagogen, ging es schon immer um das eine: die Formung des Menschen nach einem Bilde, sei es dem der Natur oder dem ihres Gegenteils. Im 19. Jahrhundert wird diese Normierungstendenz dominierend.

135 Schulze 1980, S. 148.
136 = »daß die Kinder regelmäßig untersucht werden müssen«.

Drittens: *Das Gebiß als Ausdruck der Normkonformität*

Das »normale«, bisweilen das »ideale« Gebiß ist, wie wir bei Duval lesen, »properly arranged«.[137] Ein »regular circle«[138] der Zähne ist das Ziel der führenden kieferorthopädischen Nation, der amerikanischen. Mortimer verlangt von jedem Zahn »proper order and place«[139], ja, die Zähne sollen ihm zufolge idealerweise sogar größer sein als gewöhnlich. Warum? Der Eindruck von Schwäche und Weichheit soll beseitigt werden, auch das typischerweise »kriminelle« Aussehen von Menschen mit einer Prognathie (Angle-Typ II, 1 und III). Auch für Kontaktschwäche oder für die Eigenschaft des schizoiden Asthenikers stehen einzelne Gebiß»anomalien«.

Sodann wird überlegt, inwieweit bestimmte Zahnstellungen auch geschlechtsspezifisch sind. Tauchen sie bei einem Menschen des jeweils anderen Geschlechts auf, sind sie behandlungsbedürftig. Die amerikanischen Orthodonten waren bezüglich dieser letztlich sozialen Normierung besonders eifrig. Man entdeckte den Einfluß des Gebisses auf die Gesichtsform und besonders auf die Proportionen von Unter- und Obergesicht. Die schönen Proportionen wurden festgelegt und die Meßverfahren auf einer Konferenz normiert. Die »Frankfurter Horizontale« ist gewissermaßen der archimedische Punkt, von dem aus alle Unschönheiten bestimmt werden können (vgl. Abb. 24 auf S. 77).[140]

Ein schönes Gesicht zeichnet sich nach Ivy durch drei gleichgroße Abschnitte (A: Stirn, B: Nase, C: Untergesicht) aus (vgl. Abb. 25 auf S. 77).[141]

Auch das Profil wird durch die Gebißstellung beeinflußt. Das schönste ist ein gerades Mittelgesicht (s. Abb. 26; B 2; S. 78).[142]

Obgleich es kein Gesicht gibt, kein Gebiß, das diesen Normvorstellungen genügt, haben sie sich als eine Art arithmetisches Mittel eingebürgert. Es handelt sich also um ein Regulativ, ein Ideal. Das Bemerkenswerte an diesem Prozeß ist nicht das Gesicht, auf dessen Idealität man sich schließlich geeinigt hat. Folgenreich war etwas anderes: Erstens der Umstand, daß das Aussehen des Gesichts überhaupt einer Normierung unterzogen wird, das heißt also, daß

---

137 = »ordentlich angeordnet«
138 = »regelmäßiger Bogen«
139 = »eine eigene Ordnung und Platz«
140 Schulze 1980, S. 147.
141 a. a. O., S. 149.
142 a. a. O., S. 152.

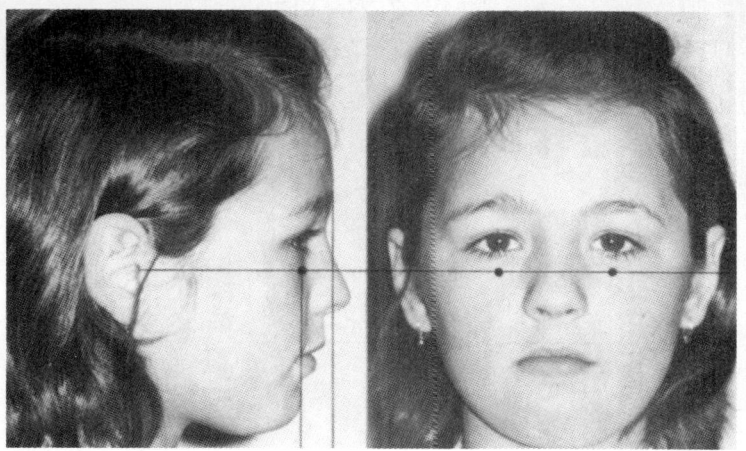

Abb. 24: Photographien in »Normalhaltung« des Kopfes

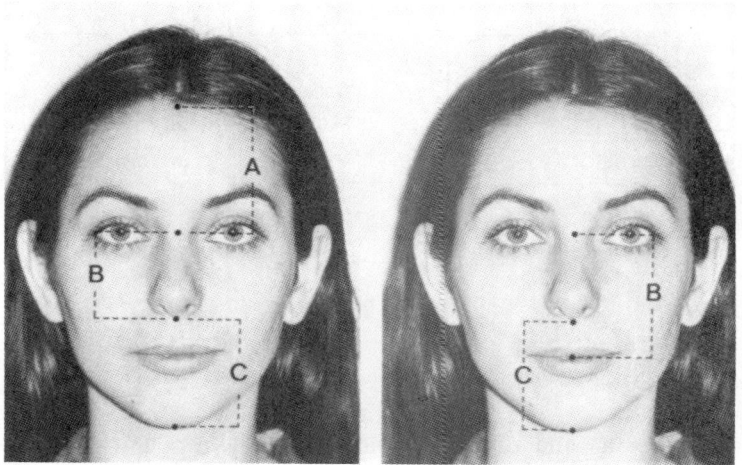

Abb. 25: Gesichtsschema

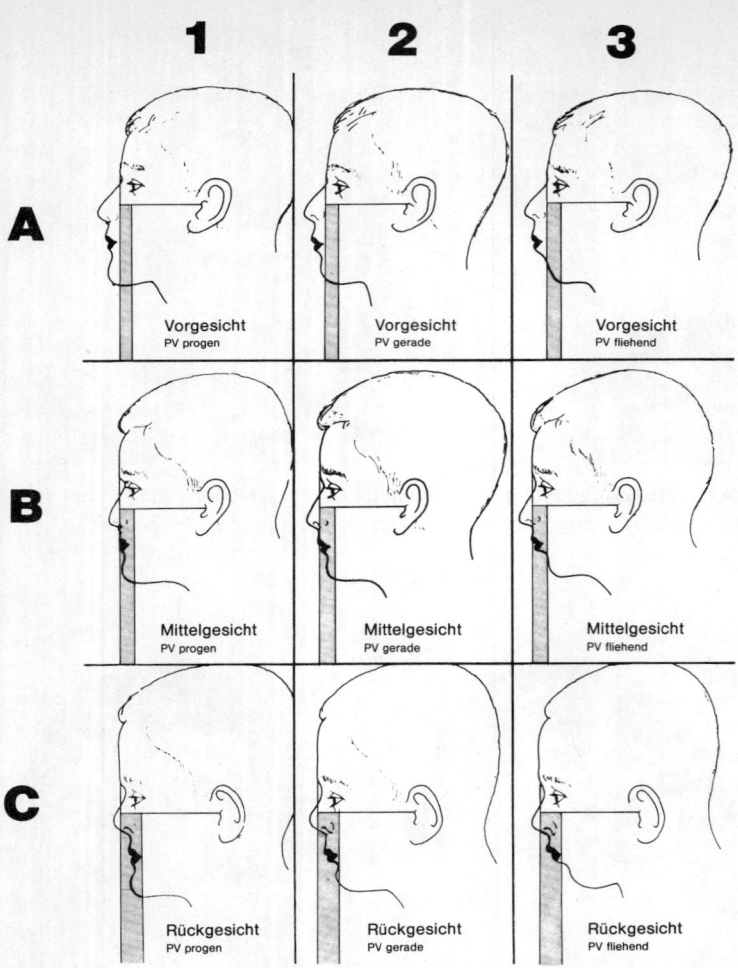

Abb. 26: 9 Profiltypen

Individualität und Unverwechselbarkeit gering geschätzt werden. Zweitens, daß diese Normierung vom Boden der Medizin ausgeht; das bedeutet also, daß auch hier die Medizin sich unumwunden an einem sozialen Entdifferenzierungsversuch beteiligt. Drittens, daß die gewählte Norm metrisch objektiviert ist, das heißt also, daß die Schönheit des Gesichts operational definiert wird. Damit ist diese Schönheit nicht länger abhängig von einer gefühlsmäßigen Wahrnehmung, sondern von einer Messung. Das bedeutet, daß nicht nur das Schönsein, sondern auch das Für-schön-Halten objektiviert worden ist. Jemand wird nicht länger für schön gehalten, sondern er oder sie *ist es* entweder oder *ist es nicht.* Damit rückte die Ästhetik des Gebisses wie des Gesichts in die Nähe einer Motivklasse, zu der die Objektivität viel eher gehören könnte:

Viertens: *Das Gebiß als Ausdruck des gesunden und funktionellen Körpers*
Erstaunlicherweise gibt es für diesen Motivtypus kaum Belege. Hier und da taucht die Optimierung des Verdauungsvorgangs durch funktionelles Kauen als Argument auf. Kurioserweise wird auch angeführt, daß die Behandlung kariöser Zähne leichter falle, wenn diese regelmäßig angeordnet seien. Insgesamt bestätigt sich aber der aktuelle Eindruck, daß funktionelle, gesundheitliche Gesichtspunkte bei der kieferorthopädischen Behandlung nachrangig sind.

Fünftens: *Das Gebiß als Ausdruck der Erwachsenheit eines Menschen*
Diese Motivklasse gehört zusammen mit der sechsten zu einem Komplementärpaar, das neben dem Paar »zivilisiert – natürlich« die wichtigste Klasse darstellt. Anders als die erste und die zweite tauchen die fünfte und die sechste aber zeitlich versetzt auf. Die Vorstellung, daß das Gebiß Assoziationen weckt, die mit dem Lebensalter verbunden sind, liegt zunächst einmal sehr nahe. Es gibt nur wenige Körperteile, die so sehr einem Wechsel aufgrund individueller Entwicklungsfortschritte unterworfen sind wie die Zähne. So fällt der mögliche Beginn kieferorthopädischer Behandlung mit dem Ausfallen der Milchzähne, das heißt mit der Entstehung des Erwachsenengebisses, zusammen. Solange die Milchzähne nicht gewichen sind, ist, was das Gebiß betrifft, der erwachsene Körper noch nicht zu sehen. Das heißt, der Umgang mit dem Milchgebiß entscheidet gewissermaßen über die Dauer der frühen Kindheit.
Interessanterweise wird in der kieferorthopädischen Literatur des 19. Jahrhunderts auch dieser Kindheit die Haupt»schuld« an den Ir-

regularitäten des späteren Erwachsenengebisses zugeschrieben. So wird immer wieder behauptet, daß das Fingerlutschen sich insofern schädlich auswirke, als durch es ein Druck über die Milchzähne auf die darunter ja bereits vorhandenen permanenten Zähne entstehe, die dann zu spät oder mißgebildet durchbrächen. Aus diesem Grunde wird der Vorschlag oft wiederholt, die Kindheit gewissermaßen dadurch frühzeitig zu beenden, daß die Milchzähne gezogen werden, um den nachwachsenden Zähnen Platz zu machen.

Sechstens: *Das Gebiß als Ausdruck des jugendlichen Menschen*
Diese Sicht des Kieferorthopäden als eines Verwalters und Beendigers der Kindheit verschwindet im 20. Jahrhundert, insbesondere in seiner zweiten Hälfte. So wird schon sehr früh an zahlreichen Stellen eine Konnotation gepflegt, die sich offenbar motivierend für die Durchführung einer kieferorthopädischen Behandlung auswirkt: Die Kieferorthopäden drohen mit dem »Greisenkinn« als Implikation unterlassener Regulierung. Die Irregularitäten, besonders Zahnlücken, vermitteln nach Auskunft dieser Literatur den Eindruck eines verfrühten Vergreisens. Auch werde der Verfall der permanenten Zähne beschleunigt, wenn man diese nicht kieferorthopädisch behandele.

Das Motiv der Bewahrung von Jugendlichkeit setzt sich durch und erfährt auch durch die veränderten Umstände der kieferorthopädischen Behandlung zusätzliche Unterstützung. So muß diese Behandlung heute später einsetzen, weil durch die kostenfreie Versorgung aller Säuglinge und Kleinkinder mit Vitamin-D-Fluor-Präparaten die Milchzähne gehärtet werden und deshalb entschieden später ausfallen. Gleichzeitig gibt es einen ständig wachsenden Anteil von Spät- und Ultraspätbehandlungen bis in das dritte Lebensjahrzehnt hinein, und auch rezidivierende Fälle Erwachsener werden erneut behandelt.

Demgegenüber galt für das 19. Jahrhundert die feste Regel, keinesfalls nach dem zwanzigsten Lebensjahr zu behandeln, und sie hieß verallgemeinert: je früher, desto besser. Auch die Dauer der Behandlung unterschied sich in erheblicher Weise. Während heute eine kieferorthopädische Intervention in der Regel vier bis fünf, häufig aber 12, 15 Jahre und mehr dauern kann, finden wir in den Quellen des 19. Jahrhunderts Behandlungszeiten von etwa einer Woche. Eine differenzierte Statistik macht die Dauer vom Lebensalter bei Behandlungsbeginn abhängig. So kann man lesen:

achtes bis neuntes Lebensjahr: sechs Tage; neuntes bis zehntes Lebensjahr: zwölf Tage; zehntes bis dreizehntes Lebensjahr: 36 Tage; dreizehntes bis vierzehntes Lebensjahr: sechs bis acht Monate. Sicher ist diese erstaunliche Differenz nicht nur darauf zurückzuführen, daß heute die Kosten praktisch jeder kieferorthopädischen Behandlung in Höhe von 15 000 oder 20 000 Mark ohne weiteres erstattet werden, sondern die Methoden der Behandlung haben sich gleichfalls geändert. Naturgemäß waren die Extraktion oder das Feilen von Zähnen eine Angelegenheit von kurzer Dauer. Aber jene Zahlen beziehen sich durchaus auch auf apparative Korrekturen. Doch diese Ursachen sind eher von medizinischem Interesse. Kulturhistorisch entscheidend ist dieses: Der Kieferorthopäde nimmt als Arzt, der von den jugendlichen Patienten monatlich, vierzehntäglich oder gar wöchentlich über ein ganzes Kinder- und Jugendlichenleben hinweg aufgesucht werden muß, eine ganz andere Stellung ein, als dieses offenbar noch im 19. Jahrhundert der Fall war.

Er »verwaltet« gewissermaßen die Kindheit, und er ist es, der durch das Ende der Behandlung den Termin bestimmt, zu dem ein Gebiß als dasjenige eines Erwachsenen angesehen wird. Er nimmt in der Rolle des Arztes eine weitere wichtige Funktion ein. Diese Funktion ist die Tätigkeit, die in der traditionellen Gesellschaft eher Priestern und Pfarrern vorbehalten war, wenn sie den Jugendlichen, etwa durch die Konfirmation, in den Kreis der erwachsenen Gemeindemitglieder aufnahmen. Der Kieferorthopäde ist der moderne Initiator, der Schamane, der das Individuum von der Lebensphase der Jugend in die des Erwachsenenlebens überführt. Und: Er tut dieses, entsprechend der modernen Tendenz zur Verlängerung der Kindheit, der Infantilisierung der Erwachsenenwelt, so spät wie möglich. Nicht zufällig schreibt der kieferorthopädische Lehrbuchautor:

»Sicher ist natürlich, daß in der Adoleszenz, d. h. bei Mädchen (sic!) etwa bis zum 18., bei Jungen (sic!) bis zum 20. Lebensjahr, noch Wachstumsprozesse auch im Kieferbereich vorhanden und klinisch nachweisbar sind, z. B. an der Zunahme der Gaumenhöhe.«[143] Sinnfälliger kann die Definitionsmacht des Kieferorthopäden darüber, ob jemand ein Junge oder ein Mann, ein Mädchen oder eine Frau ist, kaum werden.

143 Schulze 1981, S. 33.

3.3 Kulturelle Ursachen und Implikationen

Betrachtet man die in der Literatur gefundenen *Ursachen* der Irregularitäten und klassifiziert sie, so entstehen im Grunde genommen zwei große Gruppen: die genetischen Ursachen und die erworbenen »Schäden«. Typischerweise spielen die genetischen Ursachen im 19. Jahrhundert keine hervorragende Rolle, außer in Fällen extremer Mißbildungen. Der Respekt vor dem auch genetischen Erbe der Eltern war noch so groß, daß ein Kieferorthopäde mit der Absicht schlecht dagestanden hätte, die degenerativen Eigenschaften korrigieren zu wollen, die ein Kind in seinem Gebiß möglicherweise von seinen Eltern ererbt hatte. Da lag es näher, eine kindliche Unart zum Schuldigen zu machen, das Fingerlutschen, und es auszurotten, eben als Unart. Lange hielt sich diese Zurückhaltung gegenüber den ererbten Dispositionen indessen nicht. Schon an der Jahrhundertwende taucht die »angeborene Prädisposition« immer wieder als eine wichtige Ursache auf. Parallel dazu haben die Väter als Inbegriff der genetischen Vorfahren ihre soziale Bedeutung in der Familie eingebüßt.

Jetzt rücken andere Ursachen in den Vordergrund. So werden mit der beginnenden Aufmerksamkeit für psychische Vorgänge zum Beispiel von Kingsley unter anderem neurotische Störungen genannt, die vom Trigeminus ausgehen. Sogar intellektuelle und moralische Defekte erhalten einen Platz im Ursachenkatalog, und auch die medizinische Wahrheit ist nur eine Tochter der Zeit – die »Rassenvermischung« und die mit ihr angeblich einhergehende Degeneration wird als Ursache genannt. Nicht zufällig kann heute behauptet werden, daß zwei Ursachen dominierend seien: die biogenetische und das Fingerlutschen. Die erste konveniert ausgezeichnet mit der Vorstellung, daß alles machbar sei und nichts prädisponiert. Die zweite Ursache ist nur auf den ersten Blick dieselbe wie im 19. Jahrhundert. Bei genauerem Hinsehen wird indessen eine andere Argumentation deutlich:

Nicht das unartige Fingerlutschen verursacht die Schiefstellung der Zähne, sondern die psychische Störung, die das Fingerlutschen verursacht, ruft den beklagten Zustand der Zähne hervor. An den psychischen Störungen sind indessen die Eltern in der Regel Hauptbeteiligte, ebenso wie an den biogenetischen Ursachen. Folglich haben sie Schuldgefühle. Deshalb stimmen sie einer Korrektur der Zeichen ihrer genetischen wie ihrer erzieherischen Unzulänglichkeit gern zu. Mehr noch: Zumindest in weiten Bereichen der Mittelschicht ist die Zustimmung, die Initiative zu einer kieferorthopädischen Behandlung geradezu der Ausdruck wahrgenommener Verantwortlichkeit gegenüber den Kindern. Man sagt aller Welt, auf eine allerdings ganz andere Weise als früher, daß man den Kindern wünscht, sie möchten es einmal besser haben als man selbst, zumindest was die Zeichen dieses Besseren angeht: bessere Zähne, als man durch die Tatsache seiner Elternschaft den Kindern mitzugeben in der Lage war.

Damit diese Verantwortung als wahrgenommene auch für andere wahrnehmbar wird, bedarf es der Zeichen für die Behandlung. Da ist es nicht nur nicht schlimm, sondern geradezu erforderlich, wenn man mit den Kleinen immer wieder in die kieferorthopädische Sprechstunde gehen muß (und dieses vernehmlich mitteilt) und wenn die Kinder kieferorthopädisch aufgezäumt einherlaufen. Auch die Verschiebung der Schamgrenze eines solchen Korrekturvorgangs ist kaum zufällig. Zumindest »paßt« die Dominanz der apparativen Korrektur recht gut in dieses Konzept, im Gegensatz zur unauffälligen Zahnextraktion oder Umgestaltung der Zähne durch Feilen.

Die eingangs gestellte Frage, warum die Patienten, warum deren Eltern all diese Prozeduren über sich ergehen lassen, trotz eines zweifelhaften Erfolges, trotz der Nebenwirkungen, trotz der fast ausschließlich kosmetischen Indikation, läßt sich durch den historischen Blick auf Motive, Ursachenvorstellungen und Methoden der kieferorthopädischen Behandlung verstehen. Für eine Verurteilung oder gar einen Aufruf zur Umkehr reicht eine solche Analyse indessen nicht. Denn sie zeigt zunächst einmal, daß auch der kieferorthopädische Diskurs, daß die Entstehung von Motiven, Ursachen und Methoden in diesem Feld nur am Rande etwas mit Medizin zu tun haben. Tatsächlich gehört der kieferorthopädische Diskurs zu einem kulturellen Prozeß, in dem er einen festen Beitrag leistet. Dieser Prozeß besteht in einer mehrfachen Entdifferenzierung traditionell differenzierter Kulturelemente. So unterstützt das Projekt der Kieferorthopädie die Entdifferenzierung der ererbten Individualität durch die Zurichtung auf eine Gesichtsnorm. Gleichzeitig trägt sie zur Entdifferenzierung von Erwachsenen und Kindern dadurch bei, daß sie die Dauer der Kindheit gewissermaßen medizinisch verlängert.

Beide Prozesse kann man bedauern, und man könnte fordern, die kieferorthopädische Behandlung, deren unausgesprochenes Ziel es ist, das Aussehen der Menschen zu nivellieren, zumindest nicht aus Gemeinschaftsmitteln zu fördern. Dazu, sich dieser Gleichmacherei entgegenzustellen, gehört aber mehr als ein Gesundheitsreformgesetz. Ungleichheit müßte dann wieder gewollt werden dürfen, womit nicht soziale Ungerechtigkeit im Sinne ungleicher Lebensressourcen gemeint ist.

Schwieriger ist die Beurteilung der Entdifferenzierung zwischen den Generationen. Auch gilt das für die Normierungstendenz Gesagte: Die Kieferorthopädie ist nur ein Bestandteil dieser Nivellierung unter anderen. Aber diese Entdifferenzierung ist folgenreicher: Wenn der Übergang von einer Lebensphase der Kindheit, der Jugend, in eine weitere, das Erwachsenenleben, von Medizinern verwaltet und verzögert wird, so leisten sie einen Beitrag zu einer schwerwiegenden Verdrängung: der Verdrängung der Todestatsache. Denn nur durch das bewußte Fortschreiten im Leben, durch das bewußte Altern (wozu auch das Erwachsenwerden gehört), werden wir uns unserer Sterblichkeit bewußt.[144] Und nur wenn wir wissen, daß wir sterben müssen, besteht die Chance, daß wir es verstehen zu leben. Die auch durch die Expansion der Kieferorthopädie beförderte Feier des Jungseins, wozu ein makelloses, vom Leben noch nicht gezeichnetes Gebiß gehört, verdeckt die Tatsache unseres Alterns wie unserer Sterblichkeit.

Die Zähne spielen dabei eine besondere Rolle. Nicht von ungefähr richtet sich die medizinische Korrekturtätigkeit nicht auf die Form und Stellung der Zehen, Rippen oder Schulterblätter. Denn wann zeigen wir unsere Zähne, wann sehen wir sie bei den anderen außer bei der Nahrungsaufnahme oder beim Sprechen? Beim Lachen. Aber wir zeigen sie nicht, wenn wir nur lächeln, wenn wir jenen Gesichtsausdruck wählen, den Plessner die erste Mimik des Säuglings und die letzte des vom Todeskampf Erlösten genannt hat.[145] Schauten wir also auf einen lächelnden Mund, der nicht die Fülle eines gestalteten Gebisses zeigt, dann könnten wir am Ende an das letzte Lächeln des gestorbenen Greises erinnert werden oder an die absolute Hilflosigkeit des – lächelnden – Neugeborenen. Beide erinnern uns aber an das, was wir nicht hören und nicht sehen wollen, seitdem wir des Versprechens verlustig gegangen sind, es gebe

144 Zur Bedeutung der Übergänge im Lebenslauf vgl. Lenzen 1985.
145 vgl. Plessner 1982, S. 421.

ein »Danach«. Da wir uns im Leben aber nur dann bewußt einrichten können, wenn wir es unter dem Eindruck des *Memento mori* tun, leben wir nicht, wenn wir das Sterben nicht lernen, auch durch den sich wandelnden Körper. Die Regelung jugendlich uniformer Gesichter hindert uns daran.

4. Der Aids-Diskurs

4.0 Historische »Immunologie«: Casanova und der Vampirmythos

Am Ende des 18. Jahrhunderts erhielt die Öffentlichkeit aus der Feder eines Autobiographen Kenntnis von einem Ereignis, das sich 1733 zugetragen hatte. Damals, der Autor war acht Jahre alt und ein kränkliches, von häufiger Epistaxis (Blutungen des Nasenraumes) gezeichnetes Kind, wurde der Knabe anläßlich eines solchen Anfalls von seiner Großmutter zu einer Hexe verbracht. Diese unterzog ihn verschiedenen Manipulationen, unter denen das Einsperren in eine Kiste, das Entkleiden des Kindes und der nächtliche Kuß von einer feenartigen Frau während seines Schlafes eine besondere Rolle spielten. Es war das früheste Erlebnis des Autors, an das er sich erinnern konnte. Der Autor heißt Giacomo Casanova.[146] Der Vorgang, der, anthropologisch betrachtet, einen Initiationsritus darstellt, ist vielfältig interpretiert worden, gern auch als psychologisches Schlüsselerlebnis für die spätere Libertinage des Verführers. Dabei ist eine Variante in Vergessenheit geraten, die das Ereignis als Initiation eines Menschen durch einen Vampir deutet.[147] Vielleicht wollte Casanova dieses mitteilen:

Der Knabe Giacomo, dessen Blutungen sichtbar sind, wird das Opfer eines blutsaugenden weiblichen Vampirs. Seine Blutungen sind hernach verschwunden. Er ist selber ein Vampir geworden. Angesichts der nach 600 Jahren im 18. Jahrhundert massiv aufkommenden Renaissance einer Beschäftigung mit dem Vampirglauben[148] konnte Casanova immerhin davon ausgehen, daß eine derartige Anspielung sehr wohl verstanden würde.

Was also könnte die Botschaft einer solchen Geschichte gewesen

---

146 vgl. Casanova o. J., S. 81 ff.
147 vgl. Bourre 1981, S. 106 ff.
148 vgl. z. B. Schroeder 1973, S. 37 ff.

sein, deren Bedeutung mit dem Glauben an Vampire in der Folgezeit verlorengegangen ist? Warum steht die Episode am Beginn der vielbändigen Lebensgeschichte eines Mannes, der gerade wegen seiner extremen Promiskuität Berühmtheit erlangte? Eine Antwort auf diese Frage ließe sich aus einer Betrachtung der sich in jüngster Zeit wieder häufenden Arbeiten zur Geschichte des Vampirismus erhoffen; indessen wird die Erwartung zunächst einmal enttäuscht. Es finden sich nämlich zahlreiche Hypothesen zur Erklärung des Phänomens, die, zum Teil grundverschieden, dennoch nebeneinander zutreffend sein mögen, weil unterschiedliche Quellen des Vampirglaubens angenommen werden müssen.

So wird die Verbindung der historischen Tyrannenfigur Dracula mit dem Vampirglauben über die Metapher vom »Blutdurst« (des Tyrannen als Blutsauger des Volkes) erklärt[149], oder Fälle von Scheintod stellen die empirische Grundlage für einen Glauben dar, bei dem die Figur des (noch) »lebenden Toten«, eben des Vampirs, im Mittelpunkt steht.[150] Oder es wird auf eine pathologische Faszination des Blutes verwiesen[151], auf die »doctrine vampirique«[152] der Kirche im Abendmahls-Sakrament oder auf den Glauben, daß dem jungen, gesunden Leben in der Nähe der Alten Gefahr drohe.[153] Im Falle des kleinen Giacomo Casanova helfen diese Erklärungen aber nicht weiter.

Es ist erstaunlich, daß die jüngste Literatur zum Vampirismus-Glauben eine Erklärungsalternative übergeht, die in älteren Arbeiten zumindest noch angedeutet ist[154]: eine medizinische. Nur die Arbeit von Marigny[155] über das Vampir-Phänomen in der angelsächsischen Literatur verweist auf die Erzählung »Vampire in the Shadows« von Marc Lovell, in der der Vampirismus mit einem Motiv des Blutbedarfs wegen einer blutzerstörenden Krankheit begründet wird[156], und auf Richard Mathesons »I am a Legend«, wo der Vampirismus die Konsequenz einer Infektionskrankheit ist, deren Verursacher

149 vgl. Harmening 1983, S. 53 ff.
150 vgl. Twitchell 1981, S. 58 ff.
151 vgl. Bourre 1981, S. 66.
152 a. a. O., S. 17.
153 vgl. Perkowski 1976.
154 vgl. Havekost 1914, S. 22 und Hock 1900, S. 48 f.
155 vgl. Marigny 1985.
156 Marigny 1985, Bd. 2, S. 734.

unerkannt seit Menschengedenken existiert und für unterschiedliche Seuchen verantwortlich gemacht wird.[157]

Diese Geschichte knüpft 1975 erstmalig wieder an einen Wissensbestand an, der im 18. Jahrhundert noch verbürgt war; so gehörte die Epidemie-These in den Arbeiten, die sich inmitten der Aufklärung mit dem Vampirismus auseinandersetzten, zum nicht selten vorgetragenen Erklärungsrepertoire, wenn von einer »febris maligna et contagiosa«[158] oder einem »incubus epidemicus«[159] die Rede war. In solchen Analysen wird auch erläutert, daß die Bewohner eines Dorfes, denen ein Verstorbener zum Vampir geworden war, häufig das Herannahen der Pest erwarteten.[160] Dieser Zusammenhang ist bis zur Mitte des 19. Jahrhunderts, teilweise noch bis zu seinem Ende, gesehen worden. So berichtet Mannhardt 1859 noch von Leichenausgrabungen im Zusammenhang mit einer Cholera-Epidemie in Ostpreußen, die zum Zweck der endgültigen Tötung der Vampire vorgenommen wurden, um die Epidemie abzuwenden.[161]

Stellt man in Rechnung, daß von 22 »Vampirtraktaten« des 18. Jahrhunderts allein 14 im Jahr 1732, also im Vorjahr der Initiation des Knaben Casanova, erscheinen, und weitere fünf unmittelbar danach, dann gewinnt die These zusätzliche Nahrung, daß hier an einen Infektionsvorgang appelliert wurde, der in eine Vampirgeschichte gekleidet war. Zieht man nun bei der Frage nach der Art dieser Infektionskrankheit die Strukturelemente des Vampirglaubens heran, wie sie sich in der Gesamtheit, also in der Zusammenschau der unterschiedlichen Vampirlegenden, darstellen, dann ergibt sich eine verblüffende Symptomatik. Diese wurde noch 1908, ohne daß die dahinterliegenden Krankheitsursachen bekannt waren, in dem Grundlagenwerk über vergleichende Volksmedizin von Hovorka und Kronfeld beschrieben.[162]

Danach ist ein Vampir ein unverwester, wiederkehrender (deshalb auch »Wiederkehrer«) »lebender Toter«, der zumeist wegen begangener, auch sexueller Sünden keine Ruhe findet und deshalb vor allem nahe Verwandte aussaugt, die kurz darauf an der »Auszehrung« sterben und selbst zu Vampiren werden. Als Indikationen ge-

157 Marigny 1985, Bd. 1, S. 250f.
158 = »böses und ansteckendes Fieber«; vgl. Fritsch 1732; vgl. Pohl 1732.
159 wörtl. = »epidemische Brut«; vgl. Stock 1732, § 10.
160 vgl. z. B. Curieuse . . . 1732, S. 32.
161 vgl. Mannhardt 1859, S. 263.
162 vgl. Hovorka/Kronfeld 1908, S. 425–431.

gen Vampire werden verschiedene hygienische (zum Beispiel Beseitigung des Strohs, auf dem der Tote lag), vornehmlich aber rituelle Maßnahmen empfohlen. Allen voran ist die Ausgrabung des Leichnams zu nennen: Der Kopf des Toten ist mit einem Spatenstich vom Rumpf zu trennen, oder ein Pfahl ist durch das Herz des Toten zu treiben. Auch wird die Einbringung von Weißdorn oder Schlehdorn in den Mundraum oder in die Magengrube genannt. Bemerkenswert ist die Auffassung, das bei solchen gewaltsamen Manipulationen aufspritzende Blut sei infektiös.

Betrachtet man die Bedeutung einzelner Elemente des Glaubens aus volksmedizinischer Sicht genauer, dann stellt sich heraus, daß mit der die Folgen des Vampirbisses kennzeichnenden »Auszehrung« offenbar ein Syndrom aus Schwindsucht, Krebs, Syphilis, Skrofulose und Rachitis [163] gemeint war, daß die mit der Skrofulose einhergehende Lymphknotenschwellung auch für eine Blutkrankheit gehalten wurde [164] und daß etwa dem Schlehdorn eine blutstillende Wirkung prädiziert war. Reduziert man diese Elemente des Vampirglaubens auf ihre Grundstrukturen, dann könnte in diesem Glauben die Erinnerung an eine Infektionskrankheit bewahrt werden, die durch einen Blutkontakt mit dem Erkrankten übertragen wird und deren pathologisches Bild durch ein Syndrom verschiedener, nicht immer gleichzeitig auftretender Krankheiten gekennzeichnet ist. Eine »Risikogruppe« stellen die Menschen dar, die mit dem totgeweihten Erkrankten engeren, auch sexuellen Kontakt haben, eine andere das Personal, das den Erkrankten (»lebenden Toten«) bis zum erlösenden Tode behandelt. Die Krankheit hat epidemischen Charakter, wenn die Infektionsquelle nicht nachhaltig vernichtet wird.

Diese Akzentuierung ist wenig mehr als zehn Jahre nach dem Auftreten einer bislang unbekannten (oder vergessenen?) Krankheit natürlich außerordentlich verführerisch, denn das gesamte Erscheinungsbild der HIV-Infektion weist frappierende Parallelen zu jenem Phänomen auf, das im Vampirglauben vielleicht einmal mythisch kodifiziert wurde und das mit dem Rückzug der Epidemien im 20. Jahrhundert so in Vergessenheit geriet, daß die Elemente einstiger kollektiver Erfahrung zum Gruselstoff drittklassiger Dracula-Stories absanken.

---

163 vgl. Hovorka/Kronfeld 1909, S. 33f.
164 vgl. Hovorka/Kronfeld 1909, S. 264f.

Trotz der aufgezeigten Strukturäquivalenzen ist die Frage, ob Casanova nun an Aids litt, natürlich keine, die mit seriösen philologischen Mitteln beantwortet werden könnte. Sie allein zu stellen, dürfte schon den Boden des Seriösen verlassen. Auch muß die Hoffnung auf eine Information darüber enttäuscht werden, ob der Vampir-Mythos zumindest auch einen Hinweis auf eine ältere Geschichte der HIV-Infektion enthält. Denn man begegnet hier einer doppelten Schwierigkeit. Erstens muß wegen der fehlenden Beobachtungsmöglichkeit als sicher gelten, daß der viröse Entstehungszusammenhang jedweder Infektionskrankheit unbekannt war. Zweitens erlaubt das spezifische Charakteristikum der HIV-Infektion, demzufolge der Infizierte ja nicht »an Aids«, sondern an einem anderen Infekt stirbt, gegen den seine Immunkräfte versagen, nicht die Isolierung eines homogenen klinischen Bildes, das dann vielleicht in alten Quellen zum Vampirglauben wiederentdeckt werden könnte.

Aus diesen Gründen ist von medizinhistorischen Recherchen eine Auskunft über ein mögliches früheres Auftreten der Infektion kaum zu erwarten. Auf der anderen Seite ist keineswegs auszuschließen, daß in der mythischen Tradition, die ja auch hinsichtlich des Vampirglaubens bis in die Antike zurückverfolgt werden kann, Auskünfte über bekannte und unbekannte Infektionskrankheiten konserviert werden, zu denen natürlich auch der Immundefekt Aids gehören könnte.

Diese Feststellung ist auf den ersten Blick unbefriedigend, weil damit eine vielleicht gehegte Hoffnung, der volksmedizinischen Historie Hinweise auf einen Umgang mit der Krankheit oder wenigstens über ihren epidemischen Verlauf entnehmen zu können, begraben werden muß. Nun haben jedoch mythische Erzählungen über Krankheiten nicht nur die Funktion, »medizinisches« Wissen zu transportieren und zu sichern, sondern sie leisten derartiges auch hinsichtlich anderer Typen des Wissens. Eine hervorragende Position nimmt dabei ein *gesellschaftliches* Wissen über die soziale Funktion von Epidemien ein.

So hat Harry A. Senn in einer Felduntersuchung in Rumänien anhand von 150 ihm mündlich vorgetragenen Werwolf- und Vampir-Geschichten nachgewiesen, daß der Vampirglaube für die Gemeinschaft eine erhebliche *stabilisierende* Wirkung hat.[165] In diesem

165 vgl. Senn 1982, S. 23 f.

Glauben und den damit verbundenen Vorsichtsmaßnahmen wird das Verhältnis von Gut und Böse, von Mitglied und Ausgestoßenem, eben von Mensch und Vampir, befestigt und sichtbar gemacht. Die zum Teil sehr aufwendigen Prozeduren für die Fernhaltung und Beseitigung von Vampiren wirken sinn- und gemeinschaftsstiftend.

4.1 Aids als Mittel gesellschaftlicher Stabilisierung und Geschichtsvernichtung

Eine funktionale Betrachtungsweise epidemisch auftretender Infektionskrankheiten zeitigt zwar keinen unmittelbar medizinischen, aber einen nicht minder wichtigen anthropologischen und soziologischen Effekt, dessen Bedeutung insbesondere an der öffentlichen Verarbeitung der Aids-Epidemie beobachtet werden kann. So läßt sich bereits an einer scheinbar bedeutungsarmen Tatsache wie der Erklärung des Weltwirtschaftsgipfels vom 8. bis 10. 6. 1987 in Venedig, man begrüße den Vorschlag Mitterrands zur Gründung eines »internationalen Ausschusses über die durch Aids aufgeworfenen ethischen Fragen«[166], ablesen, daß diese Krankheit bzw. der Umgang mit ihr stabilisierende Folgen hat, in diesem Falle in Form einer internationalen Normenkommission.

Es darf also erwartet werden, daß vor dem Hintergrund historischer Kenntnisse über den Umgang mit Epidemien bzw. über mythische Tradierungsformen medizinischen und soziologischen Wissens der öffentliche Umgang mit der Aids-Epidemie besser verstanden werden kann und daß bestimmte Phänomene, die nur scheinbar medizinischen Stellenwert haben, hinsichtlich ihrer sozialen Funktion erklärt werden können. Dabei muß allerdings eines deutlich sein, was in der öffentlichen Diskussion der HIV-Infektion fast immer verwischt wird: Bei einer solchen Betrachtung geht es nicht um materielle medizinische Tatsachen, also um die Krankheit selbst, sondern um das Reden über sie, das heißt um den *Aids-Diskurs*. Das bedeutet, daß der Aids-Diskurs in der Analyse denselben Stellenwert bekommen muß wie die Vampir-Legende. Durch ihn wird wie durch sie in erster Linie ein Mythos konstituiert, dessen Strukturen ebenso rekonstruierbar sind wie diejenigen des Vampir-Mythos. Und: Der Aids-Mythos muß als vorläufig (!) letzte Etappe einer Folge von

---

166 Der Tagesspiegel v. 11. 6. 1987, S. 7.

Mythen gelesen werden, die in der Geschichte der Infektionskrankheiten entstanden sind und von denen die Vampir-Legende nur einen kleinen Teil ausmacht.

Vor dem Hintergrund dieser Prämisse kann eine erste Frage an das Phänomen des Aids-Diskurses gerichtet werden: Wie ist die hohe Aufmerksamkeit gegenüber der HIV-Infektion bis etwa 1988 zu erklären? Interessanterweise ist bereits ein erheblicher Teil des Aids-Diskurses selbst der Beantwortung dieser Frage gewidmet?

Als Erklärungsversuche werden unter anderem genannt:

- Aids diene als »Verschiebungsersatz« für Ängste, die angesichts anderer Katastrophendrohungen wie Atomkrieg, Umweltzusammenbruch usw. unerträglich seien, in bezug auf Aids jedoch ins Erträgliche kanalisiert würden.[167]
- Ein bestehendes Interesse am Lustverbot benutze die Aids-Krankheit, um Lust und Promiskuität selbst zu einer eigenverschuldeten Krankheit zu machen.[168]
- Die Aids-Angst sei eine paranoide Stimmung, in der neurotische Aids-Hypochonder hervorgebracht würden. Es handele sich um »unterdrückte Skrupel, die sich nunmehr in einer zwanghaften Krankheitsbefürchtung niederschlagen«.[169]
- Der Aids-Diskurs sei ein Ersatz für vergeblich erhoffte Wünsche der Bevölkerungsdezimierung.[170]
- Der Aids-Diskurs sei eine Zeitgeisterscheinung, die dem Sehnen enttäuschter »Ex-68er« nach einer Gesellschaftsveränderung entspringe.[171]

Es ist auffällig, daß sämtliche Erklärungsversuche für die Aufmerksamkeit gegenüber der HIV-Infektion demselben Denkmodell, nämlich der Tiefenpsychologie, genauer der Psychoanalyse, entstammen. Sie versuchen mit gesellschaftskritischem Impetus, den pathologischen Gehalt der Krankheit selbst durch eine Pathologisierung derjenigen zu überdecken, die sich mit ihr analytisch befassen. Verkürzt: Wer Angst vor Aids hat, ist verrückt. Präziser: Aids-Angst sei Symptom einer erkrankten Gesellschaft, in der von den wirklichen politischen Problemen abgelenkt werde.

167 vgl. Parin 1986, S. 59.
168 vgl. Göckenjahn 1987.
169 Richter 1987, S. 71.
170 vgl. Stephan 1987, S. 49.
171 vgl. Stephan 1987.

Im Kreis derjenigen, die eher durch eine affirmative Haltung zu der bestehenden Gesellschaft gekennzeichnet sind, gibt es keine Analysen zur Erklärung des Aids-Diskurses, weil der Blick auf die gesellschaftliche Wirklichkeit ungebrochen ist. Anstelle einer Kritik des Diskurses wirkt dort aber der, etwa politische, Umgang mit der Krankheit selbst stabilisierend für das eigene Normsystem. So schrieb die damalige Gesundheits- und Familienministerin Rita Süssmuth: »Da wir ein christlich geprägtes Land sind, sollte die Frage nach den ethischen Herausforderungen von Aids auch im Zusammenhang mit christlichen Traditionen gesehen werden. Ich meine, daß es hilfreiche christliche Traditionen gibt, die manchmal wieder erweckt werden müssen. Dazu gehören die Botschaft Jesu von der Annahme der Kranken und sein Widerspruch gegen ihre Ausgrenzung aus der Heilsgemeinde. Dies ist wichtig angesichts der Tendenzen zur Isolierung leidender Mitmenschen.«[172] In dem Hinweis auf die Wiedererweckung christlicher Traditionen wird der Stabilisierungseffekt mehr als deutlich.

Um nicht mißverstanden zu werden: Der erfolgte Vergleich einer »linken«, kritischen mit einer »rechten«, affirmativen Position im Aids-Diskurs kann nicht bedeuten, die fundamentalen Unterschiede beider Beiträge auch hinsichtlich ihrer möglichen Folgen für die Menschen zu leugnen. Das darf indessen nicht darüber hinwegtäuschen, daß beide Beiträge im Aids-Diskurs hinsichtlich der Stabilisierungsversuche des jeweils eigenen Argumentationssystems funktional äquivalent sind.[173]

Woraus resultiert aber der Stabilisierungsbedarf der beiden extremen Positionen? Die Antwort ist eine doppelte: Zum einen deutet der entstandene Stabilisierungsbedarf darauf hin, daß nicht nur die christliche Weltanschauung spätestens seit dem Beginn der Aufklärung an Überzeugungskraft eingebüßt hat, sondern inzwischen auch das an ihre Stelle getretene Fortschrittsdenken, wie es in der gesellschaftskritischen Position seinen letzten Ausdruck fand. Dabei darf man nämlich nicht übersehen, daß die Destabilisierung jeweils aus den eigenen Reihen erfolgt: Von einer »linken« Warte sind es die »Zeitgeist-Dissidenten« der gemeinsamen 68er-Tradition, von der konservativen ist es ein Verrat an der christlichen Lehre des Neuen Testaments. Dieser kann in den Beschlüssen der Bayerischen Lan-

172 Süssmuth 1987, S. 95 f.
173 vgl. dazu etwas ausführlicher: Lenzen 1987.

desregierung zum Umgang mit Aids-Kranken erblickt werden: So müssen die Praktiken der Ausgrenzung von Aids-Kranken für Rita Süssmuth als ein Bruch des neutestamentlichen Verbots gesehen werden, von einer Krankheit auf die Sündhaftigkeit der Kranken zu schließen, wie es in der Feier des Leidens durch die Leiden Christi befestigt worden ist. So eignet sich der Aids-Diskurs für gegensätzliche gesellschaftlich-politische Gruppierungen als eine Art Katalysator, der deren Positionen innerlich befestigen kann.

Neben dieser sozialen wirkt eine anthropologische Funktion: Es spricht nämlich vieles dafür, daß der Aids-Diskurs wie auch andere ähnlich strukturierte Diskurse (Friedens-Diskurs, Umwelt-Diskurs...) ganz unabhängig von ihrer realen Bedrohlichkeit einen anthropologischen »Bedarf« an apokalyptischen Symbolen zu decken versucht. Solche Symbole erfüllen die Aufgabe, Regenerationsprozesse der Menschheit zu simulieren. Was heißt das? Auch wenn es zynisch klingt, so läßt sich bei einer nüchternen Betrachtung historischer Seuchen nicht übersehen, daß sie neben allem Schrecken für die jeweils folgenden Generationen zwei positive Effekte gehabt haben: Wenn die Seuchen verschwunden waren, hinterließen sie als Lebende die Menschen, die aus immunologischen Gründen gefeit waren. Am Beispiel der Pest und der später entstandenen harmlosen Pest-Abart (Yersinia pseudo-tuberculosis), durch deren unbemerktes Erleiden die Europäer gegen die Pest immunisiert werden, läßt sich das sehr gut zeigen. Außerdem führten jene Seuchen durch eine erhebliche Bevölkerungsdezimierung zu einer Prosperität für die Überlebenden, die in den Besitz der Hinterlassenschaften der Verstorbenen gelangten.

Diese Erfahrung könnte im kollektiven Gedächtnis bewahrt sein. Aus ihr und aus der schwer erträglichen Einsicht in die je eigene Endlichkeit des einzelnen[174] resultiert ein »Bedarf« an Geschichtsvernichtung. Verkürzt formuliert: Die Aussicht, auch die Geschichte der gesamten Gattung könnte endlich sein, bietet eine Entlastung für die eigene Todestatsache. Aus diesem Grunde gibt es bekanntlich Kulturen, die im Bewußtsein einer ewigen Gegenwart (also ohne Zukunftsvorstellungen) leben, oder solche, die zur Vernichtung der eigenen Geschichte periodische Regenerationskulte feiern.[175] Um dem Verdacht einer antiaufklärerischen Universalisie-

---

174 vgl. Eliade 1984, S. 124.
175 Zum Mechanismus dieser Geschichtsvernichtung am Beispiel des »Verschwindens der Kindheit« vgl. Lenzen 1989.

rung entgegenzuwirken, kann im übrigen auf Kant verwiesen werden, der diesen Mechanismus bereits in »Das Ende aller Dinge« beschrieben hat: »Warum erwarten aber die Menschen überhaupt ein Ende der Welt? ...Der Grund... scheint darin zu liegen, weil die Vernunft ihnen sagt, daß die Dauer der Welt nur sofern einen Sinn hat, als die vernünftigen Wesen in ihr dem Endzweck ihres Daseins gemäß sind, wenn dieser aber nicht erreicht werden sollte, die Schöpfung selbst ihnen zwecklos zu sein scheint...«[176]

Der Aids-Diskurs erfüllt nun genau jene Funktion einer symbolischen Geschichtsvernichtung in einer Kultur, in der die reale apokalyptische Erfahrung ausbleibt. Daß im übrigen eine Seuche diese Funktion dann nicht hat, wenn reale apokalyptische Zustände erlebt wurden, zeigt der Umstand, daß die Erinnerung an die Epidemie der Spanischen Grippe im Anschluß an den Ersten Weltkrieg von 1918 bis 1920 mit 22 Millionen Toten praktisch aus dem kollektiven Gedächtnis gelöscht scheint. Im Aids-Diskurs wird also das Ende beschworen. Die zunächst völlig fehlende Brisanz der Krankheit wurde erst im Verlauf des Redens und Schreibens über sie erzeugt. Die apokalyptische Stimmung stellte sich sukzessive ein, wenngleich auch nur als Simulation von Apokalypse, jedenfalls solange, wie die reale Sterblichkeits-Ziffer der Krankheit die Zahlen von Hausfrauen, die beim Fensterputzen getötet werden, deutlich unterschreitet. Nicht umsonst stellte Haeberle in einem Artikel für »Die Zeit« vom 18.10.1985 erleichtert fest, daß *endlich* Aids auch in Deutschland zum Thema geworden sei.

1987 dürfte der Höhepunkt dieser ersehnten Thematisierung gewesen sein. Jedenfalls erreicht die Zahl der Publikationen zum Thema Aids in den Massenmedien in jenem Jahr die höchste Marke. Ende 1988 bis Anfang 1989 wurde das Thema dann durch eine allerdings erheblich kleinere Zahl von Veröffentlichungen mehr oder minder enttäuscht »abgemeldet«. Keine der dramatischen Prognosen traf zu. Es gab kein exponentielles Wachstum. Die Zahl der gemeldeten Fälle sank (vgl. Abb. 27 auf S. 96). [177]

Wirft man von dieser Deutung aus den Blick zurück auf die Frage danach, warum gerade der Aids-Diskurs als Stabilisierungsmittel für eine bedrohte Position gewählt wurde, dann erscheint die Am-

176 Kant 1964, S. 179.
177 Bundesgesundheitsamt. In: DIE ZEIT v. 23.9.1989, S. 80.

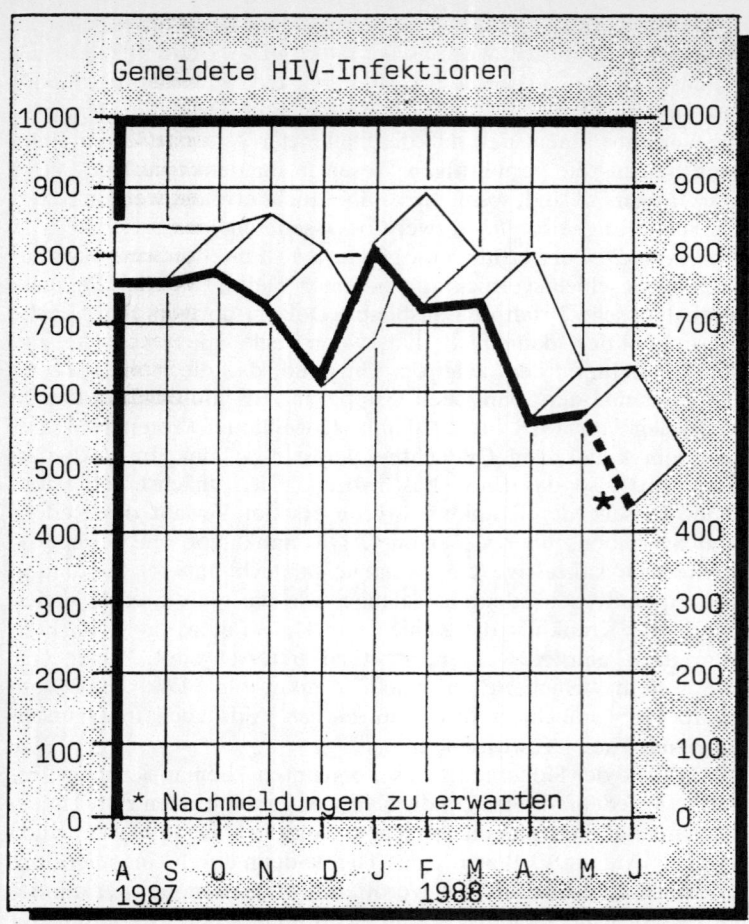

Abb. 27: Gemeldete HIV-Infektionen

bivalenz dieses Vorgangs deutlicher: Paradoxerweise erzeugte der Aids-Diskurs durch seine anthropologische Destabilisierungsdrohung soziale Stabilität.

4.2 Der Stabilisierungsbeitrag einzelner Elemente des Aids-Diskurses

Auf der Folie der gezeigten Stabilitätsfunktion lassen sich in einem weiteren Schritt nunmehr exemplarisch drei einzelne Elemente des Aids-Diskurses deuten, die bei oberflächlicher Betrachtung nur ein diffuses Erstaunen auslösen. Es sind
– der Umgang mit Zahlen und Hochrechnungen;
– das Theorem der Risikogruppen;
– Formen der Ausgrenzungsabwehr von Homosexuellen.

Erstens: *Zahlen und Hochrechnungen*
Wenn man ein Konvolut von etwa 200 Zeitungsartikeln zum Thema Aids aus den Jahren 1985 und 1986 analysiert, so gehört zu den Ergebnissen eine auffällige Uneinheitlichkeit der Zahlenangaben über Erkrankte und vor allem der Hochrechnungen über erwartete Erkrankungsziffern. Es ist offensichtlich, daß selbst die Zahl der WHO über alle weltweit gemeldeten Aids-Erkrankten von 64000 im Jahr 1988 nicht geeignet ist, der Krankheit apokalyptische Ausmaße zuzusprechen. Erst das Ausweichen auf Hochrechnungen beziehungsweise Trendextrapolationen fügte dem Diskurs eine andere Dimension zu, wenn dieselbe Organisation für die Zeit bis 1991 von insgesamt fünf bis zehn Millionen Aids-Toten und 100 Millionen Infizierten ausging.[178] Tatsächlich starben bis Mai 1988 in den USA 35000, in der Bundesrepublik Deutschland etwa 900 Menschen. Auch hier ist einem möglichen Mißverständnis entgegenzuwirken, das aus einer Verwechslung der Wirklichkeits- mit der Diskursebene resultieren könnte: Gegenstand der Diskursanalyse ist nicht die Realitätsmächtigkeit einer Prognose auf diese Sterblichkeitsziffer, sondern die Art und Weise, wie darüber geredet wird, bzw. die Art und Weise ihrer diskursiven Entstehung.
Hier läßt sich zeigen, daß in verschiedene Hochrechnungen Prämissen eingegangen sind, die keine empirische Basis haben, also rein diskursiv, ja rein spekulativ sind.[179] Dazu gehören:

– Die Annahme, daß die Infizierten-Ziffern nach dem Prinzip der geometrischen Reihe anwachsen;

178 vgl. FAZ vom 15.4.1987, S. 11.
179 vgl. dazu u. a. Clement 1987, S. 38 und Rühmann 1985, S. 42f.

– die Annahme, daß der Zeitabstand zwischen der Infizierten-Zahl N und N_2, N_4 usw. konstant bleibt, was sich inzwischen als falsch herausgestellt hat;
– die Annahme, daß die Infektionsgefahr abhängig von den besonderen Lebensumständen derjenigen Infizierten ist, auf denen die ersten empirischen Daten beruhen, das heißt also, daß, überspitzt formuliert, das Infektionsrisiko bei beispielsweise heterosexuellen Pensionären jenseits der 70 genauso groß ist wie bei homosexuellen Fixern um die 30;
– die Annahme, daß auch eine präzisere Diagnose der Krankheit die Dunkelziffer nicht sinken läßt;
– die Annahme, daß öffentliche Warnungen vor bestimmten Infektionswegen nicht beachtet werden.[180]

Zu diesen empirisch weitgehend noch unbegründeten Prämissen kommt eine Zahl ungewöhnlicher mathematischer und definitorischer Praktiken, zum Beispiel
– die (inzwischen zurückgenommene) Extrapolation eines Durchseuchungsgrades von 35 % unter den Homosexuellen aufgrund einer rechnerisch akkumulierten Gesamtstichprobe durch das Bundesgesundheitsamt;
– die Technik, kumulative Inzidenzraten darzustellen, das heißt alle Fälle, auch die inzwischen Verstorbenen, zu den Aids-Fällen immer wieder hinzuzuzählen, wodurch die Kurve der Aids-Erkrankungen kontinuierlich steigen muß;
– die Erweiterung der Aids-Definition durch die amerikanischen Gesundheitsbehörden, wodurch auch die Fälle mit einer Aids-Symptomatik ohne HIV-Test hinzugenommen werden, so daß die Zahl der Infizierten um etwa 20 % steigt.[181]

Noch einmal: Es ist nicht mehr zu belegen, daß die extremen Prognosen eintreffen können, so daß nur noch auf die Simulation einer Apokalypse durch diese Diskurselemente abgehoben werden kann.

Zweitens: *Das Theorem der Risikogruppen*
Eine solche Wirkung hat paradoxerweise auch das Theorem von den Risikogruppen gehabt. Als Ergebnis des Wiener Aids-Symposiums tragen Gschnait und Hutterer noch 1985 vor:

180 vgl. Wiesendanger 1987.
181 vgl. Süddeutsche Zeitung v. 19.3.1987.

»Aids wurde hauptsächlich bei sogenannten ›Risikogruppen‹ im Alter zwischen 20 und 39 Jahren beobachtet. In mehr als 70% sind homosexuelle oder bisexuelle Männer davon betroffen. Zu den Risikogruppen gehören weiter Personen, die sich intravenös Drogen verabreichen, Empfänger von Blutprodukten, insbesondere mit Faktor VIII-Konzentrat behandelte Hämophile, so wie Personen, die in der Karibik und in Zentralafrika leben. Aids wurde aber auch in Risikogruppen bei heterosexueller Partnerschaft, Kindern und Frauen beobachtet.«[182]

Die Gruppe der Homosexuellen unter den seinerzeit bekannten Fällen umfaßte 72%.[183] Der Gedanke einer sexuellen Übertragbarkeit resultierte aus einem Analogieschluß: »Die Syphilis ist unter den sexuell übertragbaren Erkrankungen (STD) eine relativ seltene Krankheit, trotzdem zeigen amerikanische Studien, daß ungefähr 70% aller Aids-erkrankten Homosexuellen im TPHA-Test (Treponema-pallidum-Hämagglutinationstest zum Nachweis von Syphilis; D. L.) reaktiv sind. Das spricht einerseits dafür, daß diese Betroffenen sexuell außerordentlich aktiv waren, andererseits bekräftigt es die Hypothese, daß Aids eine ›STD‹ ist.«[184]

Die veranschaulichte Gefahr für den Durchschnittsbürger außerhalb der Risikogruppen war denkbar gering, die Perspektive beruhigend (vgl. Abb. 28 auf S. 100).[185]

Trotzdem setzte man für die Menschen, die professionell mit Aids-Infizierten in Berührung kommen, auf Sicherheit. So enthält derselbe Symposiumsbericht einen hygienischen Maßnahmenkatalog für das medizinische Personal. Es soll zum Beispiel die gemeinsame Benutzung von Zahnbürsten durch Aids-Kranke und Gesunde ausgeschlossen werden[186], während noch im Dezember 1985 das Informationsblatt für alle Haushaltungen eine Ansteckungsgefahr in der Familie oder sogar beim Zahnarzt kategorisch verneint.[187] Auch enthält der Katalog relativ rigide Desinfektionsmaßnahmen für Klinik und ärztliche Praxis. Ähnliche Empfehlungen veröffentlicht bereits das Merkblatt Nr. 43 des Bundesgesundheitsamtes[188] vom Juli 1985. Dabei fällt besonders die Warnung vor einem Hautkontakt mit Blut

182 Gschnait/Hutterer 1985, S. 2.
183 vgl. Niebauer 1985, S. 16.
184 a. a. O., S. 17.
185 a. a. O., S. 16.
186 vgl. Dierich 1985, S. 71.
187 vgl. Bundeszentrale für Gesundheitliche Aufklärung 1985, S. 2.
188 vgl. Bundesgesundheitsamt 1985, S. 310.

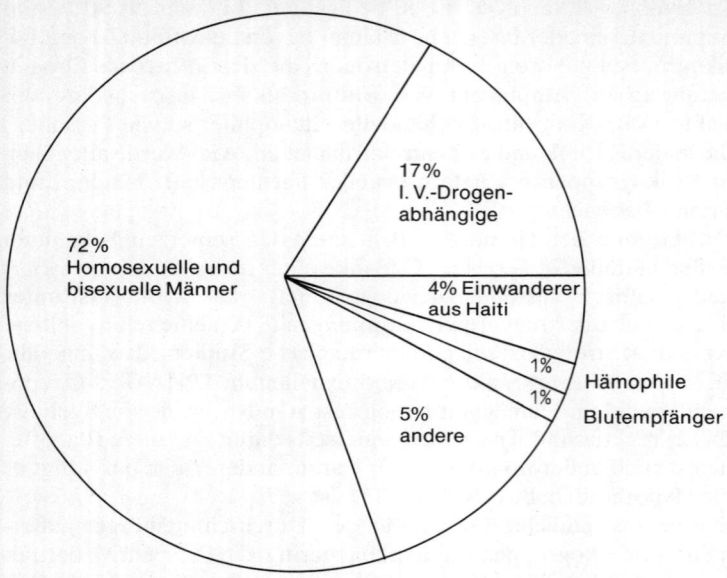

94% von Aids-Fällen bei Männern

17%
I. V.-Drogen-
abhängige

72%
Homosexuelle und
bisexuelle Männer

4% Einwanderer
aus Haiti

1%

Hämophile

1%

5%
andere

Blutempfänger

Abb. 28: Verteilung von Aids-Fällen auf Risikogruppen

auf, weil dieser Infektionsweg in dem Merkblatt der Bundeszentrale fünf Monate später noch immer bestritten wird[189], ebenso wie in dem Buch von Rita Süssmuth aus dem Jahr 1987.[190] Diese Vorsichtsmaßnahmen schienen sich durch die drei aus den USA gemeldeten Fälle von Infektionen durch Hautkontakt mit kontaminiertem Blut bei drei Krankenschwestern als berechtigt zu erweisen.[191]

So sind auch die Empfehlungen zur Auswahl der Desinfektionsmittel bei Aids, die in der Januar-Ausgabe 1987 des Bundesgesundheitsblattes veröffentlicht werden, weitaus rigider.[192] Nunmehr wurde eine weitaus höhere Konzentration von Äthanol gefordert, es wurden Zweifel an der Eignung von Natriumhypochlorid zur Desinfektion laut, und als wichtigstes Untersuchungsergebnis wurde die

189 vgl. Bundeszentrale für Gesundheitliche Aufklärung 1985, S. 3.
190 vgl. Süssmuth 1987, S. 62 f.
191 vgl. Frankfurter Allgemeine Zeitung v. 3. 6. 1987, S. 33.
192 vgl. Peters/Spicher 1987, S. 2 f.

Tatsache mitgeteilt, daß das HIV gegen Austrocknung bei einer Temperatur von 23° bis 27° drei bis sieben Tage resistent ist. Damit wurde eine beruhigende Darstellung aus dem Bundesgesundheitsblatt von 1986 dementiert[193], die in der Presse zu der Behauptung verleitet hatte, das HIV gehe an der Luft sofort zugrunde.[194]

Es wird deutlich, daß das Risikogruppen-Theorem unter dem Eindruck dieser Veröffentlichungen an Plausibilität einbüßt. Erste Stimmen wurden deshalb nicht nur in Bayern laut, über die gesamte Wahrheit informiert werden zu wollen sowie nicht nur die Aids-Hilfe öffentlich zu finanzieren, sondern auch eine Hilfe für (noch) Aids-Negative zu fordern.[195] In ähnlicher Weise wirkte im übrigen auch die erforderlich gewordene Aufgabe der Behauptung, nur 5 bis 20% der Infizierten erkrankten tatsächlich[196], sowie die Ausweitung der Zahl möglicher Trägerflüssigkeiten durch Speichel, Tränensekret, Urin usw.

Es läßt sich leicht nachvollziehen, daß der Beitrag des Risikogruppen-Theorems zum Aids-Diskurs seine große Wirksamkeit gerade dadurch entfaltet, daß es sukzessive zurückgenommen werden muß. Ebenso wie die symbolische Beschwörung der Gefahr durch die diskursive Verbreitung von Hochrechnungen wirkte nunmehr nach einer Beruhigungsphase der diskursive Verzicht auf das Risikogruppen-Theorem irritierend, wenngleich die faktisch gegebenen Zahlen von beispielsweise nur drei über Hautkontakt Infizierten dazu einen vergleichsweise geringen Anlaß geben. Da nach einer Aufgabe des Risikogruppen-Theorems die Ausgrenzung klar konturierter Gruppen schwieriger wird, reduziert sich das gemeinsame Merkmal der zu Stabilisierungszwecken Auszugrenzenden auf die Tatsache der Infektion selbst. Die »Vampire« sind nun nicht allein Homosexuelle, Fixer und Prostituierte, sondern im Prinzip alle Infizierten.

Drittens: *Formen der Ausgrenzungsabwehr von Homosexuellen*
Einen wesentlichen Beitrag hat dazu der massive Abwehrkampf von Homosexuellen geleistet. Für die Analyse des Diskurses interessiert daran nun aber nicht die leicht begreifbare Intention, sich einer Ausgrenzung entziehen zu wollen, sondern ein Nebeneffekt dieses

193 vgl. Deinhardt u. a. 1986, S. 28 f.
194 vgl. Süddeutsche Zeitung v. 16. 5. 1986, S. 34.
195 vgl. z. B. Anders 1987, S. 4; vgl. Preuss 1987.
196 vgl. z. B. Der Spiegel Nr. 33/1985.

Vorgangs. Er besteht darin, daß durch die diskursive Ausdehnung der Aids-Gefährdung eine Stabilisierung des Gleichheitsdenkens erzielt wird. Ebenso dürfte die Kennzeichnung der Ausgrenzung von Homosexuellen als »Schwulen-Hatz« eine Stabilisierung der Idee des Minderheiten-Schutzes bewirken, dieses vor allem dann, wenn die Konzentration auf Homosexuelle sich zunehmend als falsch erweist. Folgerichtig wird in jüngster Zeit beispielsweise betont, daß Aids sich nunmehr unter Heterosexuellen doppelt so schnell ausbreite wie unter Homosexuellen.[197]

Auch hier ist auf ein Paradox hinzuweisen: Der Abwehrkampf gegen die Ausgrenzung von Homosexuellen hat sich nicht selten jener Mittel bedient, die ausnahmslos Gegenstand der Kritik sind. In einer Verengung des Blickfeldes auf die Rücknahme dieser Ausgrenzung wird ersatzweise die Ausgrenzung anderer Gruppen nahegelegt. Diese Umkehrung unterläuft selbst sehr differenziert arbeitenden Autoren, wenn etwa das Herunterspielen der Anstekkungsgefahr auf heterosexuellem Wege kritisiert[198] wird und man damit diejenigen stigmatisiert, die andere durch heterosexuellen Verkehr gefährden.

Ähnlich ist der Hinweis auf die Infektionsgefahren in der bürgerlichen Kleinfamilie zu beurteilen[199] oder das Verdikt, die jetzt propagierten Praktiken des »Safer Sex« seien »exhibitionistische und voyeuristische Rituale«[200] und mithin pervers; perverser offenbar als die in der Presse traktierten Frequenzen homosexuellen Analverkehrs von tausend unterschiedlichen Partnern pro Infiziertem und Jahr, denen eine Untersuchung entgegengehalten wird, derzufolge die Zahl der Partner bei homosexuellen Aids-Patienten durchschnittlich »nur« sechzig im Jahr ausmache.[201]

Die wechselseitigen Ausgrenzungsversuche mit Hilfe der Kennzeichnung »pervers« belegen eine diskursive Bemühung um eine Ausweitung der Betroffenengruppen nach dem Muster: die auch! Denkt man diesen Vorgang indessen als Ausdruck der Formel »nicht wir, sondern die!«, dann zeigt sich, daß der Stabilisierungsmechanismus, anders als bei den traditionellen Seuchen-Mythen, auch von den Ausgegrenzten selbst genutzt werden kann, wenn es

197 vgl. Der Tagesspiegel v. 3.6.1987.
198 vgl. Rühmann 1985, S. 48.
199 vgl. a.a.O., S. 108.
200 a.a.O., S. 161.
201 vgl. a.a.O., S. 85.

gelingt, andere Gruppen auszugrenzen. Dazu taugt dann sogar das Mittel der Ideologiekritik, wenn damit jetzt etwa der internationale Bluthandel[202] oder, was die Erzeugung von Aids-Angst betrifft, die Verurteilung von Arbeitslosigkeit, Umweltverschmutzung und Aufrüstung in das Blickfeld gerückt werden.[203]

4.3 Aids als Gleichmacher: Morbus omnia aequat

Daß eine Krankheit alle Menschen gleich machen kann, ist eine sprichwörtliche Einsicht, die aus der Antike verbürgt ist. Dieses ist auch die Botschaft der drei diskutierten Elemente: Überschießende Hochrechnungen, das Risikogruppen-Theorem mit seinen Rücknahmen und die Verschiebung der Bedrohlichkeit auf jeweils andere Gruppen sind Mittel, die Aids als den großen Gleichmacher erscheinen lassen können. Im Unterschied zu den historischen Seuchen machte aber nicht das Virus die Menschen gleich, sondern das Reden über es entfaltete seine Wirksamkeit. Diese besteht aber allem Anschein nach nicht in einer gelingenden Nivellierung faktischer Betroffenheit (die gewiß versucht wird: »Aids geht uns alle an!«), sondern darin, gewissermaßen nach den Vampiren zu suchen. Dazu ist eine Gleichheit aller im Ausmaß des Bedrohtseins geradezu unerläßlich. Für die Vernichtung der Vampire sind die Mittel bereit. So liegt schon 1986 eine Studie über die Rechtsprobleme der HTLV-III-Infektion vor, in der die strafrechtlichen und schadensersatzrechtlichen Aspekte eine besondere Rolle spielen.[204] Gleichzeitig melden sich Stimmen, die eine strafrechtliche Verfolgung von »Aids-Tätern« angesichts der Nichtvollstreckbarkeit möglicher Urteile für abwegig halten, weil sie das Ansehen einer Rechtsordnung gefährden, deren Bestand auf durchsetzbare Normen angewiesen ist.[205]
Dieser Vorgang beleuchtet schlaglichtartig den Unterschied zwischen dem Phänomen Aids und der Lage, in der sich die Menschen angesichts sichtbar wütender Seuchen befanden: Der Aids-Fall ist auf den Diskurs über sich selbst reduziert. Die gesellschaftliche Stabilisierungswirkung stellt sich bereits durch die bloße Simulation der

202 vgl. a. a. O., S. 65.
203 vgl. a. a. O., S. 187.
204 vgl. Eberbach 1986.
205 vgl. Interview mit Hans-Joachim Rudolphi in: Der Tagesspiegel vom 14. 6. 1987, S. 34.

Seuche ein. Viele versuchten, davon zu profitieren, zum Teil in kuriosester Form: Kondomhersteller und Produzenten von »Aids-Handschuhen« fürs Auto, die bayerische Staatsregierung und der Salzburger Erzbischof, Psychotherapeuten, Aids-Berater an Oberschulen und Professoren, die deren Erfolg untersuchten, Ethik-Experten, beinahe auch der damalige schleswig-holsteinische Ministerpräsident Barschel, als er den Oppositionsführer Engholm damit erschrecken ließ, er habe Aids, und 100 Frauen vom Straßenstrich, die das Angebot des Berliner Senats wahrnahmen, in einen »bürgerlichen« Beruf zu wechseln. Insofern ist der Aids-Diskurs den Vampir-Legenden sehr ähnlich. Er hat einen mythischen Gehalt.

Der Vampir-Mythos führt zurück zu Casanova. Dessen Erwähnung ist natürlich nicht zufällig. Sie öffnet den Blick auf die Bedeutung, die ein medizinischer Diskurs, wie derjenige über Aids, für den einzelnen hat: Wenn es ein Kennzeichen der Adoleszenz gibt, das sich durch die jahrtausendealte Geschichte nicht nur der abendländischen Kultur zog, dann war es die »Bewährungsfahrt« des jugendlichen Helden. Von Herakles über Parzival zu Hamlet reichen die Geschichten, die von der Begegnung dieser jungen Helden mit dem Tode berichten und erzählen, wie der sich so bewährende Jüngling zum Mann, das heißt zum Erwachsenen wurde, der das Leben gelernt hatte.

Casanova war auf seine Weise auch einer dieser Helden, wenngleich seine Abenteuer, seine lebenslange Irrfahrt durch die Schlafzimmer Europas bereits das Mißlingen einer Überführung des Adoleszenten in den Status des Erwachsenen andeuten. In der traditionellen Gesellschaft hatte sich diese Transitionsform von der Adoleszenz in das Erwachsenenalter in ganz alltäglichen Phänomenen gehalten, wie in demjenigen der Wanderschaft des Handwerksgesellen. Die Grenzerfahrungen außerhalb des schützenden Bereichs der engsten Heimat gibt es heute nicht mehr, es sei denn, man wollte Pauschalarrangements für Jugendliche nach Ibiza oder Gran Canaria dazu erklären. An die Stelle des eigenen Erlebens sind im 20. Jahrhundert schon früh Simulationen getreten, wie sie der Film mit Westernhelden und Halbstarken vom Schlage John Waynes oder James Deans geschaffen hat. Später traten Rock- und Pop-Stars an ihre Stelle, deren »Heldenhaftigkeit« allerdings nur noch sehr vermittelt nacherlebt werden kann.

Der Aids-Diskurs gehört zu diesen simulierten Überführungen. Nicht von ungefähr richten sich die »Aufklärungskampagnen« in erster Linie an Jugendliche und junge Erwachsene als den Angehörigen der »sexuell aktivsten« Bevölkerungsgruppen. In Berlin arbeiten zahlreiche »School workers« an der »Aufklärung« der Schulkinder in der Pubertät und werden dabei wissenschaftlich observiert. Diese werden mit der tödlichen Bedrohung konfrontiert, die ein »ungeschützter« Geschlechtsverkehr angeblich für sie bedeutet. Sie müssen sich eigens dafür hergestellter Objekte bedienen, um sich vor dem Tode zu schützen, soweit sie nicht die Enthaltsamkeit generell vorziehen. Diese Todeserfahrung ist vermutlich wirksamer als die Betrachtung von Westernfilmen oder Video-Clips. Wenn man einmal von den teilweise katastrophalen psychischen Folgen der Aufklärungskampagnen, vor allem bei jungen Mädchen, absieht, denen heute vor der Sexualität erneut Angst gemacht wird, dann dürfte, wenn die Akzeptanz der Kampagnen anhielte, deren Initiationsleistung nicht zu unterschätzen sein.

Aber das heißt ein weiteres Mal: Die Medizin, ihre – im übrigen falschen – Prognosen und ihre Propagandisten in den Massenmedien haben erneut außermedizinische Funktionen übernommen. Diese bestehen nicht nur in gesellschaftlichen und anthropologischen Wirkungen im Gattungsmaßstab, wenn es um Stabilisierung und symbolische Geschichtsvernichtung geht. Die Medizin versucht offensichtlich auch, die ganz private »Geschichtsvernichtung« zu übernehmen, die Beendigung einer Lebensphase, der Kindheit und der Pubertät, durch die Drohung mit den Folgen einer Krankheit, die den Beweis ihrer globalen Bedrohlichkeit schuldig geblieben ist.

5. In-vitro-Fertilisation

5.0 Ethische Bedenken wiegen noch vor

Die Diskussion über In-vitro-Fertilisation ist, wie die Auseinandersetzungen über Leihmutterschaft und Gentechnologie, ein Produkt der 80er Jahre. Von der Öffentlichkeit zunächst unbemerkt, waren mit Methoden der extrakorporalen Befruchtung schnell »Fortschritte« erzielt worden. Als die ersten *in vitro* gezeugten Kinder geboren wurden, als Vermittlungsagenturen für Leihmütter entstanden und als auch der Gedanke an geklonte Lebewesen von einem höheren *Differenzierungsgrad* als Tomaten und Kartoffeln nicht mehr kategorisch unterdrückt wurde, fand das Thema seine Aufmerksamkeit in den Medien. Wie immer übertrafen und übertreffen deren Visionen bei weitem das technisch jeweils Mögliche. Schnell kamen juristische Bedenken auf, ethische Fragen wurden erörtert und gesetzliche Regelungen zur Einschränkung einer unabsehbaren Entwicklung in Gang gebracht.

Angesichts dieser vielfältigen Kritik und der juristischen Eingriffe drängt sich die Frage auf, warum an Verfahren der In-vitro-Fertilisation überhaupt weiter gearbeitet wird. Gründe dafür werden viele genannt, darunter simple Rechenexempel, denen zufolge zum Beispiel im Jahr 1970 in der Bundesrepublik Deutschland 100000 Frauen aus tubaren Gründen ungewollt kinderlos waren. Da diesen Frauen zu unterstellen sei, daß sie unter der Kinderlosigkeit leiden, und da Leiden zu lindern gemäß dem hippokratischen Eid Pflicht des Arztes sei, impliziert, so wird argumentiert, diese Verpflichtung eine solche zur extrakorporalen Befruchtung und zum Embryo-Transfer. Dieses besonders deshalb, weil die Alternativen, nämlich Adoption oder eine operative Refertilisierung, vergleichsweise aufwendig, riskant und deshalb nicht verallgemeinerungsfähig seien.

Folgt man den Angaben Staubers, denen zufolge bei einer Grundgesamtheit von 2323 sterilitätsbehandelten Personen letztlich ein Behandlungserfolg von nicht mehr als 6% zu verzeichnen gewesen sei[206], dann kann der Grund für die hohe Publizität extrakorporaler Befruchtung nicht eine Funktion ihrer Erfolge sein. Die von Lukesch zur Erklärung der hohen Popularität dieses Themas genannten psychologischen Gründe, daß in der Elternschaft eines Menschen »ein Beleg für Geschlechtsrollenidentität, sexuelle Kompetenz und sogar für psychische Normalität einer Person gesehen«[207] und Elternschaft deshalb von sogenannten unfruchtbaren Paaren begehrt wurde, mag auf die einzelnen Fälle der Patienten zutreffen. Diese Überlegungen stehen aber im Widerspruch zu der immer noch anhaltenden Abstinenz der Bevölkerung hinsichtlich ihrer eigenen genitalen Reproduktion, und sie erklären nicht die Vehemenz, mit der sich die Medien des Themas angenommen haben.

Wenn die Evangelische Kirche Deutschlands sich genötigt sieht, eine Handreichung »Zur ethischen Urteilsbildung« über dieses Thema zu verfassen und zu verbreiten, dann zeigt dieses eine Beispiel, daß die bisherigen Fälle an grundlegende Fragen rühren, die über medizinische und psychosoziale Probleme hinausgehen. So stellen sich schwierige, wenngleich lösbare juristische Fragen, wie die nach der Erbberechtigung der eingefrorenen Embryonen nach dem Tode ihrer Spender, Fragen nach der Strafbarkeit der Vernichtung überzähligen genetischen Materials sowie nach der Vormundschaft im Falle des Streites zwischen den ja immerhin drei Elterntypen, dem genetischen (Spender), biologischen (zum Beispiel Austrägerin) und sozialen (Pflege- und Aufzuchtperson).

Die theologischen Probleme der Kirche gehen demgegenüber noch weiter. Sie sind ethischer Natur. Ihre Zurückhaltung gegenüber »künstlicher« Fertilisation gründet auf einer Auslegung der Heiligen Schrift und ihrer Exegese-Tradition. Danach gehören Zeugung und Geburt in den Zusammenhang von Liebe und Ehe. Der Ersatz des Zeugungsaktes durch medizinische Eingriffe löst diesen Zusammenhang auf. Zu den möglichen Folgen gehören Vaterlosigkeit des Kindes im Falle der Insemination alleinstehender Frauen, mutwillige Zerstörung der Verbindung genetischer und sozialer Vaterschaft, Zerstörung der leiblichen Bindung zwischen Mutter und Kind im Falle einer Ersatzmutterschaft, Verunsicherung des Kin-

206 vgl. Stauber 1979, S. 53–59.
207 Lukesch 1983, S. 205f.

des über sein Herkommen und die Notwendigkeit der Tötung menschlichen Lebens in der Form überzähliger Embryonen.

Die EKD-Stellungnahme, die übrigens in den meisten Passagen außerordentlich sibyllinisch formuliert ist und gerade keine ethischen Normen setzt bzw. Stellung auf der Basis solcher Normen bezieht, interessiert nun nicht aus ethischen Gründen, sondern als Symptom. Ihre Unsicherheit ist nicht Ausdruck einer eiligen Vorläufigkeit, sondern einer Ambivalenz gegenüber den Verfahren künstlicher Zeugung, die viel tiefer liegende Ursachen hat, als der Stamm der christlichen Tradition reicht. Es scheint, daß die ethische Diskussion, die sich natürlich nicht nur im Rahmen der Evangelischen Kirche Deutschlands abspielt, mehrere Einsichten freilegt:

Erstens: Die Möglichkeit der extrakorporalen Befruchtung hat theologisch neben der problematischen Seite eine begrüßenswerte. Die theologische Haltung zu ihr muß deshalb ambivalent sein.

Zweitens: Auch eine nicht-theologische, verantwortungsethische Argumentation ist in sich ambivalent, weil sie dem kritisierten Zusammenhang selbst angehört.

Drittens: Aus anthropologischer Sicht läßt sich eine normativ eindeutige Haltung gegenüber der In-vitro-Fertilisation gleichfalls nicht begründen, weil sich im Kulturvergleich sofort herausstellt, daß das Problem sich nur für bestimmte Kulturen stellt, besonders für die christlich-platonische Tradition.

Erstens: *Der christliche Standpunkt ist ambivalent*

In der christlichen Tradition besteht schon auf der Grundlage des Alten Testaments ein Dilemma, das aus der widersprüchlichen Struktur der Genesis resultiert. Der uns bekannte Schöpfungsbericht der Bibel ist nicht von einer Hand verfaßt worden, sondern er stellt eine Kompilation aus zwei unabhängigen Erzähltraditionen dar. Die ältere, elohimistische Erzählung (8. Jh. v. Chr.) stellt die Schöpfung als einen Vorgang dar, in dem Gott gewissermaßen Prototypen aller Elemente der Welt geschaffen hat, deren Ausgestaltung physische Aufgabe des Menschen ist. In der jüngeren, jahwistischen Schrift (6. Jh. v. Chr.) schöpft Gott das Total der Elemente des Universums aus dem Wort, ein Erzähltrick, mit dem die schöpferische Tätigkeit Gottes vergeistigt wird. Das Dilemma in der Nachfolge Gottes besteht für den Menschen nun darin, daß er beides soll, im Medium der fleischlichen Zeugung die Schöpfung Gottes weiterführen (»dem Weibe anhängen«) *und* dem Muster der bloßen Schöpfung aus dem Pneuma folgen.

Dieser Widerspruch aus fleischlicher Kindeszeugung und geistiger Gottesgefolgschaft wird im Neuen Testament verschärft.[208] Gottes Kind zu werden heißt dort nämlich für die Menschen, nicht Produkt eines Zeugungsaktes zu sein, sondern eines Glaubensaktes. Die fleischlose Gefolgschaft Jesu löst aber, das sahen die Kirchenväter deutlich, keineswegs das oben gezeigte Dilemma. Eine Vermittlung zwischen den beiden Ansprüchen stellte deshalb das Institut der Keuschheit, das heißt der lustlosen fleischlichen Vereinigung, dar. Augustinus entdeckte in der Analogie zu den Säugetieren, die eine Begattung nur im Zustand periodischer Fruchtbarkeit zulassen, den Beleg für die Naturgemäßheit lustloser, wenn schon notwendiger Zeugung. Thomas von Aquin hat mit seiner noch 1930 in einer Enzyklika des Papstes Pius XI. bestätigten Ehegüterlehre die »Freundschaftsehe« konstituiert, ein Modell, dessen Verwandtschaft zu den geschätzten Formen der Minne als vergeistigter Liebe und zu der romantischen Liebe nicht zu übersehen ist.

Es liegt auf der Hand, daß In-vitro-Fertilisation, im globalen Maßstab gedacht, eine einmalige Chance für die Verwirklichung der keuschen, weil lustlosen Form der Erfüllung des göttlichen Schöpfungsauftrages bietet. Das ist die eine Seite. Die andere besteht darin, daß eine in der bezeichneten Tradition denkende Kirche äußerst wachsam sein muß, damit die Grenze zwischen der gottgewollten Fortführung seines Schöpfungswerkes und der blasphemischen Um- oder Neugestaltung seines Werkes nicht überschritten wird. Das Klonen beispielsweise würde vermutlich eine solche Grenzübertretung darstellen. Hier begibt sich der Mensch an die Stelle Gottes, wenn er neue Wesen schafft wie die jüngst aus Schaf und Ziege geklonte Kreatur.

Angesichts dieser Ambivalenz darf erwartet werden, daß jede theologische Stellungnahme zu dem gekennzeichneten Fragenkomplex mindestens in der Folge der Zeit immer neuen Modifikationen unterworfen sein wird. Das heißt aber auch, daß die theologisch-ethische Diskussion für die weitere Entwicklung auf dem Sektor der künstlichen Befruchtung letztlich folgenlos bleiben wird, auch wenn man einmal von der Selektivität eines religiösen Standpunktes in einer pluralistischen Gesellschaft ganz absieht.

208 z. B. Mk 10,9; Joh 1,12; Mt 19,12; vgl. Lenzen 1985, S. 133 f.

Zweitens: *Der verantwortungsethische Standpunkt ist ambivalent*
Eine ähnliche Einschätzung muß gegenüber nicht-theologischen
ethischen Beiträgen gehegt werden. Eine solche Argumentation
könnte sich etwa auf die Warnung vor den Folgen der künstlichen
Befruchtung beziehen, die sich letztlich gegen die objektiven Interessen der von ihr betroffenen Menschen richten könnten. Die staat-
liche Züchtung von benötigtem Nachwuchs im Rückgriff auf Sa-
menbänke und freiwillige oder unfreiwillige Pflanz-Mütter wäre
eine, das Problem der Vaterlosigkeit eines Kindes eine andere, möglicherweise inzwischen schon gering geschätzte, unerwünschte
Folge. Aber:
Nicht einmal der einzigartige, in der amerikanischen Verfassung
enthaltene Anspruch auf Glück, der »pursuit of happiness«, wäre
dadurch beeinträchtigt, denn wer kann schon nachweisen, daß ein
im staatlichen Auftrag gezeugtes Kind ohne Vater unglücklicher
wäre als eines, das, mit Vater, in der Sahel-Zone nicht lange nach
seiner Geburt an Unterernährung stirbt.
Und weiter: Mediziner, die heute im Bereich der In-vitro-Fertilisation arbeiten, berufen sich gerade auf den aufklärerischen Anspruch, die Zwänge der Natur zu beseitigen, die Leiden schaffen.
Unfruchtbarkeit ist ein solcher Zwang. Ihre Bekämpfung ist also
idealistisch motivierbar. Derjenige, der vor den möglichen Leiden
als Folgen der Leidensbekämpfung warnt, steckt in dem Dilemma,
das als »Dialektik der Aufklärung« gekennzeichnet worden ist. Die
Aufklärung tendiert dazu, ihre Kinder zu fressen. Solange der Kriti-
ker aber keinen Standpunkt außerhalb des aufklärerischen Argu-
mentationszusammenhangs einnimmt oder einnehmen kann, ent-
stammt seine Kritik demselben Kontext wie das Kritisierte. In
diesem Dilemma ist Unglaubwürdigkeit das Beste, was ihm daraus
noch erwachsen kann.
Fazit: Die Verhältnisse sind nicht mehr so einfach wie zuvor. Die
Epochen, die als Höhepunkt der deutschen idealistischen Bewegung gefeiert werden, Klassik und Romantik, bieten Beispiele für
eine noch eindeutige Haltung gegenüber artifizieller Zeugung. So
gelingt es Wagner in Goethes Faust, nur mit Hilfe des Mephistopheles einen Homunkulus aus der Phiole zu zeugen. Und dieses »artig
Männlein« ist so artig nicht, denn es stellt sich heraus, daß das Produkt der In-vitro-Fertilisation ein Vetter des Mephistopheles, also
selbst teuflisch ist.
Wenn infertile Frauen heute fürchten müßten, eine Spezies wie Ro-

semaries Baby in Polanskis gleichnamigem Film hervorzubringen, wäre die Nachfrage vermutlich gering. In ähnlicher Weise würden Mediziner wahrscheinlich verfolgt, wenn, wie in E. T. A. Hoffmanns Erzählung »Der Sandmann«, zu befürchten wäre, daß noch natürlich gezeugte Menschen in der Begegnung mit den artifiziellen Zeugungsprodukten wahnsinnig würden, weil sie verlernten, wie Nathanael ebendort, die Wirklichkeit von der Hyperwirklichkeit zu unterscheiden.

Drittens: *Eine anthropologische Argumentation ist ambivalent*
Ebensowenig wie innerhalb einer und derselben religiösen wie philosophischen Kultur eine unzweideutige Haltung gegenüber der In-vitro-Fertilisation begründet werden kann, ist dieses im globalen Maßstab möglich. Es gibt keine universale Welt- oder Lebensanschauung, keine Anthropologie, die es erlauben würde, künstliche Befruchtung und die mit ihr verwandten Verfahren als menschenfeindlich oder un-menschlich einzuschätzen und eine bestimmte Methode der Zeugung als die einzig natürliche auszuweisen. Ganz im Gegenteil.
Es gibt zahlreiche Kulturen, deren Schöpfungsmythen von Zeugungsvorgängen berichten, die von der »natürlichen« Begattung weit entfernt sind. An den Beispielen dieser sehr unterschiedlichen Kulturen läßt sich das demonstrieren. Es handelt sich dabei um eine Stammeskultur auf West-Ceram, die den Hainuwele-Mythos pflegt, um eine erloschene Hochkultur, nämlich Alt-Ägypten mit dem Isis-Kult, und um eine bestehende Hochkultur, den Buddhismus. Adolf Ellegard Jensen hat 1948 in seinem Buch »Das religiöse Weltbild einer frühen Kultur«[209] einen Schöpfungsmythos referiert, den er bei dem Stamm der Wemale in West-Ceram erfahren hatte. Nach diesem Mythos sind die ersten Menschen Produkte von Pflanzen, zum Beispiel von reifen Bananen. Der Grundgedanke dieses Zeugungsberichts ist die Möglichkeit einer über In-vitro-Fertilisation weit hinausgehenden Kreation als Mischung aus menschlichem Blut und anderen organischen Substanzen, das heißt also der Verbindung von Menschlichem mit Außermenschlichem, aus dem Malua Hainuwele entsteht.
Anders, wenngleich nicht minder ungewöhnlich ist der Bericht des Mythos, der die Zeugung des Horus-Knaben im alten Ägypten er-

209 vgl. Jensen 1948.

klärt. Osiris, Sohn der Himmelsgöttin Nut, wurde von seinem Bruder Seth getötet, indem dieser ihn lebendigen Leibes in einer Lade einschloß. Isis, die Gattin des Osiris, gelangt nach langem Suchen in den Besitz des Sarges, läßt ihn öffnen und empfängt in der Gestalt eines Falkenweibchens von ihrem toten Gatten den Horus. Bemerkenswert an dieser Erzählung ist nun weniger der eigentliche Zeugungsakt als vielmehr der Umstand, daß eine Frau von dem Samen eines längst gestorbenen Mannes empfängt. Dieses ist eine Vorstellung, die heute bei der Praxis wiederkehrt, Bänke mit dem Samen verstorbener Nobelpreisträger anzulegen, um deren Erbgut später gezielt einsetzen zu können.

Auf das letzte Beispiel sei mehr hingewiesen, denn daß es sich erzählen ließe: Wenn in dem Pali-Kanon, der Lehre des Erhabenen, von der Ankunft des Buddha die Rede ist, dann nicht im Sinne einer Zeugung, sondern des Entschwindens aus der Körperschaft der Tushita-Götter und des Hinabsteigens in den Mutterleib (in der Gestalt eines weißen Elefanten), in dem er sich als Ganzer befindet. Das ist ein Vorgang, der eine strukturelle Ähnlichkeit mit dem Embryo-Transfer hat.

Es wäre nun aber völlig unsinnig, auf derartige strukturelle Verwandtschaften zwischen mythischen Erzählungen von Zeugungsvorgängen und einer medizinischen Technik hinzuweisen, um daraus etwa Legitimationen zu deduzieren. Die Erwähnung dieser Mythen dient einem anderen Zweck. Sie zeigen nämlich einerseits, daß in anderen Kulturen als der christlichen »unnatürliche« Zeugungsvorgänge gedacht werden können, andererseits gilt aber für alle drei Beispiele, daß es sich um die Zeugung von göttlichen Wesen gehandelt hat. Unter dieser Voraussetzung muß allerdings auch der Christus-Mythos wieder einbezogen werden. Denn er berichtet von einer Zeugung aus dem Geiste Gottes bei einer gesicherten Jungfräulichkeit der Gottesmutter. Wir sehen also, daß dann, wenn in Mythen von einer ungewöhnlichen, »unnatürlichen« Zeugung eines Kindes gesprochen wird, dieses Kind göttlich ist. Das bedeutet, daß das medizinische, »unnatürliche« Verfahren der Zeugung ungewollt an die Vorstellung von der möglichen Göttlichkeit des Zeugungsproduktes erinnert.

In dieser impliziten Wiederaufnahme einer tiefsitzenden, kollektiven mythischen Struktur, nicht in den ethischen, historischen Problemen, steckt die Ursache für die hohe Aufmerksamkeit, die einerseits die Hüter der wahren Göttlichkeit, die Kirche, und andererseits die potentiellen Patienten als potentielle »Gotteseltern« diesen medizinischen Verfahren entgegenbringen. Die Exzeptionalität der Zeugung *in vitro* wird also, unterstützt von der Erwartungssteigerung durch die unter Umständen mehrfach wiederholte, umständliche medizinische Prozedur, unbewußt eine Exzeptionalität des dann schließlich gezeugten und geborenen Kindes nach sich ziehen. Der Hintergrund des Streites um die Ethik der In-vitro-Fertilisation ist also letztlich kein ethischer, sondern ein mythologischer. Die mythische, nicht nur abendländische Tradition steht zunächst einmal in einem Widerspruch zu einer Wirklichkeit, die über Jahrtausende hinweg in vielen Kulturen den Göttern vorbehalten war.

5.1 Der Beitrag zur Unterdrückung des Todesgedankens

Wirft man einen zweiten Blick auf die kurz skizzierten Schöpfungsmythen und zieht womöglich weitere heran, dann stellt man bald eine zusätzliche Gemeinsamkeit fest. Zunächst, soweit es sich um die Schöpfungsmythen handelt, hat die außergewöhnliche Zeugung der Götter eine Implikation für die Bedeutung des natürlichen Sexualaktes, der ja ebensowenig wie bei den infertilen Patientinnen nicht aus dem Leben gestrichen wird. Er wird lediglich von dem Zeugungsgedanken abgekoppelt. Dieses ist nun aber eine Erscheinung, die nicht erst mit den Techniken der In-vitro-Fertilisation einsetzt, sondern umgekehrt diese eher unterstützt und ermöglicht. Wir beobachten vielmehr, wie sich an zahllosen Beispielen zeigen läßt[210], seit spätestens 100 bis 150 Jahren eine Suspendierung des Zeugungs- und Fruchtbarkeitsgedankens in allen Bereichen der Sexualität. Dazu gehört zum Beispiel die veränderte Ästhetik des weiblichen Körpers. Heute gilt ein weiblicher Körper nicht dann mehr als begehrenswert, wenn seine Gestalt eine reiche und gesunde Nachkommenschaft verspricht wie noch vor 100 Jahren.
In ähnlicher Weise ist der Zusammenhang zwischen dem Sexualakt und der Zeugung von Kindern literarisch getrennt worden. Bei Gottfried von Straßburg wie auch noch in der deutschen Romantik war die Schilderung des Sexualaktes eine Schilderung der Zeugung eines oftmals besonderen Kindes, so bei Riwalin und Blancheflur in Gottfried von Straßburgs »Tristan und Isolde« oder in der »Lu-

---

210 vgl. Lenzen 1985, S. 63ff.

cinde« Friedrich Schlegels. Und: Der Gedanke an Sexualität und Zeugung war mit dem Bewußtsein des Todes eng verknüpft. Die Sexualität, die der Zeugung diente, fand einen Sinn nur darin, daß der Mensch sterblich ist und sich deshalb genetisch reproduzieren muß. Noch bei Marquis de Sade ist diese Spur erhalten.

In den meisten kulturellen Zeugnissen sexueller Akte der letzten 40 Jahre indessen, das heißt vornehmlich in der weichen und harten Pornographie, ist dieser Zusammenhang völlig aufgelöst worden. Das bedeutet also, daß unsere sexuelle Symbolkultur, indem sie den Gedanken an Zeugung dispensiert, auch denjenigen an den Tod zu dispensieren beginnt, genauer: an die Tatsache des eigenen Todes. Jede medizinische Technik nun, die nicht mehr nur symbolisch ist, sondern die Sexualität ohne Zeugung zur Möglichkeit für letztlich jeden macht, hilft deshalb, die Präsenz des eigenen Todes zu verbannen, ohne indessen bisher mit den eigenen Mitteln die Todestatsache außer Kraft setzen zu können.

Man mag nun fragen, ob die Verdrängung des Todesgedankens aus dem Zusammenhang von Sexualität und Zeugung nicht begrüßt werden muß, ob es nicht eine erfreuliche Nebenwirkung neuer medizinischer Fertilisationstechniken sei, den an sich ja freudvollen Vorgang der Schaffung neuen Lebens nicht mit der Todesdrohung für die Eltern zu belasten. Gewiß, diese Tendenz entspricht zweifellos einer mit der Aufklärung für uns gestifteten Mentalität der Zuwendung an das Diesseits. Vom Boden der christlichen Theologie aus wäre diese Tendenz gewiß nicht unproblematisch, aber das ist keine Fragestellung für eine anthropologische Betrachtung. Man könnte dem Argument unter Umständen sogar zustimmen, demzufolge die Abspaltung des Todesgedankens aus dem Gedanken an die Zeugung zu begrüßen sei, wenn die Tendenz der Todesverdrängung nicht total wäre.

Der Zeugungsakt war in der traditionellen Gesellschaft noch mit einem Ritus verbunden, und zwar mit dem der Hochzeit. Die Brautleute erwarben in einem zum Teil dramatischen Vorgang der Verehelichung die Zeugungslizenz. Deshalb war der erste Zeugungsakt vielfach eine Krisis, wenn wir nur einmal an das *ius primae noctis* denken, das uns fälschlicherweise gern als ein besonders sinnfälliges Beispiel für die willkürliche Machtausübung eines Herrschers oder Großgrundbesitzers dargestellt wird.

Allgemeiner: Da der Zusammenhang zwischen der Hochzeit und der Legitimation zur Zeugung eines Kindes nicht mehr besteht und daher auch bei der späteren ehelichen oder außerehelichen Kindeszeugung kein neuer Ritus entstanden ist, der an die Stelle der Hochzeit getreten wäre, kann über den Zeugungsakt in unserer Kultur keine Erfahrung der Todestatsache mehr vermittelt werden. Insofern können medizinische Fertilisationstechniken nicht Ursache, sondern nur Folge einer Entwicklung sein, in der die Fähigkeit einer Kultur verlorengegangen ist, die Menschen im Leben auf ihren Tod vorzubereiten.

5.2 Von der Überbewertung der Mutter zur Unterbewertung des Vaters

Unsere Fähigkeit zu sterben wird nun ganz allgemein durch ein Moment unterstützt, das allerdings selbst durch medizinische Fertilisationstechniken verstärkt wird. Ich meine die Suggestion, das Leben unterläge in seiner Ganzheit der Entscheidungsgewalt der Menschen. Denn dieses ist eine ganz wesentliche Implikation artifizieller Fertilisation: entscheiden zu müssen, daß man ein Kind haben will. Unter den Kindern, die im Glase gezeugt worden sind, gib es keine Kinder des Zufalls und vor allem: der liebenden Umarmung zweier Menschen mehr. Das klingt zwar romantisch, vielleicht auch kitschig, aber es liegt schon nahe anzunehmen, daß das Kind als rationales Entscheidungsprodukt von seinen Eltern anders angesehen wird als das der liebenden Vereinigung oder des Zufalls: anders, nicht schlechter.

Aber auch hierin bringen neue Fertilisationstechniken, wie gesagt, keine qualitativ andere Situation hervor, weil die hormonellen Antikonzeptiva bereits eine Entscheidung verlangten, nämlich sie einzunehmen bzw. sie »wegzulassen«. Mit ihrem Aufkommen wurde allerdings eine neue Situation geschaffen, die sich durch die medizinischen Fertilisationstechniken extrem verschärft: Die Zeugung eines Kindes wird zu einer *Entscheidung*, ja, zu einer Angelegenheit nicht mehr zwischen zwei Lebenspartnern, sondern zwischen der Frau und dem Mediziner respektive der Medizinerin.

Betrachten wir die Rolle des genetischen Vaters bei der natürlichen Zeugung, so läßt sich kaum leugnen, daß der Akt der Begattung auch eine Symbolstruktur besitzt, welche die Rolle des Mannes unverwechselbar festlegt. Insbesondere animistische Denksysteme enthalten immer wieder Derivationen der Merkmale von Männlichkeit und Weiblichkeit aus den Merkmalen des Koitus. So ist die Zuschreibung von Aktivität und Passivität zu Mann und Frau in unserer Kultur ein Vorgang, der von den Praktiken des Geschlechtsverkehrs kaum losgelöst gedacht werden kann. Die Konnotationen zwischen Phallus und Waffe, Sperma und Geschoß, Penetration und gewaltsamer Verletzung, Ejakulation und Schuß sind ebenso verbreitete, bis in die Alltagssprache hinein nachweisbare Denkverbindungen, wie zwischen Vulva und der verschlingenden, gefahrvolldunklen Höhle, die die Psychoanalyse gezeigt hat.

Es dürfte nicht ganz abwegig sein, wenn das Männliche einen erheblichen Teil seiner Selbstsicherheit kulturell aus der Vorstellung bezog und bezieht, im Sexualakt, aber eben auch im Zeugungsakt, der eigentlich handelnde, aktive, dominierende und vor allem entscheidende Part zu sein. Es ist nun mit einiger Sicherheit so, daß sich bei einer Verallgemeinerung von Fertilisationstechniken wie im Falle der In-vitro-Fertilisation durch die Verschiebung der letztendlichen Entscheidungsgewalt über Leben oder Nicht-Leben in die Kompetenz der Frau ein massives Identitätsproblem für den Mann in seiner Rolle als Zeuger abzeichnet. Die narzißtische Kränkung, der ein Mann dadurch unterworfen wird, daß sein Part aus der künftigen Kindschaft mit einem Akt der Selbstbefriedigung, also einer monologischen Betätigung an sich selbst, ohne Gegenüber, erledigt ist, dürfte schwer korrigierbar sein. Das ist gerade aus weiblicher Sicht schwer verständlich, weil eine Frau durch die Schwangerschaft auf das engste mit ihrem Kinde verwächst. Doch zeigt ein Blick auf andere Kulturen, daß die ohnedies schon schwer erträgliche Verbindungslücke zwischen dem Fakt des Samenergusses und der Entstehung eines Kindes immer wieder zu schließen versucht worden ist.

In diesem Sinne wird bei besonders frühen Kulturen ein Zusammenhang zwischen dem Geschlechtsakt und der Schwangerschaft nicht selten geleugnet, sondern die Schwangerschaft als Folge kultischer Akte gedeutet, die an den Frauen vollzogen werden, so daß sich die Frage einer Zeugungskonkurrenz zwischen Mann und Frau gar nicht stellt. Oder es wird das Ejakulat als die Nahrung eines latent schon vorhandenen Embryos gedeutet. Oder wir finden in einer Hochkultur wie im Beispiel des vedischen Kultes eine völlige Umdeutung des eigentlichen Zeugungsvorganges. Da das grundlegende Trauma des Mannes, unter Umständen nicht der Vater seiner Kinder zu sein, aus der sinnlichen Diskontinuität zwischen Zeugung und Geburt resultiert (der Mann sieht nicht, daß sein Samen zur Entstehung eines bestimmten Kindes führt), muß die Vaterschaft des Mannes erst behauptet, das heißt rituell gesetzt werden. Dieses geschieht bei den Brahmanen beispielsweise dadurch, daß sie im Falle eines Sohnes diesen als die Wiedergeburt seines Vaters deuten. Sie nehmen an, daß der Vater im Augenblick der Ejakulation erst als Zeuger geboren wird und daß er einen Embryo, sich selbst, in den Schoß der Frau pflanzt.

Bei der In-vitro-Fertilisation wird die männliche Identitätskrise, wie gezeigt, virtuell verschärft. Dabei ist letztlich gar nicht so sehr das Argument der medizinischen Zeugungssituation relevant als vielmehr der Umstand, daß die latente Unsicherheit über die eigene Identität als Vater gegenüber dem späteren Kind durch keinen Ritus beseitigt wird.

Aus der antiken Rechtspraxis kennen wir den Ritus der Kindesaufnahme durch den Vater. Er akzeptierte es als sein Kind, ja, als Mensch erst dadurch, daß er es vom Boden aufnahm, wohin man das Neugeborene gelegt hatte. Tat er das nicht, weil er etwa an der Treue seiner Frau Zweifel hatte, dann war das Schicksal des Kindes besiegelt. In jedem Falle war die väterliche Identität des Mannes gesichert.

In unserer Kultur gibt es den Akt der Kindesannahme als Identitätsstabilisation nicht mehr. Seit dem Code Napoléon und dem Preußischen Landrecht von 1794 gilt: »Pater est, quem nuptiae demonstrant.«[211] Die Entscheidung darüber, ob einer Vater ist oder nicht, liegt also bereits seit 200 Jahren in den Händen der Frau, das heißt die Identität des Mannes als Vater ist eine Funktion der weiblichen Entscheidung und unter Umständen eben auch ihrer Willkür.

Ich möchte an dieser Stelle nicht weiter ausführen, inwieweit diese Tendenzen, die mit dem Beginn der Neuzeit nachweisbar sind, als Bestandteile eines Prozesses zu deuten sind, in dem sich unsere Kultur in eine matriarchale verwandelt. Immerhin zeigt sich an zahlreichen Momenten, daß der Gewalt der Frau bzw. der Mutter in bezug auf die Kinder der Primat eingeräumt wird, wenn man etwa einmal daran denkt, daß nur in 6 % aller Sorgerechtsstreitigkeiten dem Vater das Sorgerecht über seine Kinder zugesprochen wird. Oder man denke an die Feminisierung des Erzieherischen, wie sie sich in der Okkupation erzieherischer Berufe durch Frauen seit dem Ende des

211 = »Der Vater ist derjenige, den die Beischläferinnen benennen.«

19. Jahrhunderts ausdrückt. Eine medizinische Praxis hat daran *nolens volens* ihren Anteil, wenn sie gezwungenermaßen die Frau zur Hauptperson des Vorgangs künstlicher Fertilisation macht.

5.3 Zurück zum Selbstschöpfungsglauben?

Wenn man die Implikationen medizinischer Fertilisationstechniken einmal insgesamt betrachtet, dann gehören dazu also:

– eine Tendenz zur Vergöttlichung des Kindes;
– eine Tendenz zur Überdetermination des Mütterlichen;
– eine Tendenz zur Unterdetermination des Väterlichen;
  und
– eine Tendenz zur Elimination des Gedankens an die Tatsache der eigenen Sterblichkeit.

Alle diese Implikationen werden nicht erst durch die beschriebenen medizinischen Techniken erzeugt, sondern sie liegen im historischen Prozeß der Infantilisierung und Feminisierung unserer Kultur sowie in der phantasmatischen Verfolgung des ewigen Lebens auf Erden längst vor, beginnend mit der einsetzenden Neuzeit. Dieses ist ein *erster* Grund dafür, nicht in die Klage derjenigen einstimmen zu wollen, die mit der Perfektionierung von Fertilisationstechniken das Abendland untergehen sehen. Zugespitzt formuliert: Dieses ist längst geschehen.

Zweitens gibt es, anders als vielleicht noch im 18. Jahrhundert, keine gemeinsame Weltanschauung mehr, vor deren Hintergrund in *einer* Kultur die Ablehnung solcher Techniken begründet werden könnte. Aber selbst wenn dem so wäre, würde der Schritt über die Grenze zu anderen, inzwischen in den rasanten Zivilisationsprozeß einbezogenen Kulturen medizinische Fertilisation unter Umständen geradezu wünschenswert erscheinen lassen, wie das Beispiel Chinas zeigt. Dieses ist ein Land, das mit der Bestrafung und Besteuerung von Mehr-Kind-Familien noch nach sozialen und eben nicht medizinischen Regelungstechniken für seine Bevölkerungsentwicklung sucht.

Drittens ist der Zusammenhang zwischen ökonomischen Verwertungsinteressen und der Medizin so eng, daß der so mutige wie achtenswerte Vorschlag auf ein Moratorium realitätsfremd ist. Das höchste, was seine Umsetzung erzielen kann, ist die Separierung der

Ärzteschaft in zwei Teile, solche, die sich an Fertilisationstechniken beteiligen, und solche, die dieses eben nicht tun. Es kann aber auch gar nicht die Aufgabe einer kulturanalytischen Betrachtung eines Phänomens wie der künstlichen Befruchtung sein, Verhaltensratschläge für die Betroffenen zu entwickeln, seien sie nun Mediziner oder Patienten. Die Erläuterung der Implikationen solcher Verfahren, aber eben nicht nur ihrer, könnte allenfalls eine Hoffnung, einen Wunsch wachrufen, nämlich den, daß die technische Entwicklung auf diesem Gebiet die Veränderung der mythischen Grundlagen unserer Kultur nicht überholt und auf diese Weise ein Sinn-Vakuum hinterläßt. Denn das welt-deutende und welt-verändernde Bewußtsein der Mitglieder einer Kultur benötigt Mythen zu seiner Orientierung. Für den vorliegenden Problemkomplex bedeutet dies, daß jahrtausendealte Selbstverständlichkeiten nicht zerstört werden können, ohne daß neue Vorstellungen mythisch gestützt würden.

So wird die faktisch sich vollziehende komplementäre Bedeutungsverschiebung von Mutter- und Vaterschaft eine Stützungstheorie benötigen, die belegt, daß zum Beispiel die Mutter zwar ungeheuer wichtig sei, daß aber der Vater seinen Identitätsverlust durch eine Beteiligung an Pflege und Aufsicht der Kinder ausgleichen könne. Das ist und wird ja auch leicht gesagt, es benötigt aber Generationen, bis diese Geschlechtsdifferenz verschwunden sein wird.

Gleiches gilt für den weiteren Abbau aller Reminiszenzen an die Sterblichkeit des Menschen. Die Medizin bzw. ihre Publikationsorgane wie Illustrierte und Fernsehen werden noch intensiver den einstweilen unhaltbaren Glauben nähren müssen, mit einer sukzessiven Verbesserung der Gesundheitsfürsorge werde der Mensch eines Tages unsterblich sein, wenn auch einstweilen nur in der Form seines tiefgefrorenen genetischen Materials. Und schließlich wird der prometheische Habitus des Menschen-machen-Könnens einer mythischen Stützung bedürfen. In der Gestalt einer in diesem Jahrhundert einzigartigen Vergöttlichung der Kinder findet eine derartige Stützung bereits statt, ohne daß In-vitro-Fertilisation bereits zum Normalfall geworden wäre. Umgekehrt stützt die Möglichkeit dieser künstlichen Befruchtung selbst ihrerseits wiederum den Mythos von der Besonderheit der Kinder, ihrer besonderen Schutzbedürftigkeit, der in seiner jetzigen Breite ja erst 200 Jahre alt ist.

Just an dieser Stelle ist indessen eine Gefahr zu sehen, die als einzige real erscheint, über die aber nirgendwo geschrieben wird, wenn über ethische oder moralische Bedenken gegenüber der neuen Fertilisationstechnik gesprochen wird: In dem Maße, in dem die In-vitro-Fertilisation und verwandte Verfahren einen neuen Schöpfungsmythos begründen, der das junge Leben vergöttlicht, könnten sie der Suggestion nachgeben, das alte Leben sei um so wertloser geworden, als daß die Zeugung immer neuen Lebens nur eine Frage der Technik sei. Es ist dieses ein alter Menschentraum und -wahn zugleich, nämlich der von der Autochthonie des Menschen, von seiner Selbstschöpfungskraft, gegen den schon der Ödipus-Mythos vorgeht. Die Ideenträger der alten Kulturen wußten, warum sie das taten. Hätten sie nämlich den Gedanken an die Schöpfung menschlichen Lebens ohne einen Gott zugelassen, dann hätten sie keine Schranke mehr installieren können, die es dem Menschen verbietet, auch über die andere Seite des Lebens zu entscheiden, den Tod.

Dies ist das Kernproblem der Überlegungen zum gesamten Komplex der Gentechnologie, das sich natürlich bei der Schaffung wirklich neuen Lebens viel nachhaltiger stellt. Die Kulturen dieser Welt verfügen über keinen universellen Mythos, der das eine, die Zeugung des Lebens, als zulässig erklärte und dabei gleichzeitig das andere, die Vernichtung des Lebens, unzweifelhaft verböte. Deshalb gehört In-vitro-Fertilisation demselben Diskurs an wie Abtreibung und Sterbehilfe. In allen Fällen geht es um eine »Leistung« der Medizin, die deren Grenzen überschreitet und das Feld der Theologie betritt. In ihrer autochthonen Vorstellungswelt gibt es keinen Platz mehr für das Denken eines Lebens und eines Todes, die nicht aus Menschenhand und -kopf entstehen. Die Implikationen, die dieses Denken für das außermenschliche Leben, die sogenannte Natur, hat, sind bereits global zu studieren.

6. Die Anti-Cholesterin-Kampagnen

6.0 Als der Nachbar starb

Ich erinnere mich noch genau. Der Nachbar kam, wie jeden Morgen, an einem Sonntagnachmittag zum Kaffee und blieb bis zum Abend. Es muß in der Mitte der 60er Jahre gewesen sein. Vielleicht ein bißchen früher oder später. Jedenfalls gab es »Wochenendstuten«, wie in Westfalen auf dem Lande ein süßes Weißbrot mit Rosinen genannt wird, das man zum Kaffee ißt und dick mit »guter« Butter bestreicht. Der Nachbar lehnte ab. Er war beim Arzt gewesen, und der hatte ihm mit dem Tode gedroht, wenn er nicht Einhalt machen und den Verzehr von Butter, Milch, Eiern, Fleisch und vielem anderen gänzlich einstellen würde, was das Leben lebenswert oder doch wenigstens das Essen genießenswert macht. Er erzählte von einer Blutuntersuchung, die der Arzt, den er wegen einer Prellung aufsuchte, unnötigerweise gemacht habe, mit dem Ergebnis, er habe zuviel Fett im Blut. Und überhaupt, er sei zu dick. Er sei doch immer so gewesen. Aber nun sei er krank.

Der Nachbar blieb wie immer bis zum Abend, aß aber auch zu Abend nicht sein obligates Schinkenbutterbrot, sondern eingelegten Kürbis, süßsauer. Er ging früh, und alle wußten, etwas ist anders geworden. Es blieb anders. Der Nachbar kam zwar weiter einmal im Monat an einem Sonntagnachmittag herein, aber es gab keinen Stuten mehr und keine gute Butter und keinen Schinken. Er hatte seine Räucherkammer abgebrochen und eine Naßzelle daraus gemacht. So hielt die Hygiene Einzug auf dem Hof des Nachbarn, und die Medizin; aber der Tod kam doch: Ein paar Jahre später fand ihn eines Morgens, als er nach ihm schauen wollte, weil er vom Melken nicht zurückkam, der Sohn, im Stall zwischen seinen Tieren, mit, so oder so, gebrochenem Herzen.

Zum Selbstverständnis der medizinischen Profession jener und gewiß auch dieser Zeit gehörte es zu behaupten, daß die ärztlich verordnete Diät dem Nachbarn einige Lebensjahre geschenkt habe, aber das glaubten die Leute nicht, die kamen, um den buttrigen Beerdigungskuchen zu essen. Wenn er nur weiter gegessen hätte, so befanden die meisten, dann würde er wenigstens noch etwas gehabt haben von seinem Leben, und einige sagten sogar, halblaut, er sei gestorben, weil er nicht mehr ordentlich gegessen habe. Hätte der Landarzt, der dem Leichenschmaus beiwohnte, zugehört, dann hätte er vermutlich geschwiegen; wäre er der Stadtarzt gewesen, den der Nachbar aufgesucht hatte und der auf ländlichen Beerdigungen keinen Butterkuchen zu essen pflegt, weil man ihn nicht einlädt, dann hätte er wohl behauptet, der Nachbar könne noch leben, wenn er ihn eher aufgesucht hätte, ja, wenn er sein ganzes Leben auf Butter und Schinken, auf Sahne und Kuchen, auf Eier, Kaviar und Austern verzichtet hätte. (Letzteres aß der Nachbar ohnedies nicht; aber die Erwähnung zeigt, daß das Cholesterin-Verbot als universelles gedacht ist.)

Weil wir aber nicht wissen können, ob der Nachbar noch leben würde, wenn er sich an die Anweisungen des Arztes gehalten hätte, ist es möglich, daß die Ärzte recht haben oder daß sie nicht recht haben. (Auf diesem Umstand beruht übrigens ein Teil ihrer gesicherten Position.) Wenn wir wissen wollen, ob Cholesterin gefährlich ist, können wir nicht das Leben und Sterben des Nachbarn und der anderen Herztoten betrachten. Denn die gehören der Wirklichkeit an, von der wir niemals sagen können, wie sie denn dann wäre, wenn sie nicht so wäre, wie sie ist. Wir können also nur betrachten, was über die Wirklichkeit *gesagt* wird, von der wir niemals wissen, wie sie wäre, wenn sie nicht so wäre, wie sie ist. Wir schauen also den *Diskurs*, an, den Cholesterin-Diskurs, so wie wir den Aids-Diskurs beobachtet haben oder den über In-vitro-Fertilisation.

Während nämlich Mediziner über das zu schreiben behaupten, von dem sie zu wissen behaupten, wie es wirklich ist, kann im folgenden nur über das geschrieben werden, wovon Mediziner schon schrieben und behaupteten, sie wüßten, wie es wirklich ist. Ich weiß nicht, wie es wirklich ist mit den Folgen eines überhöhten Blutfettspiegels. Aber ich weiß, daß die Mediziner es auch nicht wissen. Und ich möchte gern untersuchen, warum der ärztliche Diskurs über das Cholesterin immer neue Wirklichkeiten produziert, die schon zum Zeitpunkt ihrer Publikation keine mehr sind, weil ein anderer das Gegenteil erforscht zu haben behauptet. Ich gebe mich nicht mit der Erklärung zufrieden, das sei ein Resultat des medizinischen Fortschritts, es sei denn, man versteht unter Fortschritt die immer schnellere Produktion immer neuer (oder Reproduktion alter) Statements.

Es genügt mir auch nicht zu wissen, daß man mit Medizin, um mit Nietzsche zu reden, ein sehr viel Geld verdienendes Wesen werden kann und daß die Entdeckung oder Erfindung einer Krankheit, die jährlich Millionen von Menschen zur morgendlichen Blutabnahme und zum Belastungs-EKG treibt, ein ebenso reicher Segen für die Ärzte ist wie eine Grippeepidemie für die Apotheker. Man hat so etwas Ideologiekritik genannt, aber das liefert bei aller Richtigkeit im Detail keine ausreichende Erklärung. Denn die Suggestion, man sei krank, gelingt nur dann, wenn die Menschen krankheitsbereit sind.

Ich hege vielmehr die Vermutung, daß der Cholesterin-Diskurs nur deshalb (für die Mediziner) so erfolgreich verlaufen konnte, daß es nur deshalb gelang, innerhalb weniger Jahre Millionen von Menschen von Gesunden zu Kranken zu transformieren, weil damit ein Bedürfnis erfüllt wird, das mit einem gesunden Körper gar nichts zu tun hat, und weil damit ein mythisch tief verankertes Bild beschworen werden kann, das für die Menschen nach der Aufklärung von großer Bedeutung ist. Wenn man diese Spur verfolgen will, ist es vonnöten, den erstaunlichen und widersprüchlichen Verlauf des Cholesterin-Diskurses nachzuzeichnen.

6.1 Die Fettspur

Sieht man einmal von den Menschen ab, die jedem Schulmediziner skeptisch gegenüberstehen und den Homöopathen bevorzugen oder den Astrologen, so darf man heute konstatieren, daß Nachrichten über ischämische Herzkrankheiten[212] sich von der seriösen bis zur Regenbogenpresse großer Beliebtheit und vor allem Glaubwürdigkeit erfreuen. Das liegt vermutlich daran, daß der Herztod statistisch immer noch als die häufigste Todesursache dargestellt wird und daß jede Nachricht über die Entdeckung neuer Risikofaktoren für diese Todesart, einschließlich einer Empfehlung zu ihrer Abwendung, Lebensverlängerung verspricht.

---

212 Weit gefaßter Sammelbegriff aus dem englischen Sprachraum für verschiedene Herzkrankheiten, zu denen auch Koronarkrankheiten, also Erkrankungen der Herzkranzgefäße, gehören sowie der Myokard- bzw. Herzinfarkt.

In die Rolle eines öffentlichkeitswirksamen Themas gelangte das Cholesterin allerdings erst nach 1961. In diesem Jahr erschien eine Studie von Connor und anderen[213], in der sie die Ergebnisse eines Experiments an männlichen Gefängnisinsassen veröffentlichten. Diese waren zwölf Wochen lang über einen Magenschlauch mit exakt kontrollierten Nahrungsbestandteilen versehen worden, um den Einfluß cholesterinhaltiger Kost auf den Cholesterinspiegel im Blut messen zu können. Das Ergebnis:

Der Mensch produziert nicht nur körpereigenes Cholesterin, sondern nimmt solches auch über die Nahrung auf, dieses allerdings nur im Rahmen einer individuell unterschiedlichen Resorptionskapazität, eine Tatsache, die heute ein wenig in Vergessenheit geraten ist. Die Veröffentlichung von Connor und anderen stand am Ende einer langen Kette kontroverser Auffassungen zu dieser Frage, die bis in das 18. Jahrhundert zurückreicht. Diese Diskursgeschichte ist zwar im Vergleich mit dem, was nach 1961 geschah, ausgesprochen ruhig verlaufen. Doch auch schon sie war voller Widersprüche.

So beginnt diese Geschichte eigentlich mit ersten Versuchen zur Löslichkeit und Substanzbestimmung von Gallensteinen[214] zwischen 1769 und 1794, die fälschlich für Fettwachs gehalten wurden. 1815 entdeckte Chevreul eine davon abweichende Eigenschaft und schloß daraus, daß es sich bei der Gallensteinsubstanz um einen eigenständigen Stoff handeln müsse, dem er den griechischen Kunstnamen »Cholesterin« (wörtlich »feste Galle« aus χολη und δτερεοξ) gab. Damit, und das ist wichtig, steht am Anfang des Cholesterin-Diskurses eine Lokalisierung des Cholesterins nicht im Herz-Kreislauf-System, sondern im Verdauungstrakt.

Bezeichnenderweise wird diese Konnotation im Terminus »Cholesterin« bis in die 70er Jahre dieses Jahrhunderts tradiert, und zwar in einer falschen Etymologie, wie man noch 1972 im Pschyrembel, dem meistbenutzten klinischen Wörterbuch, lesen kann. Dort wird Cholesterin als Gallenfett übersetzt, indem man die Komponente »-sterin« aus δτεαρ (= Fett, Talg) ableitet. Dieses darf nicht als philologischer Fehler unkundiger Autoren mißverstanden werden, sondern die Vermischung von »Sterin« mit »Stearin« zeugt von einer Assoziation, durch die der Cholesterin-Diskurs in der Mitte des

213 vgl. Connor u. a. 1961.
214 vgl. zur Geschichte der Cholesterin-Entdeckung: Neuhausen 1977.

19. Jahrhunderts, wo diese fehlerhafte Etymologie einsetzt[215], bis heute gekennzeichnet ist: daß es sich bei der todbringenden Substanz um ein Fett handelt, das aufgrund bestimmter Faktoren im Körper des Patienten (und in der Volkswirtschaft, worauf immer wieder hingewiesen wird) einen Schaden anrichtet.

Dabei war spätestens 1843 deutlich, daß dieser Schaden nicht auf den Ort beschränkt blieb, an dem das Cholesterin entdeckt wurde, auf das Verdauungssystem, sondern daß die von der Atherosklerose gezeichnete Aorta Cholesterin-Ablagerungen aufweist.[216] Das bedeutet, daß ein Zusammenhang hergestellt wird zwischen dem Leiden eines Organs, des Herz-Kreislauf-Systems, und der dysfunktionalen Tätigkeit eines anderen, des Verdauungssystems. Nun handelte es sich aber nicht um zwei beliebige Organe, die derartig funktional verknüpft wurden, sondern erstens um ein solches, dem mythologisch ein besonders hoher Rang zukommt, das Herz, und zweitens ein wegen seiner exkrementalen Funktionen »niederes« Organ, das dem ersten schadet.

Diese Besonderheit spiegelt sich zum Beispiel in der Bezeichnung des Cholesterins als »sündhaftem Stoff«[217] oder in der Vorstellung, daß das Cholesterin geistige Erkrankungen wie Epilepsie verursache[218], daß wegen des Vorkommens von Cholesterin in der Tränenflüssigkeit Weinen eine hygienische Funktion habe[219] oder daß der Genuß von Milch, Eiern und Butter zu derartigen zentralnervösen Erkrankungen führe.[220] Durch diese Warnung wird der Diskurs erweitert. Es wird der Verdacht geäußert, daß die Erkrankung der »höheren« Organe nicht durch irgendeine Dysfunktion der niederen verursacht werde, sondern durch eine vom Patienten verschuldete (der »sündhafte Stoff«).

Vor diesem Hintergrund verwundert es nicht, daß die Untersuchungen über eine möglicherweise lebenswichtige Funktion des Cholesterins eine vergleichsweise bescheidene Rolle einnehmen. Zwar war seit 1866/76 bekannt, daß das Cholesterin eine bedeutende Rolle bei der Bildung des Zellprotoplasmas, also beim Aufbau des

215 vgl. z. B. Kuehn 1828, Virchow 1854.
216 vgl. Vogel 1843, S. 101 f.
217 vgl. Müller 1876.
218 vgl. Flint 1897, S. 753.
219 vgl. Salisbury 1863, der darin den Sinn vieler Sprichwörter erklärt findet.
220 a. a. O.

Körpers überhaupt, spielt[221] und daß Cholesterin möglicherweise antitoxische, also entgiftende Funktionen habe[222], jedoch wurde diese Funktion in der Regel vernachlässigt. Dabei fällt auf[223], daß die kontinentalen Untersuchungen, die Cholesterin eher als Schutzstoff auffaßten, seit dem Beginn des 20. Jahrhunderts bald durch US-amerikanische Untersuchungen überwuchert wurden, die sogar so weit gingen, dem Cholesterin karzinogene Eigenschaften nachzusagen.[224]

Die durch die US-Medizin initiierte Schadstoff-Konzeption des Cholesterins setzte sich durch und führte in den 20er Jahren zu zahlreichen Untersuchungen des früh behaupteten Zusammenhangs zwischen Cholesterin-Präsenz im Körper und der Entstehung von Atherosklerose. Dieses ist die Phase, in der der Beitrag russischer Mediziner eine besondere Rolle gespielt hat. Sie schrieben aufgrund von Experimenten mit Kaninchen dem Cholesterin die Hauptfunktion bei der Atheroskleroseentstehung zu und übertrugen die Resultate im Analogieschluß auf den Menschen.[225] In den erwähnten Experimenten von Connor und anderen fand diese Annahme dann eine gewisse Bestätigung. Die erste große Etappe des Cholesterin-Diskurses nimmt hier deshalb ihren Abschluß, weil von diesem Zeitpunkt an die Denkstruktur: »schädlicher Stoff aus den ›niederen‹ Organen bedroht über falsche Ernährung ›höhere‹ Organe« nicht wieder aufgegeben wird. Es beginnt eine nachhaltige Aufmerksamkeitskonzentration auf die Rolle einzelner Nahrungsmittel, und es beginnen massive Versuche des diätetischen Eingriffs in die Ernährungsgewohnheiten der Menschen.

6.2 Empirie und Normkonzepte

In dieser zweiten Etappe wird an die Vorstellung vom »sündhaften« Cholesterin, ja, von der »perversen Ernährung«[226] angeknüpft. Die hohe Aufmerksamkeit für das Phänomen der Atherosklerose wird sowohl auf eine Verschiebung in der Todesursachenstatistik als auch

221 Die Zellmembranen enthalten Cholesterin; vgl. Beneke 1866 und Beneke 1876.
222 vgl. Windaus 1909, S. 238.
223 vgl. Neuhausen a. a. O., S. 22 f.
224 vgl. Robertson/Burnett 1912 a u. b, 1913.
225 vgl. Anitschkow 1925.
226 Lobstein 1835, S. 474.

auf tatsächliche Veränderungen in der Ernährungspraxis der westlichen Industrienationen zurückgeführt.[227] So dominierten bis in die 40er Jahre in der Sterblichkeitsstatistik die Infektionskrankheiten, und der schlechte Ernährungsstatus der Nachkriegszeit ließ den Gedanken an eine schädliche, weil zu reichliche Ernährung kaum aufkommen. Im Gefolge der Wiederaufbauphase besonders in der Bundesrepublik Deutschland rückte dann die Atherosklerose aber nicht nur als »Managerkrankheit«, sondern auch als Produkt der »Freßwelle« in den Vordergrund. 1970 konstatierte der Gesundheitsbericht der Bundesregierung eine Steigerung der Mortalität an ischämischen Herzkrankheiten von 1955 bis 1967 um 34 %.[228] Die zweite Phase des Cholesterin-Diskurses ist also auch eine Zeit für epidemiologische Untersuchungen. In den USA wurden und werden mehrere hundert Millionen Dollar in Aufklärungskampagnen investiert, welche die Bevölkerung zu verändertem Verhalten veranlassen sollen. Nur sehr vereinzelt wurde Kritik an den Forschungsmethoden und -resultaten formuliert, die trotz ihres grundlegenden Charakters, wenn überhaupt, dann nur zu geringfügigen Irritationen von Patienten und Ärzten in der Praxis geführt hat. Als Einwände sind vorgetragen worden[229] beziehungsweise wären vorzutragen:

Erstens: Bei retrospektiven epidemiologischen Studien, bei denen die Daten von Herz-Kreislauf-Toten rekonstruiert werden, besteht eine hohe Unsicherheit hinsichtlich der Datenqualität (Diagnoseunsicherheit niedergelassener Ärzte und so weiter). So ist nach Glatzel[230] die Zahl sachgerecht obduzierter Patienten entschieden zu gering, um daraus gültige Schlüsse ziehen zu können; ähnliches gilt für klinische Befunde. In nur 45 % aller Todesfälle stimmte mit der Diagnose »Myokardinfarkt«[231] die klinische Diagnose mit dem Obduktionsbefund überein[232]; mithin wären 55 % aller Infarktdiagnosen falsch gewesen. Ebenso sind nach Williams 27 % bis 67 % aller Totenschein-Diagnosen falsch.[233] Schließlich kann ein großer Teil vermeintlicher Steigerungen von Infarkttoten auf Verschiebungen der

227 vgl. Neuhausen a. a. O., S. 78 f.
228 vgl. Gesundheitsbericht 1970.
229 vgl. dazu auch Glatzel 1978 und Neuhausen 1977.
230 vgl. Glatzel 1978.
231 Herzmuskelinfarkt
232 vgl. Heasman in: Glatzel 1978, S. 7.
233 vgl. a. a. O., S. 5.

Nomenklatur zurückgeführt werden. Das heißt zum Beispiel, daß heute Todesursachen als koronar bedingt interpretiert werden, die vor zehn oder 20 Jahren als Herzklappenfehler gedeutet wurden, was aus der Zunahme der ersten Todesursache und der im gleichen Umfang festzustellenden Abnahme der zweiten geschlossen werden kann.

Zweitens: Bei prospektiven epidemiologischen Studien bleibt die Unsicherheit, ob alle für einen möglichen künftigen Verlauf der Erkrankungen relevanten Variablen erfaßt werden. So ist es denkbar, daß es unbeachtete und unbekannte Faktoren gibt, die die schädliche Wirkung des Cholesterins neutralisieren, denn es sterben ja keineswegs alle atherosklerotischen[234] Menschen an dieser Krankheit. Außerdem kann von einer ernährungsbedingten Zunahme von Koronarsklerosen deshalb nicht prospektiv auf eine künftige Zunahme von Herzinfarkten geschlossen werden, weil keineswegs jede Koronarsklerose[235] zum Infarkt führt. So verzwölffachte sich die Zahl der Herzinfarkte in Hamburg von 1945 bis 1953, während die Zahl der Koronarsklerosen gleich blieb. So wurde ein weiteres Mal die Theorie von der ernährungsbedingten Genese des Herztods problematisch, da in diesem Zeitraum von der sogenannten Freßwelle tatsächlich keine Rede sein konnte.[236]

Drittens: Bei Interventionsstudien, in denen eine Versuchsgruppe über einen längeren Zeitraum eine Diät erhielt, eine Kontrollgruppe jedoch nicht, stellte sich eine höhere Mortalität der Kontrollgruppen heraus. Da die Diät aber nicht nur eine Senkung des Serum-Cholesterinspiegels bewirkte, sondern auch zahlreiche andere Veränderungen im Körper hervorrief (zum Beispiel Gewichtssenkung, Blutdrucksenkung), bleibt unsicher, ob die günstigere Prognose für die Versuchsperson überhaupt auf die Senkung des Serum-Cholesterins zurückgeführt werden darf.

Viertens: Bei epidemiologischen Untersuchungen können also nur Korrelationen zwischen Serum-Cholesterin und Mortalität untersucht werden, die häufig fälschlich als kausal interpretiert werden. So läßt sich beispielsweise die Behauptung aus dem Gesundheitsbericht der Bundesregierung[237] *ad absurdum* führen, jeder dritte Todesfall sei auf eine ernährungsbedingte Krankheit zurückzuführen.

234 = Verschluß einer Arterie
235 = Verschluß von Herzarterien
236 vgl. Glatzel a. a. O., S. 13.
237 a. a. O.

Da fast jede Krankheit zumindest teilweise mit ernährungsspezifischen Faktoren verknüpft ist und da viele Menschen an mehreren Krankheiten leiden und schließlich sterben, käme man bei geeigneter Definition auf eine Prozentzahl von über 100 % ernährungsbedingter Krankheiten.[238]

Fünftens: Die Definition eines wie auch immer erhöhten Serum-Cholesterinspiegels als Risikofaktor ist problematisch. Es bleibt nämlich unklar, ob das Cholesterinniveau Ursache oder nur Indikator für einen anderen Faktor ist, der als eigentliche Ursache atherosklerotischer Wirkungen angesehen werden muß. In diesem Falle wäre eine Behandlung des »erhöhten« Serum-Cholesterinspiegels geradezu falsch, weil es sich um eine Korrektur eines Symptoms handelte.[239] Dieses Risikokonzept begünstigte auch im Aids-Diskurs schwerwiegende Irrtümer, wenn aus dem Umstand, daß Gruppen mit bestimmten Sexualpraktiken im höheren Maße Aids-infiziert sind als andere, geschlossen wird, daß beispielsweise Homosexualität kausal mit einer höheren Aids-Anfälligkeit verknüpft sei.

Sechstens: Bei der Festlegung »normaler« Serum-Cholesterinwerte werden statistische und normative Werte miteinander verwechselt. So empfiehlt noch 1984 eine Expertenkommission des »National Institute of Health« der USA nationale Maßnahmen zur Senkung der Cholesterinkonzentration auf 180 mg/dl für Personen unter 30 Jahre und auf 200 mg/dl für Personen über 30 Jahre.[240] Ein solcher Wert beansprucht, ein »normativer«, wünschenswerter Normalwert zu sein, der eine günstige Gesundheitsprognose verspricht. Der statistische Normalwert (= Mittelwert) liegt aber für 40 bis 59 Jahre alte Männer bei 242 ± 49 mg/dl. Danach ist, statistisch gesehen, praktisch die gesamte Weltbevölkerung dieser Altersgruppe krank. Und in der Tat behaupten überzeugte Vertreter des Cholesterin-Senkungs-Konzepts, daß die Grenze zwischen normal und pathologisch »fließend« sei.[241] Bei einer solchen normativen Auffassung wird aber das Konzept eines gesunden Körpers aufgegeben, das sich aus einer Naturbeobachtung speist. An seine Stelle tritt ein Optimierungskonzept, dessen oberste Norm die Verlängerung des Lebens bzw. die nationalökonomische Nutzungserweiterung des Individuums darstellt.

Der »normale« Mensch ist übernatürlich, der empirische Mensch ist

238 vgl. Gesundheitsbericht 1970, S. 10.
239 Glatzel a. a. O., S. 26.
240 vgl. Schwandt 1985, S. 62.
241 vgl. Hartmann/Stähelin 1984, S. 56.

immer krank, und – die Medizin muß jeden behandeln. Ein ähnliches Problem stellt die Formulierung von »Normalgewichten« oder »Idealgewichten« dar. Solche Normierungen definieren eine aus welchen Gründen auch immer wünschenswerte Zufuhr von Nahrungsmitteln[242], nicht aber einen individuellen Bedarf, der ganz unterschiedlich und unter anderem von der individuellen Körperkonstitution (nicht nur »schwere Knochen«), aber auch von außermedizinischen Werten abhängig sein kann. Zu diesen gehört auch die Lebensqualität, die durch Nahrungsaufnahme für viele steigerbar ist. Schlicht gesagt: Essen kann Freude machen und muß dieses auch machen dürfen.

Die Liste ließe sich verlängern. Auch für einen mit empirischen Methoden nur wenig Vertrauten ist die Triftigkeit vieler Einwände unmittelbar einsehbar. Kaum anders ist der Umgang zahlreicher Untersuchungen mit der normativen Logik zu beurteilen. Wenn man nicht unterstellen will, daß massive Fehlschlüsse auf mangelnder Kenntnis einfachster statistischer Forschungsmethoden beruhen, dann muß man fragen, was die Produktion und vor allem die Rezeption zum Teil kruder Korrelationsannahmen zwischen dem Blutfett der niederen Organe und der Bedrohung der höheren Organe begünstigt. Dabei ist ein Blick auf die vorläufig letzte Etappe des Cholesterin-Diskurses erforderlich.

6.3 Die diätetische Offensive

Diese Etappe setzt in der Mitte beziehungsweise am Ende der 70er Jahre ein und ist durch eine offensive, wenn nicht aggressive Redeweise gekennzeichnet. Das spiegelt sich zum Beispiel darin, daß Autoren eines Einführungswerkes in die Hyperlipidämie[243] Zweifler geradezu bedrohen und verdächtigen:

»Es handelt sich z. B. nicht um eine Streitfrage, ob das Serum-Cholesterin für die Atherosklerose und den Herzinfarkt prognostische Bedeutung hat; wer derart etablierte Fakten nicht zur Kenntnis nimmt, ist entweder unbelehrbar oder vertritt spezielle Interessen.«[244]

---

242 vgl. Glatzel a. a. O., S. 27.
243 = Erhöhung des Lipidanteils im Blut
244 Hartmann/Stähelin a. a. O., S. 10.

Eine ähnliche Angriffslust zeigt sich im übrigen darin, wie die sogenannte »Compliance«, die Bereitwilligkeit des Patienten zur Kooperation mit dem Arzt, gesteigert werden kann. So beklagt zum Beispiel Christine Klapp[245] in ihren Überlegungen zur »Führung (sic!) von Patienten mit familiärer Hypercholesterinämie« unter anderem, daß nur 37% der Patienten dieser Krankheit bereit seien, eine Infarktgefährdung zu sehen[246], und daß die medizinische Erwartung einer »depressiv-resignativen, verzweifelten, pessimistischen Haltung« befragter Patienten sich leider nicht erfüllt habe, sondern daß nur ein Drittel der Befragten »Angst, Bedrohung, Pessimismus und Einschränkung der Lebensfreude«[247] aufweise. Sie bezeichnet diesen Umstand als »grotesk«, als »primitiven Abwehrmechanismus«[248] und ist der Ansicht, »daß gesellschaftlicherseits an den Patienten die Erwartung gerichtet wird, daß er die Empfehlungen des Arztes befolgt«.[249]

Man wird davon ausgehen dürfen, daß solche Veröffentlichungen Ausdruck ärztlicher Omnipotenzwünsche sind, die durch eine zunehmende Enteignung der Gesundheit[250] erzeugt werden. Aber sie sind auch das Symptom einer Veränderung des Cholesterin-Diskurses in seiner dritten Phase. Denn dieser ist zum einen gekennzeichnet durch eine Akkumulation und Differenzierung medizinischer Untersuchungen, zum anderen durch ein Absinken von medizinischen Informationen über »Tatsachen« in die wissenschaftliche Diätetik und in diätetische Alltagsempfehlungen.

Was den ersten Aspekt betrifft, so hat sich in dieser Phase durchgesetzt, das fragliche Krankheitsbild nicht mehr als Hypercholesterinämie zu bezeichnen, sondern als Hyperlipidämie. Dieses hängt mit der Entdeckung zusammen, daß das »Fett« im Blut nicht nur Cholesterin enthält, sondern noch zahlreiche andere »Lipidfraktionen« (Triglyceride, Phosphatide und freie Fettsäuren) (vgl. Abb. 29 auf S. 132).[251]

Daneben weist das Serum »Lipoproteine« auf, die unter anderem differenziert werden in »very low density lipoproteines« (VLDL),

245 vgl. Klapp 1983.
246 vgl. a. a. O., S. 56.
247 vgl. a. a. O., S. 69f.
248 vgl. a. a. O., S. 56.
249 vgl. a. a. O., S. 58.
250 vgl. Illich 1975 a u. b.
251 vgl. Hartmann/Stähelin 1984, S. 16.

Die Lipidbausteine

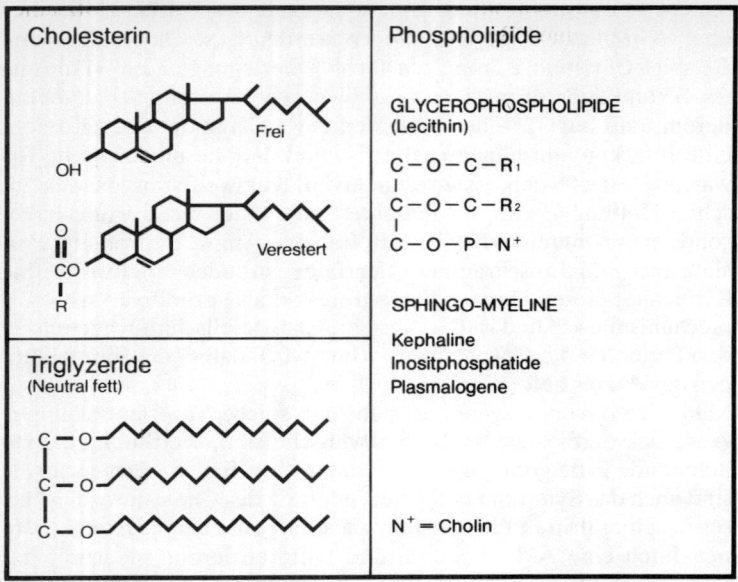

Abb. 29: Lipidbausteine

»low density lipoproteines« (LDL) und »high density lipoproteines« (HDL).[252] Diese und andere, weitaus verzweigtere Differenzierungen des »Gesamtlipids« sind deshalb von Wichtigkeit, weil diese Lipidfraktionen und Lipoproteine in einem funktionalen Wechselverhältnis zueinander stehen. Das bedeutet, sehr vereinfacht gesagt, unter anderem, daß einzelne Bestandteile des Gesamtlipids zum Beispiel eine Transport- und Abtransportfunktion für andere, bedrohlichere Bestandteile besitzen[253], das heißt, daß einzelne Bestandteile neutralisierende Wirkungen gegenüber anderen Bestandteilen haben. Diese Einsicht hat weitreichende praktische Konsequenzen: *Erstens* ist es nicht mehr sinnvoll, pauschal von einem erhöhten Serum-Cholesterinwert als atherosklerotische Bedrohung zu spre-

252 Diese Bezeichnungen beziehen sich auf die unterschiedliche Dichte der Lipoproteine.
253 vgl. Wolfram/Schlierf 1979.

chen, sondern in jedem Fall ist das Verhältnis der Subelemente zueinander zu messen, um feststellen zu können, ob etwa trotz einer »Erhöhung« eines Bestandteils nicht von seiner Neutralisierung durch andere Elemente ausgegangen werden muß.

Zweitens ist konstatiert worden, daß es bislang keine Medikamente »mit gezielter Wirkung auf den Cholesterinabbau«[254] gibt.

Drittens ist unklar, in welcher Reihenfolge bei Diäten die einzelnen Subelemente abgebaut werden, so daß theoretisch die Gefahr besteht, bei einer Diät durch eine Störung des Gleichgewichts der Elemente untereinander die schädlichen Elemente zu aktivieren, wenn etwa deren Neutralisatoren diätetisch abgebaut würden.[255]

Viertens hat sich herausgestellt, daß die Höhe des Cholesterins im Blut, nicht aber der Anteil der Serum-Triglyceride, vom Körpergewicht unabhängig ist[256], so daß auch hier eine Einschränkung gegenüber diätetischen Empfehlungen zu machen ist.

Fünftens ist bekanntgeworden, daß auch eine Steigerung der Östrogene, wie sie in der »Pille« Verwendung finden, eine Triglyceridvermehrung erzeugt. Entsprechendes gilt für eine Wirkung von Gestagenen auf das LDL-Cholesterin bei gleichzeitiger Senkung des HDL-Cholesterins.[257]

Sechstens sind Tagesdifferenzen von 50 mg/dl Cholesterin festgestellt worden. Vergleichbares gilt für den Anteil des Cholesterins in bezug auf die Jahreszeiten.[258]

Siebentens wurde eine Wirkung regelmäßigen Sports bekannt: Bei 30 Minuten Jogging an drei Tagen der Woche sinkt der Anteil der Triglyceride um 50 %, während das HDL-Cholesterin um 15 bis 25 % ansteigt.[259]

Achtens wurde die lipidsenkende Wirkung bestimmter Öle entdeckt, wie sie im Robbenfleisch und im Salm vorkommen.[260]

Neuntens fand man eine triglycerid-steigernde Wirkung von Kohlehydraten.[261]

Zehntens wurde die triglycerid-steigernde Wirkung einer Kombina-

254 vgl. a. a. O., S. 43.
255 vgl. a. a. O., S. 44.
256 vgl. a. a. O., S. 65.
257 vgl. a. a. O., S. 66.
258 vgl. a. a. O., S. 67.
259 vgl. a. a. O., S. 68.
260 vgl. a. a. O., S. 71.
261 vgl. a. a. O., S. 72.

tion aus Übergewicht und Rauchen bekannt, während das Rauchen allein die HDL-Werte senkt.[262]

Elftens wird befürchtet, daß eine »künstliche« Senkung des Cholesterinspiegels unter 200 mg/dl die Zellmembranen der weißen Blutkörperchen so angreift, daß deren Funktion im Immunsystem stark beeinträchtigt wird.[263]

Zwölftens ist die Beobachtung besorgniserregend, daß in der Gruppe der Frauen mit niedrigem Cholesteringehalt doppelt so viele Personen an Krebs starben wie in den Gruppen mit normalen beziehungsweise erhöhten Cholesterinspiegeln.

Die Reihe ließe sich fortsetzen. Interpretiert man sie als Gesamtbild des medizinischen Cholesterin-Diskurses (der jetzt eigentlich Hyperlipidämie-Diskurs heißen müßte), dann entsteht der Eindruck, daß der Erkenntnisgewinn eine erheblich höhere Komplexität der Sachverhalte zutage gefördert hat. Dieser Gewinn ist allerdings ambivalent. Denn er zeigt gleichzeitig, daß die Kampagnen zur Cholesterin-Senkung in den 60er und 70er Jahren offenbar entschieden zu früh und dementsprechend falsch waren. Überspitzt formuliert, drängt sich der Verdacht auf, daß durch ungeeignete Maßnahmen das Gleichgewicht von Lipidfraktionen und Lipoproteinen nicht weniger Menschen gestört worden sein dürfte, ja, daß im Extremfall sogar eine Schädigung des Immunsystems bzw. eine Steigerung der Krebstodesziffern iatrogen, das heißt von Ärzten, bewirkt worden sein könnten.

Man muß nicht an die extreme Zunahme der Aids-Erkrankungen in ausgerechnet jenem Land denken, in dem die Anti-Cholesterin-Kampagne am wildesten wuchert. Um die so bewirkten Beeinträchtigungen der Lebensqualität zu messen, genügt ein Spaziergang durch den Central Park in New York und ein Blick in die verzerrten, gequälten Gesichter der Jogger, die hier ihr Atherosklerose-Risiko senken und das Krebsrisiko womöglich steigern. Es ist wahrscheinlich, daß diese Befürchtungen bald wieder bestritten werden und daß bald ein neuer Abwehrkampf gegen die Abweichler tobt. Die Glaubwürdigkeit der Resultate steigt dadurch indessen nicht, sondern der Verdacht nährt sich, daß es bei den Anti-Cholesterin-Maßnahmen nur vordergründig um eine Verbesserung der Lebensaussichten geht.

262 vgl. a.a.O., S.73.
263 vgl. Bräuer u.a. 1986, S.674.

Betrachtet man nämlich das zweite neue Merkmal der dritten Phase des Cholesterin-Diskurses, die Aufnahme der diätetischen Empfehlungen im Alltag der Menschen, dann wird man in diesem Verdacht bestärkt. Ein Brief an die Abteilung Gesundheitswesen eines Berliner Bezirksamtes mit der Bitte um Informationsmaterial zum Cholesterinkomplex wurde beispielsweise im November 1987 mit der Zusendung eines Konvoluts von Zetteln und Broschüren beantwortet, die den amtlich gewünschten Status des Problems im Alltagsbewußtsein der Bürger gut dokumentiert. Neben einer Cholesterin-Tabelle mit bedrohlichen Nahrungsmitteln, in der die sündhaftesten noch einmal schwarz angekreuzt waren, neben einer langen Liste von Beratungsangeboten und Kursen für Übergewichtige enthielt die Tüte Broschüren, wie wir sie auch in der Apotheke mitnehmen können oder wie sie uns eine besorgte Krankenkasse zuschickt. Dort begegnen uns auf der Sprachebene unseres niedrig eingeschätzten Laienverstandes viele der alten und falschen Behauptungen und Suggestionen:

»Hyperlipidämien sind ein typisches Problem der sogenannten Wohlstandsgesellschaft. Sie sind selten zu Zeiten knapper Nahrungsversorgung und nehmen rasch zu, wenn sich Überernährung und Übergewicht häufen.«[264]

Oder:

»Außerdem wird auch der Gedanke zum Ausdruck gebracht, daß richtige Ernährung Lebensverlängerung bedeuten kann.«[265]

Oder:

»Beweglich sein heißt jung sein; Schlank sein ist schön.«[266]

Oder:

»Schlemmen, aber mit Vernunft.«[267]

Oder:

»Sich modern ernähren bedeutet, sich gesund ernähren....«[268]

Ergänzt man die Liste um Formulierungen, wie man sie in populärwissenschaftlicher Literatur, in Schlankheitskochbüchern und dergleichen liest, so wiederholen sich dieselben Stereotype:

»Das Schlankheitskonzept ist den unzähligen Lesern gewidmet, die sich trotz aller immer wieder vergeblich unternommenen Versuche,

264 Landesapothekerverein Baden-Württemberg o. J. a, S. 3.
265 Landesapothekerverein Baden-Württemberg o. J. b, S. 1.
266 Barmer Ersatzkasse o. J. a.
267 Barmer Ersatzkasse o. J. b.
268 Deutsche Gesellschaft für Ernährung 1986, S. 3.

ihr *Übergewichts-* und *Figurproblem* erfolgreich und dauerhaft zu lösen, nicht damit abfinden wollen, ihr Leben höchstwahrscheinlich vorzeitig und – wie viele Beispiele zeigen – auch gar nicht angenehm beschließen zu müssen.«[269]

Oder:

»Die Welt war sich noch nie so einig wie in den vergangenen zwei Jahren, daß es unbedingt notwendig sei, den Cholesterinspiegel der Gesamtbevölkerung unter 200 mg/dl zu senken!«[270]

Oder[271]:

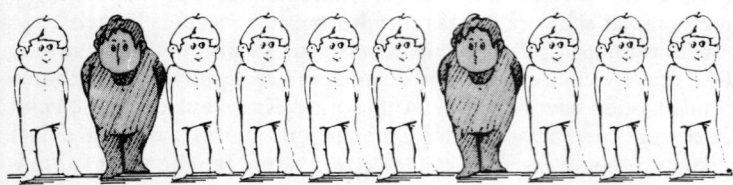

Abb. 30: Abbildung nach Schlierf u. a.

Stellt man nur diese wenigen Beispiele in ein einfaches semantisches Differential und ergänzt man die jeweiligen Oppositionen (Kursive), so ergibt sich diese frappierende Gegenüberstellung:

krank	gesund
Hyperlipidämie	Diät
Wohlstandsgesellschaft	knappe Nahrungsversorgung
vorzeitiges Lebensende	Lebensverlängerung
alt	jung
unbeweglich, steif	beweglich
dick	schlank
häßlich	schön
Dummheit	Vernunft
Schlemmen	*Askese*
reaktionär	modern
Einzelgänger	Weltkonsens
Ausgliederung von Dicken	*Dazugehören*

269 Felix 1977, S. 5.
270 Heyden/Brand 1975, S. I. – Danach hat sich eine internationale Konsens-Konferenz auf 170 mg/dl geeinigt.
271 Schlierf u. a. 1976, S. IX.

Wer noch Zweifel hatte, daß es im Cholesterin-Diskurs auch um etwas anderes als eine philanthropische Gesundheitsoptimierung geht, wird hier eines Besseren belehrt. Den Menschen wird zur Wahl gestellt, ein gesundes, ewig junges, vernünftiges, funktionstüchtiges, schönes Glied der Weltgesellschaft zu sein oder eine fressende, dicke, alte, häßliche, dumme Volksschädlings-Einzelgänger-Kreatur, die füglich auszugliedern ist. Die wichtigste Opposition, die diese Gegenüberstellung enthält, dürfte die von »modern« und »antimodern«, »reaktionär« sein. Kurz: Hier wird die moderne medizinisch-orientierte Vernunft der antiquierten Leib- und Sinnennähe gegenübergestellt. Das ist der tragende Sinn des Cholesterin-Diskurses! Und damit erweist sich der Cholesterin-Diskurs selbst in seiner differenziertesten Phase als Bestandteil eines ganz anderen Diskurses, des Redens über neu und alt, über modern und antiquiert, über Geist und Körper.

6.4 Herz und Magen – Körper und Geist

Dem Reden über jede Form der Diätetik wohnte diese Opposition immer schon inne. Eine lange Geschichte des Dickseins und des Dünnseinsollens müßte an dieser Stelle erzählt werden. Es muß bei einer Skizze bleiben. Der Durchgang durch die Mythengeschichte des (Blut-)Fettes vermag vielleicht zu erläutern, wie es im Cholesterin-Diskurs zu der Konnotation zwischen dem Sterin und dem Stearin, zwischen dem pathologisch erhöhten Serumspiegel und der Nahrungszufuhr kommen konnte, eine Konnotation, die weiterhin gepflegt wird, zumindest in der Diätetik.

Objekt der Fürsorge des Cholesterin-Diskurses ist in erster Linie das Herz, aber, im Blick auf die atherosklerotischen Wirkungen, auch das Gehirn. Beide erfahren, zeitweilig unabhängig voneinander, zeitweilig im engen Zusammenhang, in der Geschichte der Philosophie eine besondere Wertschätzung. Die um das Herz entfaltete Metaphorik läßt es schon sehr früh, und nicht nur in der christlich-jüdischen Tradition, als Ort der Seele, des Lebens, des Gedächtnisses und des Denkens erscheinen. Das gilt für zahlreiche griechische Epen oder für Autoren wie Diogenes von Apollonia, der die Vernunft in der »arterischen Höhlung« des Herzens sah.

Bei Platon wird das Herz als Regulationsorgan dem im Unterleib angesiedelten Begehren gegenübergestellt. Es erhält die Rolle eines

Ortes für den Mut. Hier wird eine Polarität angelegt, die das Herz später bei vielen Autoren beibehalten wird (zum Beispiel Thomas von Aquin), bis es im Aufklärungsdenken seine stabile Rolle als irrationaler Gegenpol zum Gehirn erhält (zum Beispiel Pascal, Lichtenberg, Pestalozzi, aber auch Hamann und Nietzsche). Kaum je gerät es in der philosophischen Betrachtung in eine begriffliche Opposition zu den niederen Organen, was als einer der wenigen Lichtenberg beklagt hat, wenn er schrieb: »Überhaupt wird immer von Kopf und Herz geredet und viel zu wenig vom Magen.«[272]

Wenn deshalb der Cholesterin-Diskurs in seiner alltäglichen Rezeption und Vereinfachung auf das Herz und die Vernunft zielt, faßt er darunter alles, was man einmal als »Geist« bezeichnet hat. Es geht um eine Pflege des Geistes, wenn von der Sorge um das Herz die Rede ist. Die biblischen und theologischen Beiträge zum Begriff des Herzens führen demgegenüber noch einen Schritt weiter. Zwar ist auch hier in der Regel von den niederen Organen keine Rede, wohl aber von »pathologischen« Veränderungen des Herzens, die seine Funktion als Sitz der Seele[273] beeinträchtigen. So ist das Herz dessen, der sich Gott nicht unterordnet, »verhärtet«[274], »unrein«[275], »verstockt«[276], »steinern«[277], ja, sogar »verfettet«.[278] Gleich, ob diese Metaphern sich bei den Alten aus einer konkreten Anschauung, etwa obduzierter Herzen, speiste oder nicht, schon früh, viel früher als die ersten medizinischen Untersuchungen der Gallensteine, wird die Bedrohung des Herzens als Sitz des Geistes und der Seele offenbar mit Vorgängen in Verbindung gebracht, die ihren Ursprung im Verdauungssystem haben. Insofern nimmt es nicht weiter wunder, wenn die ersten medizinischen Untersuchungen an dieser Metaphorologie ansetzten und die falsche »Fettspur« legten, die bis heute nicht verlassen wird.

Das alltägliche Volkswissen sah die Verbindung im übrigen noch deutlicher. So weist Bargheer auf die erstaunlich häufige Verwechslung von Herz und Magen hin, die schon im doppeldeutigen griechischen Wort καϱδια vorzufinden sei und sich in zahlreichen idioma-

272 Lichtenberg 1967, S. 899.
273 vgl. z. B. 1 Kg 3,11 f.; Os 4,11; 2 Kor 4,6; Röm 10,10; Spr 3,3; 2 Kor 9,7.
274 Mk 10,5.
275 Mt 5,8.
276 2 Mos 7,13–14.
277 Hes 11,19–20.
278 Is 6,10.

tischen Wendungen des Deutschen findet, wenn etwa die Herzgrube als Magengrube bezeichnet wird oder wenn bei Magenschmerzen davon die Rede sei, daß »das Herz weh« tue.[279] Auch die Wendung, daß dem Kinde, das beim Essen anderer Kinder zuschauen muß, das »Herz blute«, bezeugt diesen Zusammenhang. In ähnlicher Weise ist die Bezeichnung des Erbrechens als »Herzwasser ausspucken« einzuschätzen, so wie das Wort von der Hartherzigkeit auf Beeinträchtigungen des Sitzes der Seele hinweist, die ihren Ursprung in Fettstoffwechselstörungen haben.

Da es sich bei den alltagssprachlichen Gewohnheiten nicht selten um Lehnvorstellungen aus dem theologischen Bereich, um Übernahme biblischer Metaphern handelt, müssen die alltägliche, die theologische, aber auch die philosophiegeschichtliche Metaphernpraxis in einem Zusammenhang gesehen werden. Diese Metapherngeschichte, die eine Geschichte des Mythos vom Verhältnis des reinen, geist- und seelevollen Herzens zu den unreinen, körpernahen Verdauungs- und Auscheidungsorganen ist, hat das abendländische Denken offenbar so präformiert, daß selbst die nachaufklärerische, wissenschaftliche, »moderne« Medizin davon nicht unberührt blieb.

Aber in der Opposition der beiden großen Organtypen drückt sich mehr aus als eine bloße Gegenüberstellung. Die Polarität ist qualifiziert. Im Cholesterin-Diskurs wird eine Wertetradition beschworen und stabilisiert, die das Geistige dem Körperlichen überordnet, indem bestimmte Organe als Schädiger höher bewerteter Organe erscheinen. Insofern Menschen diesen niederen Organen zugetan sind und sich den diätetischen Regeln nicht beugen, erscheinen sie nicht nur als undiszipliniert und häßlich, weil dick, als dumm, weil der Vernunft abgewandt, als Volksschädlinge, weil Krankheitskosten erzeugend, und als genußsüchtig, sondern alles dieses bedeutet, daß sie zwangsläufig als geist-fern dargestellt und wahrgenommen werden. Hier ist auch eine der Quellen des Schlankheitsideals, das auf jüdische Schönheitsvorstellungen verweist. So hat Somogyi am Beispiel der Ostjuden das ästhetische Ideal der »Erhabenheit des Geistes über den Körper« herausgearbeitet: »...blass, hager, und von einem inneren Feuer entflammt« – das »Idealbild eines vollkommenen Juden«.[280]

279 vgl. Bargheer 1931, Sp. 1795.
280 Somogyi 1982, S. 96.

Die fragliche Opposition weist also weit in die Geschichte des Abendlandes zurück, und im Gefolge der Aufklärung mit ihrer Wertschätzung des Geistes werden Herzensgesundheit, Schlankheit und folglich auch Cholesterin-Bekämpfung fest verknüpft mit dem Anspruch, modern zu sein. Dieses Denken verstellt den Blick weitgehend für eine unvoreingenommene Wahrnehmung der positiven Funktionen, die das Cholesterin besitzen könnte, solange es mit dem falschen Gedanken an Fettleibigkeit verknüpft war bzw. ist. Das ist mehr als eine Dialektik der Aufklärung und zugleich weniger. Denn es ändert sich das mythologische Denken bezüglich der Bedeutung des Fettes nicht, es bleibt vor-aufklärerisch und wird durch nach-aufklärerische Wissenschaft geradezu befestigt und festgeschrieben.

Die Wissenschaft scheint sich im Cholesterin-Diskurs eine Wirklichkeit mythenträchtig zu produzieren, die sie dann, vermeintlich aufgeklärt, zu verändern antritt. Die Implikationen für eine wirkliche, »natürliche« Wirklichkeit gleichgewichtiger Körper werden ausgeblendet. Es entsteht eine paradoxe Situation: Die innere Medizin muß zunächst praktisch jeden zum Kranken (weil Cholesterin-Anomalen) erklären, um ihn dann der gesundenden Geschäftigkeit zuführen zu können. So wird der Gedanke des Fortschritts auf Dauer gestellt: Fortschreiten, um nie anzukommen.

7. Schwangerschaftsabbruch

7.0 Eine x-te Auflage der Abtreibungsdebatte

Im Gegensatz zu allen vorangegangenen medizinischen Betätigungsfeldern ist der Schwangerschaftsabbruch keine Tätigkeit, die vom Boden der Medizin aus erfunden worden wäre. Es wäre falsch, der Medizin pauschal gewissermaßen ein Interesse an der Freigabe der Abtreibung zu unterstellen. Eine solche Schelte würde einerseits den zahlreichen Gynäkologen nicht gerecht, die sich weigern, Schwangerschaftsabbrüche vorzunehmen, und andererseits übersähe sie, daß medizinisches Handeln, als unternehmerische Entscheidung gedacht, von geborenen Kindern auf längere Sicht ökonomisch mehr profitiert als von abgetriebenen. Insofern ist es wohl kein Zufall, daß medizinische Verlautbarungen zur Abtreibungsfrage vergleichsweise selten sind.

Der Abtreibungsdiskurs ist ein Diskurs zwischen Theologen, Philosophen, Ethikern, (Sozial-) Politikern und Publizisten. Das kann indessen nicht darüber hinwegtäuschen, daß die Schwangerschaftsunterbrechung eine medizinische Tätigkeit ist. Zumindest geht es um diesen medizinischen Akt, wenn über Zulässigkeit oder Verbot der Abtreibung debattiert wird. Die Abtreibung, ob legal oder illegal vollzogen, die der Arzt vornimmt, greift in den Lebenslauf von Menschen ein. Vom Verbot der Zulässigkeit des Schwangerschaftsabbruchs hängt deshalb auch ein wesentliches Stück des medizinischen Selbstverständnisses ab. Da die Schwangerschaft keine Krankheit ist und mit der Abtreibung in den meisten Fällen auch keine Krankheit geheilt wird, sondern unzweifelhaft von Medizinern Leben getötet wird, wirkt ein Abtreibungsver- oder -gebot auf das kollektive Verständnis der Menschen von sich selbst, ihrem Leben und Sterben nachhaltig ein.

Weil diese Implikationen, anders als zum Beispiel bei der Kieferorthopädie oder der Blutfett-Debatte, aber so offenkundig sind, erfährt die Abtreibungsdiskussion immer neue Etappen. Wer geglaubt hatte, mit dem 15. Strafrechtsänderungsgesetz vom 19. 5. 1986, mit der sogenannten Indikationenlösung, seien die Auseinandersetzungen um die Akzeptanz der Abtreibung in der Bundesrepublik Deutschland beendet, sieht sich getäuscht. Die Gegner der Liberalisierung des § 218 geben sich mit der seinerzeit von der sozialliberalen Koalition initiierten Neuerung nicht zufrieden. Angefangen bei eher vorsichtigen Revisionsansinnen aus Teilen der CDU über schärfere Angriffe seitens der CSU insbesondere gegen die »Abtreibung auf Krankenschein« bis zum Zentralkomitee der deutschen Katholiken und der deutschen Bischofskonferenz, die sich beide zur Gänze gegen die Aufweichung des Abtreibungsverbotes wenden müssen, gibt es auch in kleineren Initiativen wie der »Juristen-Vereinigung Lebensrecht e. V.« eine nicht zu übersehende Ablehnungsfront gegen die 1976 eingeleiteten Veränderungen.

Die stellvertretende Vorsitzende der SPD-Bundestagsfraktion, Hertha Däubler-Gmelin, hat diese »Angriffe auf die Reform des § 218 StGB seit der ›Wende‹« dokumentieren lassen.[281] Sie führt diese Debatte um den § 218 auf die Angriffe »obskurer Organisationen« wie der »katholischen Kirche, der Evangelikalen oder der sogenannten Lebensrechtler ...«[282] zurück sowie auf Aktivitäten »vornehmlich jüngerer Leute«, von denen manche »in geradezu rührender Naivität ›an das Gewissen‹ des oder der Abgeordneten (appellieren), ›alles zu unternehmen‹, um mit Hilfe des Strafrechts die Abtreibungsmentalität zu bekämpfen«.[283] Die zweifellos richtige Beobachtung, daß die veränderte Abtreibungspraxis keineswegs akzeptiert ist und daß dagegen opponiert wird, ist aber nur die halbe Wahrheit. Gleichzeitig gibt es nicht minder dezidierte Versuche der Abtreibungsbefürworter(innen), den § 218 vollends zu tilgen, so etwa in der 1986 neu aufgelegten Initiative der Zeitschrift »emma« oder im gleichlautenden Beschluß des Berliner Landesparteitags der SPD vom Dezember 1987.

Zwischen diesen Fronten ereignete sich allerlei Erstaunliches. Da wurde etwa geklagt, daß in Stuttgart im Jahr 1986 nur 135 Abtreibungen vorgenommen worden seien (im Gegensatz zu Hannover mit 1000 oder Frankfurt am Main mit 5000), da legte der Bundesgerichtshof mit einem Urteil (Az. 1 Str. 665/83) fest, daß ein Fötus mit

281 vgl. Brück 1987.
282 a. a. O., S. 12.
283 vgl. a. a. O., S. 13.

dem Einsetzen der Eröffnungswehen als Mensch zu betrachten sei, eine Ärztin wurde vom Oberlandesgericht Zweibrücken wegen einer mißlungenen Abtreibung zu Unterhaltszahlungen verurteilt (Az. 5 U 101/83) oder das Amtsgericht Celle untersagte einen Schwangerschaftsabbruch einer 16jährigen Heiminsassin mit einer Begründung, die als »Gebärpflicht« kritisiert wurde.[284]
Wenn man sich bemüht, diese zerklüftete Diskurslandschaft über die Abtreibung bzw. ihr Verbot aus größtmöglicher Distanz anzusehen, dann fällt an ihr auf, daß die Aktualität der Diskussion nicht mit konservativen Rücknahmeintentionen der Indikationenlösung hinreichend erklärt werden kann. Nähert man sich der Diskussion mit ethnographisch verfremdetem Blick, dann drängt sich die Frage auf: Gibt es jenseits aller politischen Divergenzen in der Sache nicht ein letztlich gemeinsames Motiv aller Beteiligten, den Abtreibungsdiskurs fortzusetzen? Gibt es neben den berechtigten oder unberechtigten Interessen der Wortführer an einer Steigerung von Lebensqualität für die Frauen auf der einen oder an einer Expansion von Lebendgeburten auf der anderen Seite nicht ein Bedürfnis oder einen »Bedarf« an öffentlichen Reden über erlaubtes oder verbotenes Töten? In dieser Richtung zu suchen wird auch durch die Tatsache nahegelegt, daß der Abtreibungsdiskurs wie wenige andere eine außerordentlich lange Geschichte hat. Es ist eine Geschichte, die sich gleichzeitig durch eine selten extreme Diskrepanz zwischen rigider Abtreibungsablehnung auf der einen und breiter Abtreibungspraxis auf der anderen Seite auszeichnet.
Es hat für dieses Phänomen durchaus Erklärungsversuche gegeben. Sie laufen in nachaufklärerischer Zeit in der Regel darauf hinaus zu sagen, daß es aus sozialen Gründen eine objektiv hohe Zahl ungewollter Schwangerschaften gebe[285], aus der ein wiederum objektiver Bedarf an Abtreibungen resultiere. Daneben zeichne sich die umfangreiche Literatur zur Ethik des Schwangerschaftsabbruchs durch eine hoffnungslose Weltfremdheit, ja, Bigotterie aus, weil jeder wisse, daß die Verbote keine Senkung der Abtreibungsziffern bewirken, sondern allenfalls dazu dienten, eine sozial notwendige Praxis zu verschleiern. Diese ideologiekritische Sicht des Abtreibungsdiskurses hat aber mit der Entwicklung der zuverlässigen

---

284 vgl. *Die Zeit* v. 14.8.1987, S. 39.
285 Man denke nur an die katastrophalen Lebensverhältnisse in der Landbevölkerung und der Arbeiterschaft zwischen der zweiten Hälfte des 19. und dem ersten Drittel des 20. Jahrhunderts.

Antikonzeptiva an Überzeugungskraft verloren. Es ließe sich ja fragen, warum eine Gesellschaft nicht imstande gewesen ist, die technisch gegebenen Mittel der Empfängnisverhütung so einzusetzen, daß eine Abtreibungspraxis und der Diskurs über sie sich erübrigt hätten.

Denn daran kann kein Zweifel sein: Wenn eine Gesellschaft in ihrer überwiegenden Mehrheit Abtreibungen vermeiden wollte, hätte sie die Möglichkeit, ungewollte Schwangerschaften weitgehend zu verhindern. Die Präventivmaßnahmen im Zusammenhang mit der Immunschwächekrankheit Aids zeigen das ganz deutlich. Innerhalb kürzester Zeit wurden Kampagnen mit Informationsmitteln ins Leben gerufen, die noch kurz vorher im Verdacht gewesen wären, pornographischen Inhalts zu sein. Man denke nur etwa an die öffentliche Demonstration des Einsatzes von Kondomen auf erigierten Penisattrappen im Fernsehen!

Die Ausgangsfrage ist also zuzuspitzen: Warum werden Abtreibungen und der Diskurs über sie »gebraucht«? Der Versuch einer Antwort muß eine Rekonstruktion der Geschichte des Abtreibungsdiskurses ansteuern. Es gibt nur wenige elementare Bestimmungsstücke des Menschseins, die so gründlich historisch aufgearbeitet sind wie die Frage des Schwangerschaftsabbruchs. Aber: Diese historischen Arbeiten verfolgen immer andere Ziele. So zum Beispiel eine rechtsgeschichtliche Betrachtung, eine religionsgeschichtliche oder auch eine Aufbereitung der literarischen Rezeption des Diskurses. Sie sind entweder parteiisch oder historisch-positivistisch. Aber sie bieten nicht das, was heute notwendig ist, wissen zu wollen: Sie haben keine historisch-anthropologische Basis, das heißt, sie fragen nicht nach der Geschichte der Verbindung, die der Abtreibungsdiskurs mit anthropologischen Grundbedürfnissen des Menschen eingegangen ist. Sie fragen nicht danach, welche Veränderungen ein solches Grundbedürfnis offenbar durchgemacht hat. Eine solche Sicht auf anthropologische Elementaria kann aber wohl nur gelingen, wenn man darüber nachdenkt, auf welches Allgemeine sich der Abtreibungsdiskurs bezieht. Dieses Allgemeine ist die sich geschichtlich wandelnde Art des Umgangs der Menschen mit ihrer Nachkommenschaft, insbesondere des Typs der Beseitigung dieser Nachkommen, das heißt der Kindestötung.

7.1 Blicke auf eine lange Geschichte

Wenn der Umgang der Menschen mit ihrer Nachkommenschaft die elementare anthropologische Größe ist, deren Geschichte erzählt werden soll, dann muß sich die Rekonstruktion auf die Betrachtung unserer Kultur beschränken. Der Blick setzt also ein bei der mediterranen Abtreibungskultur der Antike. Dort treffen wir zwischen dem 6. und 5. Jh. v. Chr. auf eine verbreitete Praxis der Kindestötung. Ein Kind besaß im Verständnis der Zeit auch nach der Geburt ein Recht zum Leben häufig erst nach der Annahme durch seinen Vater. Diese manifestierte sich im Ritus der Kindesaufnahme, das heißt der Aufnahme des Kindes durch den Vater vom Boden, auf den es gelegt wurde. Die Funktion dieser Initiation ist unter anderem darin zu sehen, angesichts einer hohen Promiskuität sicherzustellen, daß nicht illegitime Kinder der Ehefrau in den Genuß der Erbschaft des Vaters gelangten.

Die große Bedeutung, die die Akzeptanz des Kindes durch den Vater hatte, macht verständlich, daß sowohl die Kindestötung *post partum* als auch eine sehr verbreitete Abtreibungspraxis zwei Mittel der Wahl zur Vermeidung illegitimer Nachkommenschaft waren. Das Lebensrecht des Kindes resultierte in diesen Fällen also aus einer Entscheidung des Vaters. Neben derartig motivierten Abtreibungen gab es sicher auch solche, die der Erhaltung weiblicher Schönheit dienen sollten. Es gab Abtreibungen aus »medizinischen« Gründen. Platon empfiehlt in seinem »Staat« die Abtreibung ebenso als ein probates Mittel der Wachstumskontrolle für die Bevölkerung wie Aristoteles zum Zwecke der Familienplanung, dieser allerdings mit der Einschränkung, daß die Schwangere noch keine Kindsbewegungen spüren dürfe.[286]

Die textliche Herkunft dieser Einschränkung ist dunkel. Einiges spricht für die Vermutung, daß Restriktionen dieser und anderer Art schon im alten Orient entstanden sind. So ist bei den Hethitern bereits ein Abtreibungsverbot in bestimmten Lebensstadien der Frucht nachgewiesen worden.[287] Aber hier wie in verschiedenen semitischen Quellen finden wir ein Verständnis der Frucht und des Abtreibungsvorganges, das eher an ein Sachenrecht erinnert. So wird für einen mutwillig oder fahrlässig herbeigeführten Abortus

286 vgl. Noonan 1970, S. 5.
287 vgl. Dölger 1975, S. 5.

von dem Verursacher die Zahlung eines Schadensersatzes an den Ehemann der Schwangeren verlangt.[288] In der Septuaginta, der griechischen Übersetzung des alten Testaments, taucht dann allerdings in Exodus 21 bis 23 die Verhängung der Todesstrafe auf, wenn bei einem Raufhandel zwischen zwei Männern die Leibesfrucht einer unbeteiligten Frau verlorengeht, vorausgesetzt, diese war mit menschlichen Zügen behaftet.

Diese und die aristotelische Einschränkung bezüglich der Kindsbewegungen öffnen den Weg für ein Verständnis des Ursprungs von Abtreibungsverboten jenseits einer bestimmten Entwicklungsschwelle des Fötus. Die Menschen der frühen Kulturen orientierten sich offensichtlich im hohen Maße an den Ergebnissen ihrer sinnlichen Erfahrung. So können wir davon ausgehen, daß diesen Menschen das Aussehen von Embryonen in verschiedenen Stadien der Entwicklung durchaus bekannt war. Dabei konnte ihnen nicht entgangen sein, daß von einer bestimmten Schwelle an das Aussehen menschlicher Embryonen dem Aussehen etlicher entwickelter Tiere ähnelte, insbesondere aus der Familie der Reptilien. Diese Auffälligkeit hat ja dazu geführt, daß noch im 19. Jahrhundert der Naturforscher Haeckel die Theorie vertrat, der menschliche Fötus wiederhole gewissermaßen im Zeitraffertempo die Entwicklung der Menschengattung, innerhalb derer die Reptilien eine frühe Stufe einnähmen.

Für den Menschen des alten Orients stellte sich nun die Frage, aufgrund welchen Umstandes ab einem bestimmten Zeitpunkt der fetalen Entwicklung ein werdendes Kind das Aussehen eines Menschen annahm. Sie erklärten sich dieses Phänomen dadurch, daß eine gewisse Zeit nach dem Zeugungsakt ein Vorgang statthaben müsse, der den Fötus zu einem menschlichen Wesen mache. Dieser Vorgang ist als »Beseelung« in den Diskurs nicht nur über die Abtreibung eingegangen.

Der griechische Volksglaube entwickelte nun unterschiedliche mythische Vorstellungen über diesen Vorgang. Dazu gehört die Idee, daß das Kind im Augenblick der Geburt die Seele aus dem Winde einatme, eine Vorstellung, die sich in zahlreichen philosophischen Schriften der Griechen hielt und die sich mit Platons Lehre von der Seelenwanderung verbinden ließ. Eine besondere Rolle spielte dabei der Gedanke der Abkühlung, der im Augenblick der Geburt stattfinde und die eigentliche Menschwerdung bewirke.

288 vgl. a. a. O., S. 1.

Mit dieser Erklärungstradition für die Beseelung konkurrierte eine andere, die gewissermaßen auf das Gegenteil hinauslief, jedenfalls was die Frage der Temperatur betraf. Es schien manchen Philosophen schwer vorstellbar, daß die feine menschliche Seele durch eine Abkühlung aus der gröberen Physis entstehen solle; sie behaupteten deshalb umgekehrt, daß die Seele im warmen Samen enthalten sei und folglich mit der Zeugung den Fötus »beseele«.[289] Die Konsequenz für die Abtreibungsfrage deutet sich an.

Es wäre allerdings ein Mißverständnis der griechisch-orientalischen Tradition, wenn man glaubte, daß die Beseelungstheorie, gleich welcher Form, aus dem Kontext einer Abtreibungsdebatte entstanden wäre. Sie verdankt sich vielmehr dem Erklärungsbedarf des antiken Menschen für die anthropologisch wichtigste Frage: Was macht den Menschen zum Menschen? Am Anfang der für den späteren Abtreibungsdiskurs im Christentum entscheidenden Beseelungsfrage steht also ein Ursprungsmythos, der neben der Erklärung der menschlichen Spezifität zwei weitere wichtige Funktionen hatte: Er beantwortete die Frage nach der Herkunft und dem Verbleib der Seelen, das heißt die Frage nach der Fortexistenz über den Tod hinaus (Seelenwanderung), und er bereitete den Weg für eine Stärkung und Stützung des Tötungsverbots. Denn gleich, ob die Windgötter oder ob der Samen des Vaters den Menschen zum Menschen machten, eine Tötung dieses Menschen schien dadurch immer ein Angriff auf entweder das Werk der Götter oder auf die Gemeinschaft, deren Existenz an das Reproduktionsverhalten von Männern, sprich: Vätern geknüpft war.

Vernichten darf man aber nur das, was man selber gezeugt hat. Folgerichtig enthielt der sogenannte Hippokratische Eid, dessen Gültigkeit für viele Ärzte auch heute unbestritten ist, ein striktes Abtreibungsverbot: »Ich will weder irgend jemandem ein tödliches Medikament geben, wenn ich darum gebeten werde, noch will ich in dieser Hinsicht einen Rat erteilen. Ebenso will ich keiner Frau ein abtreibendes Mittel geben.« Obwohl das Abtreibungsverbot damit an einer zumindest später relevanten Stelle verankert wurde, stand es in der Antike nicht im Zentrum der gezeigten mythischen Tradition. An der Abtreibungspraxis dürfte es weder in Griechenland noch in Rom sehr viel geändert haben. Insbesondere von Rom wis-

---

289 vgl. zu den verschiedenen Fassungen der griechischen Beseelungstheorie: Waszink 1941, S. 176 ff.

sen wir nämlich, daß es auch dort ein striktes Abtreibungsverbot gab, was aber oft überschritten wurde. Denn es handelte sich bei der Abtreibung nicht um ein Tötungs-, sondern um ein Eigentumsdelikt; eine Auffassung, die ganz in der altorientalischen Tradition stand.

Für das aufkommende Christentum stand diese Frage zunächst gar nicht im Vordergrund der Beschäftigung mit den antiken Beseelungstheorien. Die Urchristengemeinden hatten drängendere Probleme. Sie mußten sich gegenüber einer heidnischen Umwelt nicht nur behaupten, sondern vor allem abgrenzen. Ein Medium dieser Abgrenzung war die Taufe als Ritus der Aufnahme in die neue Gemeinschaft. Zunächst war die Taufe ein Akt der Überführung von Heiden zu Christen. Aber schon bald stellte sich die Frage, wie mit den neugeborenen Kindern der Christen zu verfahren sei. In dem Diskurs über die Notwendigkeit oder Zulässigkeit der Säuglingstaufe nahm deshalb die Frage der Beseelung eine besondere Rolle ein. Wenn, wie sich im 3. Jahrhundert abzeichnete, wegen der Erbsünde auch Säuglinge zu taufen wären, was sollte mit den *foeti aborti*[290] geschehen? Es setzte sich die Auffassung durch, daß auch diese zu taufen seien, weil ihnen sonst das jenseitige Leben vorenthalten werde. Erst daraus ergab sich eine rigide Konsequenz für die Frage der Abtreibung: Weil der mutwillig und heimlich abgetriebene Fötus nicht getauft wurde, werde ihm die ewige Glückseligkeit vorenthalten. Das aber sei ein »*Peccatum ad mortem*«, eine Todsünde.

Es wird deutlich, daß auch in der zweiten großen Etappe des Abtreibungsdiskurses, in der Zeit der Kirchenväter von etwa 50 bis 450 n. Chr., im Vordergrund der Auseinandersetzungen die gleiche Frage steht wie bei den antiken Beseelungstheorien: Wie wird der Mensch zum Menschen, und wie erhält er Zugang zum ewigen Leben? Das heißt, das Abtreibungsverbot ist eine Konsequenz der zunächst mythologischen, dann »theologischen« Art, sich mit der eigenen Todestatsache abzufinden, und das nicht anderen vorenthalten zu dürfen, was man für sich selbst erhofft: Leben, Leben nach dem Tode.

Die ältesten Kodifizierungen im Kirchenrecht knüpfen denn auch konsequent an die antiken Vorlagen an. In der nicht später als 100 n. Chr. geschriebenen Didache, der »Lehre der zwölf Apostel«,

290 = abgetriebene Föten

wird die Abtreibung mit der Begründung verboten, daß der Mensch nicht zerstören dürfe, was Gott gemacht habe, was im übrigen auch den Gebrauch von Antikonzeptiva einschloß. Der etwas jüngere Barnabas-Brief argumentiert in der gleichen Weise mit der Ergänzung, daß selbst zur Rettung des eigenen Lebens die Abtreibung der Frucht verboten sei. Sodann drohte die Petrus-Apokalypse den Frauen, die abgetrieben hatten, einen Aufenthalt in einer Hölle der Qualen an. Im späten 2. Jahrhundert traten dann die Äußerungen der Kirchenväter in den Vordergrund, unter denen Tertullian später eine prominente Referenzrolle spielen wird. Er argumentiert vor dem Hintergrund des Gebotes »Du sollst nicht töten«:

»Da der Mord ein für allemal verboten ist, so ist es uns auch nicht erlaubt, die empfangene Leibesfrucht im Mutterleib zu zerstören, wo noch das Blut zur Gestaltung eines Menschen verbraucht wird. Ein vorweggenommener Mord ist die Verhinderung der Geburt. Es macht keinen Unterschied aus, ob einer ein schon geborenes Leben entreißt oder ein in der Entstehung begriffenes zerstört. Ein Mensch ist bereits auch der, der es künftig sein soll. Auch (sonst) ist jede Frucht schon in ihrem Samen enthalten.«[291]

Ihm schließt sich Augustinus an, allerdings mit der Einschränkung, daß Embryonen erst nach dem vierzigsten Lebenstage auferstehen. Dadurch wird die Möglichkeit einer medizinischen Indikation, zum Beispiel bei Querlage des Kindes, wie auch schon bei Tertullian vorgesehen, gewissermaßen gerechtfertigt. Die Auffassung der Kirchenväter findet erste kirchenrechtliche Kodifikationen im byzantinischen Christentum. So beschließt das Konzil zu Elvira von 305 als Kirchenstrafe für Frauen, die abgetrieben haben, das Verbot der Teilnahme an der Eucharistie, selbst in der Todesstunde.

Als Fazit vor dem Eintritt in die Betrachtung der dritten Epoche bleibt festzuhalten, daß die antike Beseelungslehre, die der Befestigung von Tötungsverboten ganz generell diente, über den Weg der Lösung des Taufproblems für die Nachkommen der Christen konsequenterweise als Tötungsverbot für die beseelten Föten Eingang findet in die christliche Spur des Abtreibungsdiskurses. Jede Debatte um das Für und Wider der Abtreibung kann von der Frage der generellen Tötungsethik damit ebensowenig abgelöst werden wie von der Frage der Schuld, die eine Verweigerung der selbst bean-

291 Tertullian, Apologeticum, zit. n. Dölger 1975, S. 5.

spruchten Lebensrechte für andere impliziert. Und etwas anderes ist für die frühchristliche Phase des Abtreibungsdiskurses herauszuheben, was oft übersehen oder unterdrückt wird:

Die kirchliche Fassung des Abtreibungsverbotes impliziert eine Attacke gegen die Männer; es ist in gewisser Weise antipatriarchalisch. Denn es löst die altorientalische eigentumsrechtliche Fassung ab, die einen Abortus als Schaden für den Ehemann betrachtete, und stand damit in der römischen, das heißt für die Christen feindlichen Welt im krassen Gegensatz zu der Auffassung, daß eine Abtreibung »*contra patrem*«, also gegen den Vater gerichtet sei, weil sie die berechtigte »*spes parentis*«, die Hoffnung des Mannes auf Nachkommenschaft, zerstöre. Und auch insoweit zielt das frühchristliche Abtreibungsverbot auf eine Gleichheit der Geschlechter, als die römische Ablehnung der Abtreibung ja letztlich mit dem Besitzanspruch des Mannes gegenüber der Frau verbunden ist. Der würde im Falle einer Abtreibung auch deshalb gestört, weil ihr in der Regel der Ehebruch vorangegangen war.

Wenn heute nicht selten von feministischer Seite argumentiert wird, daß das Abtreibungsverbot die Verantwortung der Männer außer acht lasse[292], dann kann sich eine solche Argumentation nicht auf die frühchristlichen Quellen berufen. Die noch nach der Petrus-Apokalypse entstandene Paulus-Apokalypse belegt eindeutig die gleiche Schuld von Mann und Frau:

»Was sind das für Männer und Frauen, die in dem Feuer gequält werden und Strafe leiden? Und er antwortete mir: Das sind die Frauen, die das Gebilde Gottes schändeten, indem sie die Kinder aus dem Mutterschoß abtrieben, und das sind die Männer, die mit ihnen geschlechtlich verkehrten.«

Bis etwa 450 n. Chr. ist der theoretische Diskurs über die Abtreibung unter den Christen zunächst einmal abgeschlossen. Die frühchristlichen Quellen stimmen darin überein, daß Abtreibung ein Verstoß mindestens gegen das Gebot der Nächstenliebe sei. Manche deuten es als ein Versagen mütterlicher Liebe, viele sehen die Abtreibung als eine Sünde gegen das Schöpfungswerk Gottes. Um diese christliche Welt herum wurde gleichwohl abgetrieben wie zuvor, von den Nichtchristen. Damit gelangt eine weitere Konnotation in den Abtreibungsdiskurs: Die Abtreibenden sind die Heiden,

292 vgl. z. B. v. Paczensky 1980.

die Abtreibungsgegner die Christen. Dieses Element ist nicht ganz unwichtig, weil es in der nachreformatorischen Zeit angesichts langsam entstehender Aufweichung des Verbotes seitens der Protestanten für die katholische Kirche die Bestätigung und Befestigung eines alten Urteils erleichtert, daß nämlich die, die Luther folgen, eigentlich Heiden sind.

Die dem 5. Jahrhundert folgende Zeit läßt sich als eine Phase der Überführung jener grundlegenden Regeln in das kanonische Recht und als eine Phase theologischer Analysen kennzeichnen.[293] Es ist eine Phase der Konsolidierung des Christentums, der Entstehung liturgischer Regeln, zu denen auch das liturgische Jahr gehört. So kann beispielsweise die Aufnahme eines Festes, wie der Empfängnis des Gottessohns oder der Empfängnis Mariens durch Anna, als der Versuch gedeutet werden, die grundsätzliche Heiligkeit jeder Empfängnis zu unterstreichen.

Neben zahlreichen anderen Ereignissen dieser Art ist das Konzil von Konstantinopel 692 zu erwähnen, aus dessen Anlaß Abtreibung der Kindestötung nun auch kirchenrechtlich gleichgestellt wird.[294]

Der für den Abtreibungsdiskurs wichtigste Vorgang in dieser bis zum Beginn der Neuzeit anzusetzenden Phase von 450 bis ca. 1450 war indessen die kontroverse Diskussion der Beseelungstheorie zwischen den beiden großen Kirchenlehrern dieser Epoche, Albertus Magnus (ca. 1200 bis 1280) und Thomas von Aquin (ca. 1225–1274). Als Theorie der *Simultan-Beseelung* ist die albertinische, als Theorie der *Successiv-Beseelung* die thomistische Auffassung bezeichnet worden.[295] Genaugenommen war diese Differenz bereits in der nur auf den ersten Blick unbedeutenden Nuancenverschiebung zwischen Tertullian und Augustinus angelegt gewesen.

Tertullian hatte die Auffassung des *Traduzianismus* begründet. Danach löst sich bei der Zeugung mit dem materiellen Samen ein seelischer Same von der Seele der Eltern und wird zur selbständigen Seele des Kindes.[296] Das bedeutet, daß die Erschaffung von Leib und Seele zeitlich zusammenfällt. Die durch Augustinus nahegelegte Auffassung des *Kreatianismus* ging demgegenüber davon aus, daß der Leib und die Seele zwei verschiedene Erzeuger haben, nämlich die Eltern und Gott. Gott füge zu einem bestimmten Zeitpunkt

293 vgl. Noonan a. a. O., S. 18 f.
294 vgl. Hähnel 1936, S. 249.
295 vgl. Niedermeyer 1950.
296 vgl. Eibach 1982, S. 49.

nach der Zeugung die Seele hinzu. Da für Augustinus mit der Aufnahme antiker Vorstellungen dieser Zeitpunkt hinter dem vierzigsten Tage nach der Empfängnis lag, ergab sich die Abtreibungsmöglichkeit vor diesem Termin, sozusagen eine »Fristenlösung«, allerdings, wie gezeigt, nur bei »medizinischer Indikation«.

An diesem Stand knüpfen Albertus und Thomas an. Dabei ist für Albertus Magnus die Beurteilung der mutwilligen Abtreibung ganz einfach: Es handelt sich um ein *homicidium*, um einen Mord. Man könnte nun vermuten, daß die davon sich abgrenzende Lehre des Thomas von der sukzessiven Beseelung einer Fristenlösung den Weg bereitet hätte. Denn er vertrat ja, unterstützt durch die mittelalterliche Idee vom *homo microcosmos*, die Meinung, daß die unmittelbar von Gott erschaffene Seele, die »*anima rationalis*«, erst später dem Fötus beigefügt werde. Aber anders als die letztlich antike Vorstellung von der Wiederholung der Gattungsentwicklung in jedem Embryo führte diese Auffassung bei Thomas geradezu zu einer gegenteiligen Konsequenz:

Da der Fötus vor seiner Belebung wegen seiner Wiederholung der Gattungsentwicklung aus den niederen Tierarten ein »*homo in potentia*«, ein potentieller Mensch sei, sei die Abtreibung ein *peccatum grave*, eine letztlich schwerer wiegende Sünde als der Mord, weil sie den potentiellen Menschen nicht nur des natürlichen, sondern auch des übernatürlichen Lebens beraube. Die Frage nach dem Zeitpunkt der Beseelung sei deshalb für die Abtreibungsproblematik völlig irrelevant. Es handele sich dabei immer um einen vorweggenommenen Mord.[297] Die Bedeutung dieser Schlußfolgerung kann für die Folgezeit kaum überschätzt werden. Denn die mittelalterliche Auffassung, derzufolge der Fötus vor seiner Beseelung unbelebt und deshalb unter bestimmten Bedingungen abtreibungsfähig sei, wurde dadurch korrigiert. Die seit der Antike bedeutsame Beseelungstheorie verlor für die Kirche ein Stück ihrer Bedeutung.

Aber noch mehr: Sie verlor auch anthropologisch ihre zentrale Rolle, denn wir stehen am Ende des Mittelalters vor einer ganz entscheidenden Wende: Die Beseelungstheorie lieferte seit der Antike den Menschen einen Mythos, der ihnen die Spezifität ihres Menschseins durch die Idee einer Hinzufügung des spezifisch Menschlichen (Seele) von außen erklärte. Mit der Idee des *homo in potentia* wird hingegen ebenso wie im *Traduzianismus* die Entstehung des Unter-

---

297 vgl. Niedermeyer a. a. O., S. 134.

schiedes zwischen Tieren und Menschen in die Zeugungsstunde vorverlegt. Teilweise hatte dieses die Implikation, daß, wie in der traduzianistischen Argumentation, die Eltern, also Menschen, als Beseeler auftraten. Das bedeutet, daß der Mensch den Menschen zum Menschen macht. Man darf nicht übersehen, welche möglichen Folgen dieses für das Tötungsverbot von Menschen überhaupt hat. Es muß anders legitimiert werden als über ein Verbot der Zerstörung unmittelbarer Schöpfungsprodukte Gottes. Deshalb gewinnt das Gebot der Nächstenliebe auch an Bedeutung.

Für die beginnende Neuzeit ist die nun entstandene Diskurslage um die Abtreibung deshalb auch nicht ohne Folgen geblieben. Sie führte zunächst zu einer erheblichen Verunsicherung, so daß strikte Abtreibungsverbote und Lockerungen des Abtreibungsverbots in schneller Folge wechselten. 1315 hatte schon Johannes von Neapel im Falle unbeseelter Embryonen eine therapeutische Indikation für richtig gehalten. Ähnlich argumentierte der Jesuit Thomás Sanchez. Es war die Zeit zum Teil absurder Kasuistik. So stritt man lange darum, was denn in dem Falle zu tun sei, wenn man von Feinden verfolgt werde und sich bei der Flucht ein Kind so in den Weg stelle, daß nur die Wahl zwischen der Tötung des Kindes und dem eigenen Tod bleibe. Die Aufweichung des Verbotes durch Papst Gregor VIII. verwundert deshalb nicht. Unterhalb der 40-Tage-Frist war die Abtreibung erlaubt, oberhalb war in dem Falle Dispens zu erteilen, in dem die Tötung des Embryos nicht im Gefühl des Hasses vollzogen wurde. Papst Sixtus V. verbot 1588 in der Bulle Effraenatam die Abtreibung erneut. Drei Jahre später nahm sein Nachfolger Gregor XIV. die Entscheidung wieder zurück. 1679 korrigierte Innocenz XI. die Rechtslage, indem er jede liberale Auffassung verdammte.

In diese Phase, die bis zum Beginn der Aufklärung, also bis etwa 1750, angesetzt werden kann, fällt die Reformation. Luther hatte die scholastische Argumentation Thomas von Aquins nicht mehr nachvollzogen, sondern er entschied sich für die traduzianistische Lehre Tertullians. Das war folgerichtig, denn Thomas' Version des Kreatianismus wurde zur kirchenamtlichen Auffassung Roms. Man muß dieses berücksichtigen, um die Rolle der Reformation bei den eintretenden Irritationen in der Abtreibungsfrage verstehen zu können, aber auch noch aus einem anderen Grunde: Wenn Gott nicht mehr die Beseelung des Menschen in jedem einzelnen Fall vornimmt, dann rückt durch die Beseelungskraft der Eltern die göttliche Schöpfungstat in jedem einzelnen Fall in weite Ferne. Seine

Schöpfungstat ist dann nurmehr eine einmalige Initiation, die sich in der Zeugung durch die Eltern fortsetzt.

Die charakteristische protestantische Aufwertung des Gewissens als Kontrollinstanz für die Einhaltung der göttlichen Gebote, die an die Stelle des kanonischen Rechts tritt, wirkte auch im Falle der Abtreibungsfrage. Wenn die Eltern den Menschen als Menschen zeugen, haben sie *de facto* die Gewalt über das Erzeugte und *de jure* die Verantwortung dafür. Für die, die diese Verantwortung aus eigenen Stücken wahrzunehmen nicht in der Lage waren, gab es keine kirchliche Bestrafung mehr. Sie würden sich erst am jüngsten Tage verantworten müssen. Das dadurch entstandene Bedrohungsvakuum mußte deshalb eine andere Instanz füllen, der Staat.

Mit dem Beginn der Aufklärung verzweigt sich der Abtreibungsdiskurs also in zwei Richtungen: In den ethischen Diskurs nicht nur der Kirchen und in den juristischen Diskurs des Staates. Damit treten in den Abtreibungsdiskurs auch die Laien ein. Spätestens an dieser Stelle wird es auch unabdingbar, den Abtreibungsdiskurs als einen solchen über die Kindestötung weiterzuführen, und zwar aus einem systematischen und aus einem praktischen Grund.

Der systematische Grund liegt darin, daß die juristische Kodifikation von Tötungsdelikten und deren Bestrafung nicht mehr darum herum kam, verschiedene Tötungsarten unterschiedlich zu bewerten, das heißt also Klassen von Fällen zu definieren, unter die konkrete Delikte subsumiert werden konnten. Der praktische Grund besteht darin, daß im 18. Jahrhundert die Praxis der Kindestötung nach der Geburt ein statistisches Ausmaß angenommen hatte, das nach einer Lösung verlangte. Dabei mag der Massenmord an den Kindern nur ein Auslöser gewesen sein.

Ebenso wichtig war gewiß der Umstand, daß durch das protestantische Pochen auf die Gewissenspflicht in erster Linie protestantische Herrscher wie Friedrich der Große den Appell aufnahmen und eine juristische Umsetzung in Gang brachten. Mit der Nötigung zur juristischen Kodifikation, mehr noch mit der Nötigung zur Gewissensprüfung, kamen aber nicht nur die Opfer der Abtreibungen wie der Kindesmorde in den Blick, sondern die Täterinnen selbst. Die Entwicklung aufklärerischen Denkens leistete dabei das ihre. Dieses allerdings in gelegentlich durchaus ambivalenter Weise.

Der Kindesmord *post partum*, also entweder im unmittelbaren Anschluß an die Geburt oder in den ersten Lebenswochen, durch Nahrungsentzug oder Ersticken, war nicht erst im 18. Jahrhundert eine sehr verbreitete Methode der »Familienplanung«. Die historische Literatur hat die Sozialgeschichte dieser Praxis bis in die Antike zurückverfolgt und dabei sowohl die kaum vorstellbare Häufigkeit dieses Phänomens als auch die Rigidität der Bestrafung spätestens seit dem Mittelalter zutage gefördert. Bis zur Mitte des 18. Jahrhunderts war die Todesstrafe, darunter sehr häufig die Exekution durch Ertränken in einem Sack, der Regelfall, auch in Preußen nachhaltig durchgesetzt durch Friedrich Wilhelm I., den »Soldatenkönig«. Betrachtet man das aus einigen Reichsstädten differenziert verfügbare Prozeßmaterial[298], so erhellt es, daß die meisten verurteilten Kindesmörderinnen Mütter unehelicher Kinder in häufig jungem Alter geworden waren und aus Angst vor der öffentlichen Schande, aber auch vor der Strafe wegen Unzucht und unehelicher Schwangerschaft sowie vor dem Verlust des Arbeitsplatzes etwa als Dienstmädchen in Adels- und Bürgerhäusern ihre Kinder ermordet hatten.

Pestalozzi, einer der Begründer der späteren wissenschaftlichen Pädagogik, hat in seiner Abhandlung »Über Gesetzgebung und Kindermord«[299] vielfältige Motive der Kindesmörderinnen benannt und damit die Aufmerksamkeit von den Opfern auf die Täterinnen umgeleitet und nach Entschuldigungen für ihre Taten gesucht. Das entsprach durchaus dem Zeitgeist. So hatte Voltaire gegen die Notwendigkeit der Todesstrafen opponiert und gefunden, man könne der Kindesmörderin eigentlich nichts anderes vorwerfen als ihre Schwäche und ihren Eifer, ihr Unglück zu verbergen.[300] Die Ursachen der Seuche des Kindesmordes lägen in der Gesellschaft selbst.

Diese Sicht wurde durch zahlreiche Werke der Dichtung des Sturm und Drang nachhaltig unterstützt. Die Kindesmörderin war ein bevorzugtes Thema. Die prominenteste Gestaltung ist die Gretchen-Tragödie in Goethes Faust geworden. 1781 schrieb dann ein »Menschenfreund« in Mannheim einen der damals sehr beliebten Schriftenwettbewerbe aus. 400 Schriften wurden als Beantwortung der Preisfrage eingereicht: »Welches sind die besten ausführbaren Mittel, dem Kindesmord abzuhelfen, ohne die Unzucht zu begünstigen?« Eine Preisschrift empfahl 1781 als Gegenmittel:

298 vgl. Wächtershäuser 1973.
299 vgl. Pestalozzi 1930.
300 vgl. Rameckers 1927, S. 72.

»Das beste Mittel ist: Verbesserung des Nationalcharakters durch eine verbesserte Volks- und Nationalerziehung; diese ›besteht in einer vernünftigen, mangelfreien Methode, durch Erziehung und Unterricht, ein ganzes Volk oder doch wenigstens den größten Teil desselben wirklich dazu zu bilden, wozu es gebildet werden soll, zu guten, nützlichen, glücklichen Untertanen und Bürgern‹.«[301]

Die Ansicht, daß Erziehung an die Stelle der Strafen treten solle, setzte sich durch. Sie blieb, auch auf ganz anderen Gebieten der Kindestötung, bis zum Ende des 20. Jahrhunderts bekanntlich eine der wichtigsten Orientierungen. Gegen den Kindesmord bewirkte sie indessen wohl nichts. Die Tatsache, daß das Verbrechen des Kindesmordes durch die Mütter im 19. und 20. Jahrhundert rapide an Bedeutung verlor, verdankt sich drei ganz anderen Umständen.
Erstens setzte im 19. Jahrhundert in ganz Europa die Gründung von Findelhäusern ein, wo die Mütter ihre unehelichen Kinder abgeben konnten. So wurden allein in St. Petersburg in der Mitte der 30er Jahre des 19. Jahrhunderts in einem einzigen Findelhaus 25000 Findelkinder von 600 Ammen betreut. In Frankreich wurden allein 1863 164319 Findelkinder in den von Napoleon gegründeten »Tours« durch eine Lade geschoben, welche die Anonymität der Mütter sicherte, und auch in London begann die Einrichtung von »Foundling Hospitals«. Strukturell gesehen wurde der Kindesmord damit in die Hände des Staates delegiert, denn in den Hospitälern starben die meisten Findelkinder an Unterernährung, Infektionen, oder sie wurden schlicht umgebracht.[302] Diese staatlich lizenzierte Kindestötung war durchaus im Sinne aufklärerischen Denkens. So war es kein anderer als Kant, der propagiert hatte, daß es für den Kindesmord keine erhebliche Strafbedürftigkeit gebe, und zwar mit einer aus heutiger Sicht kaum nachvollziehbaren Begründung:

»Das uneheliche auf die Welt gekommene Kind ist außer dem Gesetz (denn das heißt Ehe), mithin auch außer dem Schutz desselben, geboren. Es ist in das gemeine Wesen gleichsam eingeschlichen (wie verbotene Ware), so daß dieses seine Existenz (weil es billig auf diese Art nicht hätte existieren sollen), mithin auch seine Vernichtung ignorieren kann, ...«[303]

301 vgl. a. a. O., S. 85.
302 vgl. Langer 1979.
303 Kant 1956, S. 458.

Mit der Hypothek dieser Denkfigur bleibt jede nachaufklärerische Forderung nach der straflosen Vernichtung der Nachkommenschaft verhaftet.

Der zweite Grund für das Sinken der offen erkennbaren Zahlen von Kindestötungen durch ihre Mütter lag gewiß im Aufkommen und in der größeren Verbreitung von Antikonzeptiva begründet. Die Erfindung des Kondoms beispielsweise datiert bereits aus dem 18. Jahrhundert. Wichtiger dürfte indessen die wachsende Bedeutung der Abtreibung geworden sein. Zum einen ermöglichten die mit der Entwicklung der medizinischen Wissenschaft entstehenden Methoden sichere Eingriffe, zum anderen fand im Gefolge des Aufklärungsdenkens sukzessive eine Aufweichung der bis dato drakonischen Strafandrohungen statt.

Betrachtet man allein die Rechtsgeschichte des Abtreibungsverbots im deutschsprachigen Raum, so findet man schon im allgemeinen preußischen Landrecht von 1794 einen Ausschluß der bis dahin üblichen Todesstrafe. Dieser Modifikation schließen sich 1803 das Gesetzbuch Franz II., 1813 das Strafgesetzbuch für das Königreich Bayern, 1838 das neue Criminalgesetzbuch Sachsens und in den Folgejahren praktisch alle Strafregelungen der deutschen Kleinstaaten an. 1861 wird die Abtreibung im Strafgesetzbuch für das Königreich Bayern noch als Vergehen aufgefaßt, 1871 sieht das Reichsgesetz nur noch eine Bestrafung der Schwangeren und des Abtreibers zwischen sechs Monaten und fünf Jahren Gefängnis bzw. Zuchthaus vor. Gleichzeitig wird derjenige mit Zuchthaus bis zu zehn Jahren bedroht, der Abtreibungen gegen Entgelt vollzieht.[304]

Auch die Liberalisierung der Abtreibungsbestrafung hatte neben allgemeinen Tendenzen der Strafmilderung außerjuristische und außertheologische Quellen. Eine davon rückt den nachaufklärerischen Diskurs über die Abtreibung in ein ähnlich ambivalentes Licht wie die Auffassung Kants bezüglich des Kindesmordes. Es ist die Position des Marquis de Sade. Er war einer der ersten »Laien« im 18. Jahrhundert, die eine Freigabe der Abtreibung forderten. In »Die Philosophie im Boudoir« verlangte er diese Freigabe aus leicht durchschaubaren Gründen. Die Möglichkeit einer Entgrenzung der sexuellen Betätigung war eine Funktion der Möglichkeit, sich deren lästiger Folgen entledigen zu können.

Auch mit dieser Last hat sich der Abtreibungsdiskurs fortan zu tra-

---

304 Zur Rechtsgeschichte bis 1871 vgl. Heiss 1967, S. 241 ff.; nach 1871 Roxin 1981, S. 13 ff.

gen, ohne daß den Kontrahenten dieses immer deutlich gewesen ist. Die in den 80er Jahren des 20. Jahrhunderts kurz wiederaufflackernde Debatte um das Verbot der Pornographie zeigt übrigens nichts von der Kenntnis dieses Zusammenhangs, der vor dem geschichtlichen Hintergrund des Abtreibungs- wie des Pornographiediskurses nicht aufgelöst werden kann, so daß man nicht ohne weiteres in einem Atemzug für Abtreibung und gegen Pornographie votieren kann.

Vergewissert man sich noch einmal der Ausgangsfrage nach der anthropologischen Dimension des Abtreibungsdiskurses, so wird deutlich, daß die seit der Aufklärung stattfindende Modifikation der Bestrafung von Abtreibung und Kindesmord keinen Beitrag mehr zu der Frage leisten kann: Was macht den Menschen zum Menschen? Die nachreformatorische Zeit hatte mit ihrer Version der Beseelungsfrage hier bereits nachhaltige Veränderungen hervorgerufen, denen zufolge der Mensch den Menschen zum Menschen macht, und zwar durch den Zeugungsakt der Eltern. Dadurch war Gott als Schöpfender jedes neuen Lebens über die Funktion des Gewissens fast ins Imaginäre gerückt.

Demgegenüber geht der aufklärerische Diskurs noch weiter: Es ist die Erziehung, später die Bildung, die den Menschen zum Menschen machen soll. Der Umkehrschluß lag auf der Hand: Wenn die Erziehung den Menschen zum Menschen macht, dann ist die Tötung des noch nicht *erzogenen*, nicht nur des noch nicht *geborenen* Menschenkindes milde zu beurteilen. Die Tötung nicht erzogener, gerade geborener Kinder stört zwar gewissermaßen das humanistische Selbstverständnis, doch da dieses sich aber auch gegenüber den Mördern verpflichtet fühlt, muß nunmehr der Gedanke einer Güterabwägung aufkommen. Und da ist es angesichts der ohnedies ungeheuren Kinder- und Säuglingssterblichkeit naheliegend, das Leben des erwachsenen Menschen höher einzuschätzen als das eines Kindes, in das noch keinerlei Mühe investiert worden ist. Auch Rousseau hat das kaum anders gesehen, wenn er schrieb, daß das Kind mit zunehmendem Alter immer kostbarer werde und daß es sich nicht lohne, »jemanden leben (zu) lehren, der nur daran denkt, wie er dem Tode entgeht«[305], weil sein Körper nicht stark genug ist.

Und tatsächlich wird im Jahre 1927 mit einer Entscheidung des

305 Rousseau 1978, S. 28.

Reichsgerichts erstmals im juristischen Abtreibungsdiskurs die Schwelle überschritten, an der das absolute Tötungsverbot von Föten im deutschsprachigen Raum zugunsten des Lebens eines anderen Menschen abgelöst wird. Mit diesem seit der Aufklärung ersten Fall einer medizinischen Indikation beginnt eine neue Phase. Das Reichsgericht erkannte nämlich in einem Falle der Güterabwägung zwischem dem Leben eines ungeborenen Kindes und dem seiner Mutter auf »übergesetzlichen Notstand« und gestattete die medizinisch indizierte Abtreibung.[306] Interessanterweise wird dieser Vorgang in der sonst minuziösen Dokumentation der Rechtsgeschichte des Abtreibungsverbots von Luc Jochimsen nicht erwähnt.[307] Das verdeutlicht, wie vorsichtig mit historischen Arbeiten umgegangen werden muß, wenn deren Argumentationsinteresse von vornherein feststeht.

Der Umstand, *daß* dieses Ereignis von Abtreibungsbefürwortern nicht gern erwähnt wird, verdeutlicht sich, wenn man seine rechtsgeschichtlichen Folgen betrachtet. Denn diese Rechtspraxis wurde ausgerechnet durch das Erbgesundheitsgesetz der Nationalsozialisten vom 14. 7. 1933 legalisiert und mit einer Art Abtreibungspflicht im Falle eugenischer Indikation versehen, zum Ziele der »rassischen« Reinhaltung des Volkes. Auch das war ein Fall der Güterabwägung. Gleichzeitig wurde die Abtreibung von »erbgesunden« Menschen mit schwerer Strafe bedroht. Im Kriegsjahr 1943 erließ der »Ministerrat für die Reichsverteidigung« am 9. März »mit Gesetzeskraft« eine »Verordnung zum Schutz von Ehe, Familie und Mutterschaft«, in deren Artikel II, § 5, Abs. 3 es heißt:

»Wer sonst die Leibesfrucht einer Schwangeren abtötet, wird mit Zuchthaus, in minderschweren Fällen mit Gefängnis bestraft. Hat der Täter dadurch die Lebenskraft des deutschen Volkes fortgesetzt beeinträchtigt, so ist auf Todesstrafe zu erkennen.«

Der ethische Diskurs, zumindest der katholischen Kirche, hielt sich unterdessen strikt an die Tradition der Kirchenväter und stand damit im krassen Gegensatz zu der in der Weimarer Zeit vorbereiteten Auffassung der Nationalsozialisten. Eine Abwägung zwischen Leben von verschiedenem Wert, zwischen dem Leben von arischen und nichtarischen Kindern, konnte es vor diesem Hintergrund nicht

306 vgl. Roxin 1981, S. 13.
307 vgl. Jochimsen 1971.

geben, allerdings auch nicht eine Abwägung zwischen dem Leben des werdenden Kindes und dem der Mutter. So gelangte 1944 durch das Buch eines Italieners[308] eine Geschichte aus dem Jahre 1905 in die kirchliche Öffentlichkeit, die der Papst auch nach dem Kriege im Jahre 1951 noch einmal zur Stützung der katholischen Position heranzog. Sie klingt für heutige Ohren rührselig, vor allem dürfte ihre Konsequenz für viele inakzeptabel sein, aber sie unterstreicht doch die anhaltende Kompromißlosigkeit der katholischen Kirche in der Frage des Lebensschutzes:

»Wir möchten hier ein Beispiel anführen, das vielleicht einigen von euch schon bekannt ist, das aber deswegen nichts von seinem eindrucksvollen Wert einbüßt. Es geht auf das Jahr 1905 zurück. Da lebte eine junge Frau adliger Abstammung, noch adliger jedoch von Gesinnung. Sie war von schwächlicher Konstitution und zarter Gesundheit. Als Mädchen hatte sie eine kleine Rippenfellentzündung, die jedoch geheilt zu sein schien. Als sie sich glücklich verheiratet hatte und fühlte, wie sich in ihrem Schoß neues Leben regte, mußte sie sehr bald feststellen, wie ein eigenartiges Übel ihre Gesundheit untergrub, das die beiden tüchtigen Ärzte, die mit liebender Sorge ihre Gesundheit überwachten, sehr beunruhigte. Die frühere Rippenfellerkrankung mit ihrem schon ausgeheilten Infektionsherd war wieder aufgebrochen. Nach Meinung der Ärzte war keine Zeit zu verlieren. Das einzige Mittel, die zarte Frau zu retten, bestand darin, ohne Aufschub die medizinische Abtreibung einzuleiten. Auch der Gemahl begriff seinerseits die Schwere des Falles und gab sein Einverständnis zum peinlichen Eingriff. Als jedoch der behandelnde Gynäkologe ihr sehr taktvoll die Entscheidung der Ärzte mitteilte und ihr nahelegte, derselben beizupflichten, antwortete sie fest und entschieden: ›Ich danke Ihnen für Ihre teilnehmenden Ratschläge; ich kann jedoch nicht das keimende Leben meines Kindes töten! Ich kann und kann es nicht! Ich spüre schon seinen Herzschlag in meinem Schoß; das Kind hat das Recht zum Leben; von Gott kommt es, und es muß Gott kennenlernen, um ihn zu lieben und um in ihm glücklich zu werden.‹ Auch der Gemahl bat und flehte sie an; sie blieb unbeugsam und erwartete ruhig den Ausgang. Ein Mädchen kam gesund zur Welt; sofort nach der Geburt verschlechterte sich jedoch der Gesundheitszustand der Mutter. Der

308 vgl. Majocchi 1944.

Infektionsherd in der Lunge erweiterte sich; der Verfall des Organismus schritt voran. Zwei Monate später lag sie im Sterben; sie sah noch einmal die Kleine, die gesund bei einer kräftigen Amme heranwuchs; die Lippen bewegten sich noch einmal zu seligem Lächeln, dann starb sie friedlich. Die Jahre gingen dahin. Man konnte in einem Schwesternheim eine junge Ordensfrau sehen, die ganz der Pflege und Erziehung verlassener Kinder hingegeben war und sich mit Augen voll mütterlicher Liebe über die kleinen Kranken neigte, wie wenn sie ihnen Leben schenken wollte. Das war sie, das Kind des Opfers, die jetzt mit ihrem edlen Herzen so viel Gutes wirkte unter der verlassenen Jugend. Der unerschrockene Heroismus der Mutter ist wahrlich nicht umsonst gewesen!«[309]

Bei aller Fremdheit: Immerhin schützte diese Auffassung vor der Korrumpierung durch den Faschismus in der Abtreibungsfrage, wenn auch um einen Preis, der in unserer spätaufklärerischen Kultur nicht gern bezahlt wird, um den Preis eines Erwachsenenlebens, dessen Endlosigkeit zu wünschen wir inzwischen so sehr gewöhnt sind. Mit der Enzyklika »Casti conubii« hatte die katholische Kirche im übrigen bereits 1930 ihre Position bekräftigt und sich so gegen die Liberalisierungstendenzen der Weimarer Zeit abgesetzt.

In der Adenauer-Ära blieb die Position der katholischen Kirche dominierend. Im Gegensatz noch zum 18. Jahrhundert, wo in katholischen Gemeinden nachweislich weniger Kindestötungen und Abtreibungen stattfanden als in protestantischen, entsprach der ethische Diskurs in keiner Weise mehr der Abtreibungsrealität. Nach Schätzungen der Abtreibungsbefürworter dürfte die jährliche Abtreibungsrate in der Bundesrepublik etwa bei 75000 bis 300000 illegalen Abtreibungen gelegen haben. Gleichzeitig wurden nur 100 bis 200 Personen jährlich bestraft.[310]

Diese auffällige Diskrepanz und die mit den illegalen Abtreibungen verbundenen Belastungen für die Schwangeren begünstigten eine neue Liberalisierungsdebatte in den 60er und 70er Jahren. 1962 gab es einen Gesetzentwurf der Bundesregierung, der eine medizinische Indikation vorsah. 1970 legte eine Gruppe von 16 deutschen und schweizerischen Professoren einen Alternativentwurf mit dem Ziel vor, die Zahl der Abtreibungen durch Konfliktberatung und

309 Der Papst 1951/52, S. 171 f.
310 vgl. Entscheidungen des Bundesverfassungsgerichts 1975, S. 82, Sondervotum der Richter Rupp-v. Brünneck/Simon.

Notlagenhilfe zu senken und in dem Falle eine Abtreibung zuzulassen, in dem eine Beseitigung der Notlage nicht möglich schien. In der Konsequenz konnte dann allerdings keine Einigkeit darüber erzielt werden, ob die Freigabe der Abtreibung an bestimmte Fristen (etwa an die Dreimonatsfrist) oder an bestimmte Indikationen zu knüpfen sei.

Der 1972 von der damaligen sozialliberalen Koalition eingebrachte Gesetzentwurf sah zunächst die Straffreiheit bei medizinischer, embryopathologischer, kriminologischer und sozialer Indikation vor. Er wurde durch das Parlament im 5. Strafrechtsreformgesetz vom 19. 6. 1974 in ein Abtreibungsgesetz mit der sogenannten Fristenlösung umgewandelt. Dort hieß es: »*der mit Einwilligung der Schwangeren von einem Arzt vorgenommene Schwangerschaftsabbruch ist nicht... strafbar, wenn seit der Empfängnis nicht mehr als 12 Wochen verstrichen sind.*«

Drei Tage später ordnete das Bundesverfassungsgericht die Suspendierung des Gesetzes an. Die Begründung der Entscheidung vom 25. 2. 1975 bezieht sich dann auf den Artikel 1 sowie auf den Artikel 2, 2.1 des Grundgesetzes, demzufolge »die Würde des Menschen unantastbar« ist und demzufolge »jeder ein Recht auf Leben und körperliche Unversehrtheit« hat. Der Gesetzgeber wandelte die Entscheidung des Bundesverfassungsgerichts dann mit dem 15. Strafrechtsänderungsgesetz vom 19. 5. 1976 in eine Regelung mit der Indikationenlösung um.

Historisch betrachtet, ist die seit der Aufklärung bestehende Spaltung des Abtreibungsdiskurses in einen juristischen und einen ethischen damit erhalten geblieben. Der juristische Diskurs mündet in die seit 1927 angelegte Abwägung einer unterschiedlichen Wertigkeit von zwei Leben; der ethische Diskurs ist, was beide Kirchen betrifft, hinsichtlich der Fristenlösung durch einhellige Ablehnung gekennzeichnet gewesen. Hinsichtlich der Indikationenlösung schwenkte die protestantische Seite auf das Feld des juristischen Diskurses der Güterabwägung um. Damit fand eine weitere Phase, zumindest was den deutschsprachigen Raum betrifft, ihr Ende. Im Bereich anderer europäischer Länder gab es zum Teil früher und weitergehendere Lösungen, aber, vielleicht im Sinne eines Nord-Süd-Gefälles, auch restriktivere. So hat der Liberalisierungsversuch etwa in Spanien zu ganz erheblichen politischen Verwicklungen geführt.

7.2 Eine neue Phase des Diskurses

In den achtziger Jahren des 20. Jahrhunderts zeichnete sich eine neue Etappe des Diskurses ab. Nicht die eingangs geschilderten geräuschvollen Aktivitäten von links und rechts waren die Ursache dafür; eher sind sie deren Ausdruck. Denn anthropologisch betrachtet, ist mit der anhaltenden Abspaltung des ethischen von dem juristischen Diskurs eine Situation entstanden, die eine ähnliche Diskrepanz zeigt wie diejenige zwischen den früheren Abtreibungsverboten und der Abtreibunspraxis. Schon dieser Umstand legt die Vermutung nahe, daß eine solche Diskrepanz nach weiteren Lösungen verlangt, es sei denn, daß einer der beiden Diskurse seine Bedeutung vorzeitig einbüßte. Das ist aber wegen seines Durchsetzungsanspruches weder bei dem juristischen Diskurs zu erwarten, noch wegen des wachsenden Interesses an ethischen Fragen etwa im Gefolge der Friedens- und Umweltbewegung seitens des ethischen Diskurses. Gerade hier tut sich eine neue Schere auf:
Insoweit der Friedens- und der ökologische Diskurs auf die Annahme einer absoluten und nicht einer relativen Akzeptanz des Lebensrechts für alle angewiesen sind, muß über kurz oder lang die eklatante Differenz zu der geltenden Rechtsnorm Folgen haben, die im Medium der Güterabwägung ja nur ein relatives Lebensrecht für die ungeborenen Kinder vorsieht. Und in der Tat wird die Indikationenlösung ja von fundamentalistischen und einflußreichen Mitgliedern der Friedensbewegung wie Franz Alt vehement bekämpft.
Selbstverständlich kommt ein weiteres wichtiges Merkmal hinzu: Die Indikationenlösung ist eine logische Konsequenz der mit der Aufklärung einsetzenden Relativierung von Lebensrechten, vorbereitet durch die Reformation, pervertiert durch den Nationalsozialismus, durch zahlreiche Kriege, aber auch durch eine aus den Fugen geratene Medizin, die sich nun anschickt, mit den Mitteln der Gentechnologie und der In-vitro-Fertilisation die Relativierung des Naturrechts auf Leben wissenschaftlich zu vollenden.
Das aufklärerische Denken scheint nun aber, letztlich seit Adorno und Horkheimer, wegen der mit ihm verbundenen, für viele nicht mehr akzeptablen praktischen Folgen von der Kernenergie bis zur Gentechnologie an öffentlicher Akzeptanz zu verlieren. In den Geisteswissenschaften gibt es bereits eine breit entfaltete Diskussion über das notwendige Ende der Moderne und den erforderlichen Eintritt in ein postmodernes Denken, um der latenten Selbstzerstö-

rungsmechanik der Gattung entgegenzuwirken. Wir müssen davon ausgehen, daß diese epochale Diskussion, wenn sie anhält, nachhaltige Folgen auch für den Abtreibungsdiskurs haben wird.

In dieser neuen Diskursphase wird, wie hier versuchsweise skizziert, der gesamte historische Ablauf noch einmal gelesen werden müssen. Man kann in aller Vorsicht vermuten, welche Diskursveränderungen sich in dieser neuen Phase hinsichtlich der Abtreibung andeuten. So spricht zunächst einmal einiges dafür, daß auch die partielle protestantische Zustimmung zur Indikationenlösung unhaltbar bleibt und daß der protestantische Diskursbeitrag sich vom Feld des juristischen auf das Feld des ethischen Diskurses zurückbegeben muß. Das ist deswegen notwendig, weil eine zustimmende Sicht auch zur Indikationenlösung von protestantischer Warte aus systematischen Gründen letztlich nicht haltbar ist.

So hat der evangelische Theologe Thielicke bereits 1966 darauf hingewiesen, daß eine juristische Güterabwägung konsequenterweise nur zu Lasten der Schwangeren ausgehen kann. Denn wenn man, wie bei der Indikationenlösung, dem Leben der werdenden Mutter einen höheren Rang beimesse, dann bestehe dieser bei einem erwachsenen Menschen ja wohl darin, daß nur sie, die Schwangere, als sittliche Person in der Lage sei, eine Entscheidung für ein Lebensopfer zu treffen, »*während das seiner unbewußte Fötus-Wesen nur Objekt feindlicher, gegen es gerichteter Manipulationen sein*« könne.[311] Diese, der katholischen Position sehr nahe Auffassung ist bis jetzt argumentativ nicht widerlegt worden.

Aber nicht nur Argumente der 60er Jahre, sondern auch evangelisch-theologische Beiträge aus den 80er Jahren weisen auf eine neue Argumentationsrichtung. So setzt sich Eibach 1982 mit zwei protestantischen Argumenten der Abtreibungsbefürwortung auseinander. Das eine lautet: Abtreibung sei sittlich erlaubt, da Leben durch einen Akt menschlichen Wirkens entstehe.[312] Damit, so Eibach, werde dieses Leben an den Willen und an das Handeln der Menschen gebunden und die Differenz zwischen Gott und den Menschen eingeebnet, ganz zu schweigen von den Implikationen, die eine solche Sicht etwa für die Freigabe der Tötung von Menschen beispielsweise in Kriegen habe. Oder das andere Argument: »*Wo Leben nicht angenommen, geliebt und erlebt werden kann, haben wir*

311 Thielicke 1966, S. 251.
312 vgl. Eibach a. a. O.

es nicht mehr mit menschlichem Leben zu tun.«[313] Was diese Position, welche die kantische noch radikalisiert, für das Lebensrecht von ungeliebten Alten und Kranken bedeutet, spiegelt sich in der Euthanasie-Debatte.

Eibach hält dieser Argumentation theologisch entgegen, daß das Menschsein des Menschen sich nicht durch die Liebe anderer Menschen konstituiere, sondern durch die Liebe Gottes zu den Menschen, aus der ja gerade die Pflicht erwachse, die Menschen zu lieben, also anzunehmen und nicht zu vernichten. Auch könne, so argumentiert Eibach, die Zustimmung zu einer Abtreibung nicht von der Bewertung der Folgen einer ausgetragenen Schwangerschaft abhängig gemacht werden. Das sei, ganz abgesehen von der mangelnden Prognostizierbarkeit der Folgen, deretwegen eine Indikation ausgesprochen werde, ein Rückfall in eine utilitaristische Ethik der Nützlichkeit von Handlungen. Dem sei aus theologischer Sicht eine Orientierung an deontischen Ethiken vorzuziehen, welche die Handlungen nicht nach ihren Folgen, sondern nach den ihnen zugrundeliegenden Prinzipien beurteile.

Diese und andere Stellungnahmen aus evangelisch-theologischer Perspektive zeigen nicht nur einen beginnenden Einstellungswandel bei den Protestanten an, sondern sie deuten mit ihrer elementaren Argumentationsweise auf eine wieder wachsende Bedeutung der anthropologischen Grundfrage, die am Anfang des nun mindestens 3000 Jahre alten Abtreibungsdiskurses steht: Was macht den Menschen zum Menschen?

Man muß sich allerdings die Frage stellen, auf welche Weise heute überhaupt noch eine verbindliche Antwort auf diese Frage gefunden werden kann. Angebote für die Beantwortung dieser Frage hat es in der Abtreibungsgeschichte hinreichend gegeben. Das begann, um es noch einmal zusammenzufassen, mit der Orientierung des Lebensbeginns an bestimmten Entwicklungsstufen des Fötus, noch 1981 wiederholt in einer philosophischen Beurteilung, derzufolge der Fötus mit der sechsten Woche, also mit dem Entstehen der irreversiblen Anlagen, als freie Person anzusehen sei.[314] Sodann hat man den Beginn des Menschen an seine Beseelung, sei es durch Gott oder durch die Eltern, geknüpft. Es gab des weiteren die Idee, den Lebensbeginn an der Wahrnehmung der Kindsbewegungen

313 Jüngel u. a. 1971, S. 452.
314 vgl. Splett 1981, S. 414.

durch die Mutter abzulesen. Der Bundesgerichtshof hat die Eröffnungswehen als Schwelle des Übergangs zum Menschen definiert, und Autoren wie v. Pfeil[315] oder protestantische Abtreibungsbefürworter gehen sogar so weit, den Beginn des Menschen zur Gänze von seiner sozialen Akzeptanz abhängig zu machen.

Obgleich sich solche Versuche, abgesehen von der Beseelungslehre, immer auf wissenschaftliche Ergebnisse zwischen Genetik und Soziologie beziehen, unterscheiden sie sich erheblich voneinander. Ihre einzige Gemeinsamkeit ist der Versuch, die Qualität des Menschseins mit einer bestimmten Qualitätsstufe des Embryos zu verknüpfen. Darin liegt auch ihr Fehler. Denn der Suche nach bestimmten Merkmalen der Embryonen geht immer schon eine vorweg gehegte Vorstellung von dem spezifisch Menschlichen voraus. So muß man immer schon wissen, daß der Mensch durch eine Seele, durch Individualität, Identität, Sozialität oder irgend etwas anderes gekennzeichnet ist, um diese Merkmale zu Kriterien zu machen und sie dann in verschiedenen Stadien der Embryonalentwicklung an den Embryonen zu suchen.

Insofern ist es auch nicht erstaunlich, daß Einigkeit über ein solches Merkmal nicht erzielt werden konnte, insbesondere nicht durch eine Berufung auf Wissenschaften, die ebenso ideologie-, interessen- und damit zeitgebunden sind wie ethische Überlegungen selbst. Das römische Recht hatte diese Schwierigkeit bereits erkannt und deshalb formuliert: »*Conceptus pro iam nato habetur quotiens de commodis eius agitur*«, das heißt, daß die Leibesfrucht dann als bereits geboren und damit als Mensch gilt, wenn es ihr zum Vorteil gereicht, zum Beispiel bei der Frage des Erbrechts.

Es ist klar, daß eine solche Auffassung mit der Definition des Vorteilsbegriffs neue Probleme aufwirft, aber ebenso klar wird dieses: Spätestens mit dem Verlust einer gemeinsamen Weltanschauung durch die Aufklärung hat der Abtreibungsdiskurs seine eminent wichtige Funktion für die Definition des Menschseins und damit für das Tötungsverbot von Menschen generell verloren. Der Umgang mit der Abtreibungsfrage definiert nicht mehr das Menschsein, sondern ein vorgängiger Begriff von Menschsein definiert diese Haltung zu der Abtreibungsfrage. Gleichzeitig gibt es aber keinen Ersatz für eine gemeinsame Definition dessen, was den Menschen zum Menschen macht. So operiert nicht nur in der Abtreibungsfrage,

315 vgl. v. Pfeil 1979, S. 190.

sondern ebenso bei der Frage nach dem sogenannten humanen Sterben, bei der Friedensfrage oder bei der Umweltfrage wie bei der Frage des Hungers in der Dritten Welt jeder nach segmentären Menschenbildern.

Solange nicht vom Boden einer neuen Anthropologie, welche die ideologischen Belastungen der Vergangenheit hinter sich gelassen hat und die sich ihrer Historizität bewußt ist, eine neue Fassung des Menschenbegriffs angeboten wird, kann für den Abtreibungsdiskurs trotz seiner jetzt sichtbaren Wendung ins Grundsätzliche nicht ein Ende im Sinne einer allgemein akzeptablen Lösung erwartet werden. Diese Hoffnung ist aber vergeblich, weil eine neue Anthropologie gar nicht mehr verbindlich begründbar wäre. Der Diskurs wird sich fortsetzen unter Wiederbelebung alter Argumente von allen Seiten, und er wird sich von der Abtreibungswirklichkeit wieder entfernen, denn für eine Abnahme der Häufigkeit von Abtreibungen, die zur Zeit in der Bundesrepublik Deutschland bei etwa 120 000 registrierten Fällen liegt, gibt es keinerlei Anzeichen. Diese Erscheinung einer erheblichen und konstanten Tötungshäufigkeit wie eines davon streckenweise absehenden Abtreibungsdiskurses lassen die Frage wiederholen, warum das so ist.

7.3 Gibt es einen »Grundbedarf« an Kindestötung und deren Verbot?

Vielleicht haben die Tötungspraxis an Kindern und ihr Verbot ja eine ganz andere, weiterreichende Funktion als die mythologische oder wissenschaftlich-mythische Erklärung dessen, was den Menschen zum Menschen macht. Es läßt sich die These vertreten, daß die humankonstitutive Funktion des Abtreibungsdiskurses nach der Aufklärung durch eine andere ersetzt worden ist, die genaugenommen die gegenteilige Intention hat. Im Abtreibungsdiskurs wird seit der Aufklärung nicht mehr der Mensch in seiner menschlichen Spezifität konstituiert, sondern seine Göttlichkeit soll begründet werden. Was heißt das? Die »Ganzheit des Daseins«[316], des eigenen Lebens wird erst in der Berührung mit dem Sterben erfahren. Wenn wir sehen, wenn wir erfahren, was Sterben bedeutet, wissen wir, daß wir leben.

316 vgl. Heidegger 1979, S. 239.

In der traditionellen Gesellschaft gab es angesichts einer selbstverständlichen Praxis des Umgangs mit dem Tode eine tägliche Berührung mit dem Sterben, sei es in der Präsenz der Gräber mitten in den Dörfern und Städten, sei es in der öffentlichen Aufbahrung der Leichen, sei es in öffentlichen Hinrichtungen. Die spätaufklärerische Kultur scheint dagegen durch das Phantasma des ewigen Lebens gekennzeichnet. Wo nur irgend möglich, versuchen wir den Umgang mit dem Tode zu vermeiden, wo er uns an unsere eigene Sterblichkeit erinnert.

Die kollektive Unterdrückung des Todesgedankens steht aber in einem extremen Widerspruch zu dem Umgang Erwachsener mit dem Tod von ungeborenen Kindern. Die Tötung von Embryonen ist wie die Kindestötung im 18. Jahrhundert in hervorragender Weise geeignet, die eigene Sterblichkeit in weite Ferne rücken zu lassen. Denn das Aufziehen und Aufwachsen der Kinder führt uns täglich vor Augen, daß wir älter werden und uns dem Tode nähern. Wenn wir die Nachkommenschaft indessen beseitigen, droht diese tägliche Erinnerung an den eigenen Tod nicht. Ja, noch mehr:

Die Frau, die abtreiben läßt, führt sich selbst auf eine frühere Phase ihres Lebenszyklus zurück, sie eliminiert eine Entwicklungsphase, die sie von der Frau zur Mutter transferieren würde. Auf diese Weise begibt sie sich zumindest dann, wenn sie noch keine Kinder hat, der Pflicht, erwachsen zu werden, denn Erwachsensein kann auch heißen, sich selbst genetisch zu reproduzieren. Insofern gehört das Festhalten an einer Abtreibungspraxis wie an dem Abtreibungsdiskurs zu einem Phänomen, von dem unsere Kultur seit der Aufklärung erfaßt wird, von der Infantilisierung der Erwachsenen.

Ein weiteres Moment kommt hinzu, das allerdings eine viel längere Geschichte hat: Soweit unsere Kultur sich auf die jüdisch-christliche Tradition zurückführen läßt, ist sie eine Kultur des Kindesmordes, eine infantizidale Kultur.[317] In ihren großen Mythen, sei es in der Erzählung der Opferung des Isaak oder sei es im Christus-Mythos selbst, feiert diese Kultur die Opferung von Kindern. Die Christen verspeisen in der Eucharistie sogar den Körper des von Gott geopferten Sohnes. Es ist geradezu ein Charakteristikum der Göttlichkeit dieses Kindes, von seinem Vater geopfert worden zu sein.

Dieses Moment findet sich in der Praxis der Kindestötung durchaus wieder. Das von der Hand der eigenen Eltern getötete Kind erweist

317 vgl. Milburn 1982.

sich gerade darin als gottähnlich, wenn nicht göttlich. Das wird nirgendwo so deutlich wie in der sinnfälligen Bezeichnung der Abtreiberin als »Engelmacherin«. Damit verweist der gesamte Abtreibungsdiskurs aber auf einen übergreifenden Zusammenhang, auf den der Vergöttlichung des Menschen. Denn wenn bei den von ihren Eltern geopferten Kindern deren Göttlichkeit assoziiert wird, muß sie bei den Eltern ganz besonders konnotiert werden. Es war Gott, der seinen Sohn opferte. Insofern läßt sich aber die Abtreibungspraxis und ihre diskursive Befürwortung als ein Beitrag der Nivellierung des Unterschiedes zwischen Gott und den Menschen und damit als Beitrag für die Leugnung der eigenen Todestatsache sehen: Gott ist unsterblich.

Für den historisch-anthropologischen Umgang mit der Abtreibungsfrage hat das weitreichende Konsequenzen. Abtreibung und der Diskurs über sie werden so lange notwendig sein, wie die Menschen nicht oder nicht wieder bereit sind, sich mit der Tatsache des eigenen Todes abzufinden, die sich im Leben ihrer Kinder ausdrückt. Erst wenn die Unsterblichkeit der Menschen materiell durch den wissenschaftlichen Fortschritt gesichert wäre, verlöre die Abtreibung ihren paradoxen, »lebensstiftenden« Sinn. Da diese Möglichkeit aber nicht sehr wahrscheinlich ist, wird es eine Lösung des Abtreibungsproblems nur geben, wenn die Menschen sich mit ihrem eigenen Tod versöhnt haben. Das schließt die Bereitschaft ein, im eigenen Leben Leiden auf sich zu nehmen. Da der Weg einer Rückkehr zu einer gemeinsamen Weltanschauung versperrt ist, die den Glauben an die Unsterblichkeit in einer wie auch immer gearteten jenseitigen Welt implizierte, wird der Abtreibungsdiskurs fortdauern, abgelöst von der Praxis vielfältiger Kindestötung. Und mit der Erhaltung dieses Diskurses wie seiner Praxis erhält die Medizin, soweit sie sich auf die Abtreibung einläßt, ein weiteres Mal eine priesterliche Funktion.

8. Sterbehilfe

8.0 Medizin ist Sterbehilfe

Die Verwandtschaft der ethischen Argumentationen zugunsten der Abtreibung mit denjenigen zugunsten der Euthanasie ist frappierend, obschon sie naheliegt. Der Schrecken darüber resultiert aus dem Erklärungspotential, das die Betrachtung der Euthanasie für die Interpretation von der Abtreibungspraxis und umgekehrt der Abtreibungsdiskurs für das Verständnis des Redens über »Euthanasie«[318], »Orthothanasie«[319], Sterbehilfe oder die anderen Bezeichnungen hergibt. Deren humane Kleidung täuscht über ihren Kern nur mühsam hinweg, daß nämlich die seit den 70er Jahren vermehrt geführte Auseinandersetzung um die Zulassung aktiver oder passiver Sterbehilfe weniger dem Zweck dient, leidenden Menschen zu helfen, als vielmehr zu definieren, was ein Mensch überhaupt ist.

Bei den Rechtfertigungsversuchen für die Abtreibung herrscht seit der Aufklärung ein Getümmel der Abgrenzungsvorschläge: Ein Mensch verdiene den Namen »Mensch« nur, wenn er erzogen sei, wenn sein Körper stark genug sei, mehr zu leisten, als sich selbst am Leben zu erhalten, wenn sein Gehirn einen bestimmten Status habe, ja, wenn er sozial akzeptiert werde. Es ist leicht zu sehen, daß sich derartige Ausschlußkriterien für ungeborene Kinder auch mühelos auf Alte und Schwerkranke anwenden lassen.

Bei beiden Gruppen, seien sie akut Sterbende oder auch nur chronisch Schwerstkranke, sinkt die soziale Akzeptanz bekanntermaßen erheblich. Die Hirnfunktionen sind reduziert, vielleicht sogar zerstört, die betreffenden Personen sind vollauf damit beschäftigt, sich selbst am Leben zu halten, also gesellschaftlich unproduktiv, und es fällt leicht, Zweifel am Fortbestehen der Erzogenheit zu äußern, wenn ein solcher Mensch wirres Zeug redet, sabbert, erbricht und seine Ausscheidungsorgane nicht unter Kontrolle hält.

318 Griechisch für »Gnadentod«.
319 Griechisch für »schöner Tod«.

Insofern nimmt es nicht wunder, wenn das terminologische Aufgebot der Euthanasie-Befürworter mit Kategorien operiert, die das eigentlich Menschliche im Umgang mit jenen leidenden Menschen darin erblicken, sie umzubringen oder zumindest sie nicht über Gebühr am Leben zu halten. Das klingt zunächst paradox und bleibt es auch. Es gelingt nur durch eine semantische Entleerung der herangezogenen Begriffe.

So wird von den Euthanasie-Befürwortern unter anderem gefordert

– ein »würdiger Tod«[320];
– ein »menschenwürdiger Tod«[321];
– ein »Recht auf Sterben«[322];
– ein »humanes Sterben«[323];
– eine »Freiheit zum Tode«.[324]

Würde, Recht, Humanität und Freiheit, das sind große Begriffe, deren Geschichte mit der Aufklärung und der Französischen Revolution aufs engste verknüpft sind. Allein, sie bezogen sich auf die Gestaltung der menschlichen *Lebens*verhältnisse und nicht auf die Gestaltung des Todes. Wenn der Tod nach dem Verlust der gemeinsamen christlichen Weltanschauung nur noch als die Abwesenheit von Sein verstanden werden kann, dann machen die vorgenommenen Kennzeichnungen keinen Sinn. Das Nichts kann nicht würdig sein. Der Befund verbessert sich auch dann nicht, wenn man die Begriffe statt auf den Tod auf das Sterben als gleichsam letzten Lebensprozeß bezieht. In diesem Fall entstehen nämlich ganz andere Schwierigkeiten:

So kann der Rechtsbegriff nur auf Ansprüche angewendet werden, die einem Menschen gegebenenfalls vorenthalten werden könnten; dieses ist beim Tod indessen nicht der Fall, weil jeder Mensch sterben muß. Der Freiheitsbegriff läßt sich ebensowenig mit dem Sterben verbinden. Da das Sterben ein unumkehrbarer Prozeß ist, kann seine Finalität, der Tod, auch gar nicht aufgehalten werden. Allenfalls die Dauer dieses Prozesses kann durch die Medizin innerhalb gewisser Grenzen variiert werden. Gleiches gilt für die Qualität des

320 vgl. Barnard 1981.
321 vgl. Moor 1977.
322 vgl. Eibach 1977.
323 vgl. Initiative für humanes Sterben 1979.
324 vgl. Moor a. a. O.

Sterbens. Auch hier sind Einflüsse der Medizin im Sinne einer Wahrnehmungsmodifikation (zum Beispiel Schmerzstillung) möglich. Jede Argumentation aber, die auf ein menschenwürdiges Sterben abhebt, muß angesichts der geringen Beeinflussungsmöglichkeit behaupten, daß es der Würde des Menschen (der zuvor als entmenscht und deshalb todesbedürftig gedacht wird) entspreche, wenn seine letzte Lebensphase zum einen kurz und zum anderen möglichst leidfrei verlaufe. Eine solche Argumentation ist im doppelten Sinne inakzeptabel: Denn erstens widerspricht diese Charakterisierung des Menschlichen jeder Erfahrung, die der Mensch in den Lebensphasen vor seiner letzten macht: Es gibt kein Leben, das leidfrei ist. Im Gegenteil: Im berühmten Fesselgleichnis des Sokrates lernen wir, daß nur die Erfahrung des Leides es uns erlaubt, die Freude des Lebens in anderen Augenblicken als Abwesenheit von Leid zu erleben. Nur wer gefesselt war, weiß, was Freiheit ist.

Mit anderen Worten: Ein Leben ohne Leid wäre als freudvolles gar nicht erfahrbar. So hat das leidvolle Sterben eine wichtige Funktion für das Leben: Nur wenn wir von den Leiden der Todesstunde wissen, kann diese Antizipation des Leidens, das wir gewiß erfahren werden, uns einen Begriff von der Qualität unseres Lebens geben. Das leidvolle Sterben der Menschen wird für die Nachlebenden so zu einem Regulativ für die Wahrnehmung ihres eigenen. Das bedeutet: Die Zulassung jeder wie auch immer gearteten Sterbehilfe im Sinne einer qualitativen oder quantitativen Einflußnahme auf das Sterben als Verringerung des Leidmaßes impliziert eine Verringerung der Möglichkeiten, Freude zu erfahren. Man könnte zur differenzierten Betrachtung dieses Implikationszusammenhangs unter anderem die Todestrieblehre der Psychoanalyse heranziehen. An der Grundstruktur jenes Wechselverhältnisses ändert das jedoch nichts.

Aber selbst dann, wenn man diese bipolare Argumentation von Leid und Freude, von Leben und Tod nicht akzeptieren würde und einen argumentativen Kunstgriff ersönne, der ein kurzes, leidloses Sterben als spezifisch menschenwürdig erwiese und begründete: Diese Begründung müßte auf konstante anthropologische Kategorien rekurrieren. Man müßte Sätze derart produzieren: »*Der Mensch ist* ... ein Wesen, das auf diese Weise sterben *muß*, wenn es *menschlich* sterben soll.« Solche Sätze leugnen die historische Wandelbarkeit des Menschenbildes, indem sie überzeitliche Kategorien heranziehen. Erst nach dem Ende der Menschengeschichte könnte indessen beurteilt werden, ob sie zutreffend sind. Solange dieses Ende nicht erreicht ist[325], eignen sich solche anthropologischen Setzungen nicht, weil sie eben nichts anderes sind als Setzungen.

Daraus erhellt: Wer für Sterbehilfe, gleich welcher Art, mit Grundkategorien von Menschsein argumentiert, sucht nur scheinbar nach einer unwiderlegbaren Begründung für vorab gewünschtes Handeln; tatsächlich produziert er aber ein bestimmtes Menschenbild. Diese Tatsache wirft mehrere Fragen auf:

Warum wird versucht, ein Menschenbild verbindlich zu machen, das den Menschen als ein Wesen konstituiert, das leidfrei ist, dessen Menschlichkeit in der einwandfreien Funktion seines Gehirns besteht, das sozial akzeptiert werden muß, das in einem ungeklärten Sinne »erzogen« sein muß und das bei Abwesenheit solcher Merkmale sein Lebensrecht verbüßt hat? Welche Rolle spielt die Medizin bei diesem Versuch der anthropologischen Fixierung? Warum lassen die Menschen, als Patienten, als Menschen, deren Tod zu irgendeinem Zeitpunkt sicher sein wird, sich auf diese Bestimmung ihres Menschseins ein?

Wir sind erneut bei den Ausgangsfragen dieses Buches angelangt. Die etablierte moderne Medizin, die Felder, an denen sie in den vorangegangenen Kapiteln dargestellt und untersucht wurde, ist aus meiner Sicht der Motor einer Entwicklung, deren Schlußpunkt paradoxerweise darin bestehen muß, das zu verkürzen, zu dessen Erhaltung und Verbesserung sie einmal angetreten ist: das Leben. Ihr neuestes sich abzeichnendes Arbeitsfeld, die Sterbehilfe, eignet sich als Interpretationsschlüssel für ihre gesamte Wirkweise.

Meine These heißt deshalb: Medizin ist nichts anderes als Sterbehilfe. Ärztliches Handeln ist nichts anderes als säkularisiertes Priestertum. In der Absicht, das menschliche Leben zu erleichtern, zerstört sie den Lebenswert des Lebens. Die falsche, aber zunehmend doch wirksame Suggestion, der Tod könne – wenn auch nur mental – abgewiesen werden, schafft den Existenzgrund des Todes, das lebenswerte, weil auch leidbehaftete Leben, gleich mit ab.

Diese These ist überzeichnet. Sie zielt nicht darauf, Ärzten in ihrer Arbeit unlautere Motive zu unterstellen, sondern es geht um die Wirkung von Strukturen. Anhand der Euthanasie können sie in klarster Form erfaßt werden.

325 vgl. Eibach 1977, S. 121.

8.1 Imago dei als Sterbehilfe-Legitimation

Die Sterbehilfe-Diskussion der 70er und 80er Jahre geht auf eine Reihe von spektakulären Medienereignissen zurück. So machte 1971 der Fall Postma in den Niederlanden Schlagzeilen, als eine Ärztin ihrer unheilbar kranken Mutter ein tödliches Medikament verabreichte, eine Tat, die 1973 mit der nur symbolischen Strafe von einer Woche Haft geahndet wurde.

Ein zweiter, etwas anders liegender Fall war das zehnjährige Koma der Karen Ann Quinlan, die am 15.4.1975 als 21jährige nach dem Genuß von Medikamenten und Alkohol ihr Bewußtsein verloren hatte und an ein Beatmungsgerät angeschlossen wurde. Gerichtlich setzten die Adoptiveltern die Abschaltung des Beatmungsgerätes am 14.5.1976 durch, ohne daß die Patientin jedoch daran starb. Erst zehn Jahre später erlag sie einer Lungenentzündung.

Durch die Aktivitäten des Mediziners Hackethal erhielt die Diskussion auch in der Bundesrepublik Deutschland Aktualität. Ihm wurde vorgeworfen, Mitte der 80er Jahre einer 69jährigen Frau Beihilfe zur Selbsttötung geleistet zu haben. Diesem Fall folgten einige weitere, an denen auch andere Sterbehelfer beteiligt waren und die publizistisch breit ausgewertet wurden. Inzwischen existiert eine »Deutsche Gesellschaft für humanes Sterben e. V.«, die nach Angaben des »Spiegel« 16000 Mitglieder hat.[326]

Es gab den Fall der Krankenschwester Michaela Röder, die 1989 wegen der Tötung von acht Patienten verurteilt worden ist. Es gab eine neu entfachte Euthanasie-Diskussion wegen der Einladung des australischen Moralphilosophen Peter Singer, der offen das Tötungsverbot bestimmter Personengruppen in Frage stellt. Es gab die Aufdeckung Dutzender Morde an Patienten in einem Wiener Krankenhaus, und es gibt Befragungsergebnisse in der Bevölkerung, die nach Erklärungen verlangen (vgl. die Tabelle auf S. 175).[327]

Die augenfällige Bereitschaft großer Teile der Kulturangehörigen, Kranken, Sterbenden und Behinderten das Lebensrecht aufzukündigen, ist natürlich keine neue Erscheinung. Es liegt nahe, seine Wurzeln in der Euthanasie-Ideologie und -Praxis des Nationalsozialismus zu suchen. Mit Beginn des Jahres 1940 wurden über 70000 Geisteskranke ermordet[328], nachdem Hitler die »Befugnisse

---

326 »Machen wir es feierlich mit Kerzen und Oma?« In: Der Spiegel Nr. 8/1988, S. 72–81.
327 Tennstädt 1974.
328 vgl. Lohmann 1975, S. 42.

Bundesrepublik mit West-Berlin   Bevölkerung ab 16 J.
Einverständnis mit der Euthanasie
Zustimmung findet:

	Sterbehilfe ohne Lebens- verkürzung %	der Tod auf Verlangen %	die Tötung psychisch Kranker %
Kirchenbesuch			
Katholiken			
– Regelmäßige Kirchgänger[329]	49	33	25
– Unregelmäßige Kirchgänger[330]	51	45	38
– Selten zur Kirche gehende	64	60	47
– Nie zur Kirche gehende	77	61	53
Protestanten			
– Regelmäßige Kirchgänger	48	38	25
– Unregelmäßige Kirchgänger	47	51	36
– Selten zur Kirche gehende	59	57	44
– Nie zur Kirche gehende	62	66	47
Zum Vergleich das Ergebnis für die Gesamtbevölkerung	56	53	38

namentlich zu bestimmender Ärzte so (erweitern ließe), daß nach menschlichem Ermessen unheilbar Kranken bei kritischer Beurteilung ihres Krankheitszustandes der Gnadentod gewährt werden kann«.[331] Diese Praxis hat indessen der Tötungsakzeptanz der Gesellschaft der Bundesrepublik kaum Abstriche eingebracht, sondern sie hat sie allenfalls bestätigt. Das systematische Programm

329 Im Februar 1972 (Frage nach einer Sterbehilfe ohne Lebensverkürzung) wurden unter dieser Bezeichnung alle die zusammengefaßt, die jeden oder fast jeden Sonntag zur Kirche gehen.
330 Im Februar 1972 Kirchgänger, die »ab und zu« zur Kirche gehen.
331 a.a.O., S. 43.

der Lebensvernichtung war aber bereits weit vorher, noch im Kaiserreich, »wissenschaftlich durchdacht und ethisch durchmotiviert«.[332]

So gehörte es bereits zum Repertoire der Medizinkritik des ausgehenden 19. Jahrhunderts, daß die Medizin »die Krankheit und das Elend in der Welt« vermehre[333] und daß folglich die »Unterdurchschnittsmenschen« geopfert werden müßten. Auch erscheint bereits 1895 eine Schrift mit dem Titel »Recht auf Tod«, der heute wieder Konjunktur feiert. Ihr Autor stellt die Frage, ob der einzelne überhaupt noch einen Anspruch auf Hilfe habe. 1913 entsteht ein Gesetzentwurf, der das »Recht auf Sterbehilfe (Euthanasie)« verankern will und eine Kommission über die Fortsetzung des Lebens auch von »Siechen und Krüppeln« entscheiden lassen will.[334] 1915 entwickelt Haeckel seine Auffassung, derzufolge der Arzt keineswegs verpflichtet sei, »um jeden Preis das Leben der Kranken zu erhalten«.[335] Diese und weitere »wissenschaftliche« Einlassungen sind es gewesen und nicht die dafür oftmals herangezogene Schrift von Binding und Hoche über die »Freigabe der Vernichtung lebensunwerten Lebens«[336], welche die spätere Tötungspraxis der Nazizeit und die ihr folgende, bis heute stabile Tötungsideologie durch das ideologische Medium buchstäblich salonfähig machten, das im 20. Jahrhundert allein noch zu zählen scheint: durch die Argumente der Wissenschaft. Denn eines muß man klar sehen:

Die wissenschaftlichen Argumente der Befürwortung von Euthanasie traten mit rationalistischen, instrumentellen, letztlich ökonomischen, also dem Zweck-Mittel-Schema verpflichteten Akzenten auf: Es ging um eine Berechnung des Lebenswertes. Das war, wie wir anhand Rousseaus rigoroser Verurteilung der Kinder sehen, die nur mit dem Erhalt ihres Lebens befaßt waren, gut oder eher schlecht aufklärerisch. Eine solche Ideologie, die den Wert des Menschen von seiner Produktivität für die anderen abhängig machte, konnte sich auf Platon berufen: »Wer siech am Körper ist, den sollen sie sterben lassen; wer an der Seele mißraten und unheilbar ist, den sollen sie sogar töten.«[337] Damit hat die eine der beiden

---

332 Schipperges 1976, S. 21.
333 Tille 1895, S. 140.
334 vgl. Schipperges a. a. O., S. 19.
335 vgl. Haeckel in: Schipperges a. a. O.
336 vgl. Binding/Hoche 1920.
337 Platon in: Schipperges a. a. O., S. 14.

Traditionsspuren unserer christlich-platonischen Kultur sich in ihrem Denken verewigt. Die andere freilich, die christliche, leistete entweder Widerstand gegen die Tötungsakzeptanz, oder sie ließ sich von den Tötungsbefürwortern für eine ethische Diskussion funktionalisieren. Dieses ist die Signatur des heutigen Euthanasie-Diskurses. Nach den Massenmorden an hilflosen Menschen wird heute das mit der Hilflosigkeit einhergehende Leid zum Ausgangspunkt der Argumentation gemacht. Darin wird geradezu als Christenpflicht auszuweisen versucht, diesem Leiden durch Tötung ein Ende zu bereiten.

Auf diese Weise treffen scheinbar nicht mehr verschiedene Wertsysteme aufeinander, so etwa eines, das auf das Recht des Menschen vor dem der Gesellschaft pocht, oder ein solches, das umgekehrt argumentiert. Durch den Bezug der Euthanasie-Befürworter auf dasselbe Wertsystem wie das der Gegner wird eine Beziehungsfalle aufgebaut: Die *imitatio christi*, die Nachfolge Christi, gebiete, wie in den Gleichnissen des Neuen Testaments zu den Krankenheilungen zu sehen ist, eine doppelte Pflicht: Behandlung der Kranken und Minderung des Leids. Indem nun aber behauptet wird, daß die Wahrnehmung der ersten Pflicht die Wahrnehmung der zweiten unmöglich mache und umgekehrt ebenso, verstoße der Arzt *eo ipso* gegen eines der beiden Gebote, eine Nachfolge sei ihm verwehrt.

Der Euthanasie-Diskurs bietet dazu eine Alternative an, die theologisch gleichwertig erscheint, den Rückgriff auf die Imago-Dei-Lehre. Wenn der Mensch nach dem Bilde Gottes geschaffen sein solle, dann, so lautet unausgesprochen und wohl auch unbewußt die kollektive Meinung, könne in den verrückten, verkrüppelten und dahinvegetierenden Kreaturen wohl kaum mehr die Ebenbildlichkeit Gottes erblickt werden. Insofern handele es sich im strengen Sinne gar nicht um Menschen, und das Tötungsverbot entfiele.

Diese Logik wird in dieser Klarheit natürlich nirgendwo ausgesprochen, außer vielleicht bei Peter Singer. Strukturell ist diese Logik indessen wirksam. Und sie hat eine weitreichende Konsequenz: Ob eine Kreatur dem Bilde Gottes entspreche, das zu beurteilen, war vordem Aufgabe der Theologen, im Einzelfall also des Priesters und nicht des Arztes. Francis Bacon hatte deshalb, obwohl Euthanasie-Befürworter, im 16. Jahrhundert noch deutlich zwischen zwei Aufgaben unterschieden, einer »*Euthanasia exterior*«[338] als Aufgabe des

---

338 = »äußere Euthanasie«

Arztes und einer »*Euthanasia interior*«[339] als Aufgabe von Theologen und Philosophen.[340] Dieses Priesteramt ist heute auf die Medizin gefallen. Das gilt aber, so einer der Befunde dieses Buches, nicht nur für die Entscheidung unmittelbar vor dem Tode, sondern für den gesamten Lebensprozeß. Zum Verständnis dieser Tatsache muß man den Lebenslauf eines Menschen in der traditionellen Gesellschaft mit dem modernen Lebenslauf unserer Tage vergleichen und dort wie hier die Rolle des Priesters wie des Arztes aufsuchen.

8.2 Von der perimortalen Medizin zur Sterbehilfe

Das Leben in der prämodernen Gesellschaft war durch eine klare Segmentierung des Lebenslaufs in Lebensphasen gekennzeichnet. Die Lebensphasen waren ihrerseits durch bestimmte Merkmale charakterisiert, zum Beispiel die Schwangerschaft einer Frau oder die Kindheit vor dem Eintritt in Schule oder Beruf. Der Übergang in eine jeweils neue Lebensphase gestaltete sich nun nicht bruchlos, sondern er war in der Regel durch Initiationsmaßnahmen der Gemeinschaft begleitet. So besaß die traditionelle Gesellschaft, in der Regel verwaltet durch Kirche und Priestertum, eine Fülle von Riten, sogenannten Übergangs- oder Transitionsriten, durch die das Individuum in eine jeweils neue Lebensphase überführt wurde. Von diesen Riten sind heute nur noch Taufe, Hochzeit und Bestattung erhalten. Der idealtypische Lebenslauf war indessen wesentlich differenzierter. Eine idealtypische Rekonstruktion weist etwa folgende Lebensphasen und die dazugehörigen Transitionen auf (vgl. Abb. 31 auf S. 179).[341]

Der Lebenslauf war nicht zufällig als zyklischer gedacht. Er führte gewissermaßen aus dem Tode zum Tode. Die Todeserwartung war dementsprechend auch die organisierende Kategorie für die Transitionen.

Betrachtet man die Transitionsriten nämlich genauer, so findet man eine Reihe gemeinsamer Merkmale. Dazu gehört zum Beispiel die Entfernung des Initianden aus seiner gewohnten Umgebung, die Erzeugung eines Krisenerlebnisses in dem »Exil«, in das er ver-

339 = »innere Euthanasie«
340 vgl. Schadewaldt 1979, S. 34.
341 vgl. Lenzen 1985, S. 56.

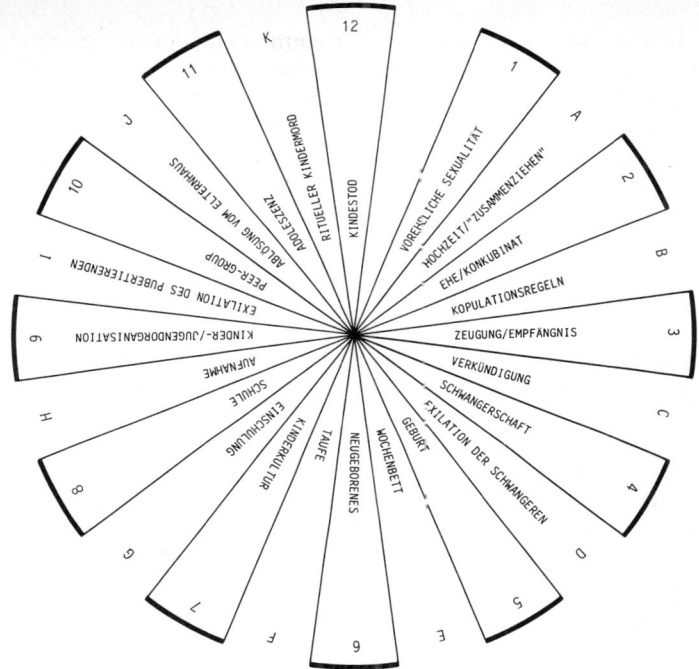

Abb. 31: Transitionen und Phasen im Lebenszyklus

bracht wurde (durch Manipulationen am Körper, zum Beispiel Beschneidung, Zähnefeilen, Tätowierungen und so weiter), Belehrungen während der Zeit des Exils über die neue zu erwartende Lebensphase und schließlich die Rückführung in die Gemeinschaft *als ein anderer bzw. als eine andere*.

Neben einer Reihe sozialer Funktionen hatten diese Transitionsvorgänge für den Umgang mit der Todestatsache eine ganz entscheidende Bedeutung: Das Individuum lernte das Sterben. Denn: Die Herausnahme aus der gewohnten Umgebung, die Veränderung von Körpermerkmalen, verbunden mit Schmerzen, Angst und neuen Erfahrungen, riefen eine existentielle Krise hervor. Gleichzeitig verschafften sie bezüglich der Todestatsache eine Minimierung von

Angst, denn am Ende des Krisenerlebnisses stand die Wiedergeburt als neuer Mensch. Daraus resultiert die zyklische Struktur des Lebenslaufs. Der Lebenslauf selbst wird so gleichzeitig zu einem Erklärungsmodell für die tendenzielle Unbegreiflichkeit des Verhältnisses von Leben und Tod.

In der modernen Kultur ist die zyklische Struktur verlorengegangen. Der Lebenslauf der Zeitgenossen ist linear. Er suggeriert einen kontinuierlichen Aufstieg; durch die Verdrängung der Todestatsache und die Verkindlichung der Kultur[342] werden Menschen als nicht Alternde, in gewisser Weise als Alterslose konzipiert. Folgerichtig kann der Lebenslauf nicht mehr als zyklischer gedacht werden, weil die Zyklizität an die Todestatsache erinnern würde. Darüber hinaus verlieren die Transitionsriten ihre Bedeutung als Orientierungshilfen im Lebenslauf. Im traditionellen Lebenslauf konnten sie eben darüber informieren, an welcher Stelle des Zyklus man angekommen war, wieviel Zeit im günstigen Fall also noch blieb. Die volkskirchlichen Riten von Taufe, Hochzeit und Bestattung lassen eine Erinnerung daran kaum noch erkennen.

Die Bedeutung, welche die priesterliche Tätigkeit als Vorbereitung auf den Tod während des gesamten Lebenslaufes hatte, spiegelt sich recht eindrucksvoll in den in ländlichen Regionen noch verbreiteten Totenzetteln (vgl. die Abb. 32, 33 und 34 auf S. 181 ff.).

Wenn hier von einer »Vorbereitung durch ein langes frommes Leben« die Rede ist, von einer »Vorbereitung durch einen wahrhaft christlichen Lebenswandel«, von einer »Stärkung durch den öfteren Empfang der heiligen Sakramente« oder von einer Mahnung Gottes, sich auf die Todesstunde bereitzuhalten, weil eine Krankheit Schmerzen verursacht, dann wird die eminente Funktion priesterlichen Handelns, nämlich der priesterlichen Begleitung des Lebenslaufes, als kontinuierliche Mahnung an die Todestatsache deutlich.

Gerade das Beispiel der an den Tod mahnenden Krankheit verdeutlicht die Rolle, welche die Krankheit und damit auch die Medizin für den Lebenslauf einzunehmen beginnt. An die Stelle des begleitenden, segnenden, tröstenden Priesters ist indessen der Arzt getreten. Er steht, wie die Kapitel dieses Buches zeigen, an den Übergangsphasen von Lebensphase zu Lebensphase. Als Perinatologe produziert der Arzt die Geburt als Krisenereignis durch die Expansion der Risi-

342 a.a.O.

Abb. 32: Totenzettel 1

koschwangerschaften. Als Kieferorthopäde leistet er tendenziell Überführungsakte von der Kindheit in die Pubertät bzw. die Adoleszenz, indem er einen Teil des Körpers durch eine lange Behandlung umformt. Als Propagandistin einer umfassenden Aids-Furcht leistet die Medizin einen symbolischen Ersatzversuch für die »Heldenfahrt«, indem sie auf die Gefahren der Erwachsenensexualität verweist. Im Falle der In-vitro-Fertilisation tritt der Arzt in die Rolle des »Verkünders« der Schwangerschaft, eine Funktion, die mit Mariä Verkündigung eine lange kirchliche Tradition entfaltet hatte. Sodann werden die Vorbeugemaßnahmen zur Kontrolle des Cholesterinspiegels (wie übrigens auch die Krebsvorsorge) in vielen Fällen in einem Lebensalter eingesetzt, in dem man heute von »Midlife-crisis«, in der traditionellen Gesellschaft von dem »Lebenshöhepunkt« spricht.

181

Abb. 33:
Totenzettel 2

Bei aller Kongruenz zwischen den Lebenseinschnitten des traditionellen und des modernen Lebenslaufs, zwischen der ärztlichen und der priesterlichen Transitionstätigkeit besteht jedoch ein erheblicher Unterschied: Die ärztliche Tätigkeit enthält kein *Memento mori*, sie erinnert nicht an die Todestatsache, ganz im Gegenteil: Die Medizin suggeriert uns ein Leben lang, daß, wenn man nur ihr vertraue, wenn man rechtzeitig zur Vorsorge gehe, wenn man »compliant« sei, sie den Tod besiegen könne. Insofern sinkt die Möglichkeit für die Patienten, durch die Behandlung des Priester-Arztes mit der Todestatsache vertraut zu werden oder gar sterben zu lernen. Ganz im Gegenteil: Er ist der Priester, der das (ewige) Leben

Abb. 34:
Totenzettel 3

im Diesseits verspricht oder dieser Aussicht zumindest nichts entgegenhält. Seine Existenzberechtigung hängt von der Fähigkeit ab, den Tod zu besiegen.

Das Individuum begegnet deshalb dem Arzt in der Todesstunde mit einer Einstellung, die es in seinem Leben aus der Erfahrung im Umgang mit Ärzten gewonnen hat: Ärzte erhalten das Leben. Aus diesem Grunde ist die Sterbehilfe als ärztliche Aktivität zunächst einmal eine schwer erträgliche Zumutung. Sie, die Ärzte, deren Glaubwürdigkeit daraus resultiert, daß sie ihre Patienten vor dem (vorzeitigen) Tode bewahren, sollen als dieselben Ärzte ihre Patienten nunmehr mit derselben Attitüde dem Tode ausliefern. Diese Paradoxie ist mit der Verbindung von ärztlicher und priesterlicher Tätigkeit entstanden. Bis ins 19. Jahrhundert stand in der Regel, im 20. nicht mal bei allen Autoren, die Trennung zwischen Arzt- und Priesteraufgabe fest. Deshalb schloß, zumindest an katholischen Universitäten, lange Zeit der Doktoreid eine Formulierung ein, derzufolge der Arzt sich verpflichtete, für gefährlich Erkrankte bzw. Sterbende einen Priester herbeizuholen.[343]

Wenn die Folgen dieser paradoxen Doppelaufgabe umgangen werden sollen, die Entstehung von Ambivalenz gegenüber den gleichzeitig Leben und Tod bringenden Ärzten und damit ihrer Vergöttlichung, dann gibt es zwei Wege: Zum einen könnte man darauf bestehen, daß es nicht die Aufgabe der Ärzte ist, Euthanasie in aktiver oder passiver Form zu üben, allenfalls Sterbebegleitung, was aber wieder einer priesterlichen Tätigkeit nahekäme. Bedenkt man indessen, daß ein großer Teil der Kulturangehörigen kirchlich nicht mehr gebunden ist, ohne deshalb vor Angst und Einsamkeit in der Todesstunde geschützt zu sein, so fehlt für diese Maßnahme ein Priester-Ersatz. Zum anderen könnte man auch an der Verbindung von Priester- und Arztrolle festhalten. Die Paradoxie wäre dann aber nur umgehbar, wenn die Ärzte ihre Rolle dergestalt gezielt wahrnähmen, daß sie an den verschiedenen Lebenslaufschwellen Maßnahmen ergriffen, die das Individuum in eine erfahrbare Krise brächten und die das Individuum nicht nur mechanisch manipulierten, sondern das »Todes«- und »Wiedergeburts«erlebnis bewußt erfahrbar machten. Dieses bestünde darin, daß das Individuum als Angehöriger einer Lebensphase »getötet« und als Angehöriger der nächsten Lebensphase »wiedergeboren« würde.

Weil vieles dafür spricht, daß der Arzt seine Doppelrolle gar nicht aufgeben kann, zumal die Wiedereinführung eines kulturübergreifenden Priesteramtes nicht sehr wahrscheinlich ist, liefe eine solche Vorstellung aber darauf hinaus, eine *ars moriendi*, eine Sterbekunst, zu etablieren. Das Individuum muß im Leben sterben lernen, um leben zu können. Eine ganze Reihe der mittelalterlichen Epen zeigt anschaulich, daß diese Notwendigkeit einmal gewußt worden ist. So wird das Motiv der unheilbaren Krankheit im »armen Heinrich«, im »Engelhardt«, im »Silvester«, im »Tristan«, im »Parzival« als Auf-

343 vgl. Moll 1902, S. 125.

takt für das besondere Schicksal des Helden gesehen. Das Individuum befindet sich in einer lebensbedrohlichen Krise, von der es nicht weiß, ob es die letzte Krise ist, weil die Ärzte ihm nicht das ewige Leben auf Erden suggerieren. Daraus gewinnt es die Kraft, gegen die Krankheit zu rebellieren und sie, wieder und wieder, selbst zu besiegen. Und: Das Individuum lernt, was es heißt zu sterben – und zu (über)leben.

Lehrer im lebenslangen Erwerb dieser Sterbekunst könnte der Arzt sein. Er könnte lehren, den eigenen Körper einzuschätzen, seine Möglichkeiten und seine Belastbarkeitsgrenzen, Zeichen der Genesung, der irreversiblen Zerstörung; er könnte darauf aufmerksam machen, was es bedeutet, zum Beispiel von der Lebensphase der fruchtbaren Frau über das Klimakterium in die Menopause zu gelangen. Er dürfte nicht leugnen wollen, daß damit der Tod unweigerlich näher kommt, und er müßte nicht schulterklopfend jovial die kleinen Freuden des Alltags beschwören. So könnte er helfen, das Leben zu Ende zu denken, damit die ihm Anvertrauten nicht eines Tages fassungslos vor der Tatsache stehen, daß »nichts mehr geht«, und, lebhaft beklatscht von den Propagandisten der Rentenersparnis, nach einem Giftbecher verlangen.

Das Problem der Sterbehilfe als eine erst unmittelbar vor dem Tod einsetzende stellte sich nicht, wenn der Arzt produktiv und als »Gelehrter«, im Wissen, selbst sterblich zu sein, seine Patienten ein Leben lang das Sterben lehrte. Unfreiwillig, aber deshalb wildwüchsig und oftmals unwirksam, tut er das bereits. Vielleicht weil sie die Sterbekunst an sich selbst nicht beherrschen und wie fast alle Menschen zu den aktiven und passiven Verdrängern gehören, geraten die Ärzte unter dem Signet der beinahe alles ermöglichenden medizinischen Technik in die Situation, orientierungslos zu sein in der Frage, ob eine lebenserhaltende Maschine abzuschalten sei oder nicht.

Die Leute, die sich jetzt an der Sterbehilfe-Diskussion bereichern, profitieren im Grunde genommen von einem Defizit kollektiver Erziehung, der einzigen, die sich vielleicht rechtfertigen läßt: den Menschen immer wieder vor Augen zu führen, daß ihr Leben begrenzt ist, damit sie es nicht verleben. Insofern hätte die gesamte ärztliche Tätigkeit, wenn sie von der Priesterrolle, wie es scheint, nicht mehr zu lösen ist, Sterbehilfe zu sein. Viktor von Weizsäcker hat das sehr früh gesehen und deshalb zu der Euthanasie-Frage eine Position eingenommen, die nichts an Aktualität eingebüßt hat:

»Ich bin nur ein Gegner aller bisherigen Euthanasien, weil mir jenes Urteil über den Lebenswert nicht einleuchtet und weil ich nur einzelne Lebenswerte, nicht aber einen Lebenswert überhaupt für beurteilbar halte. Diese Stellungnahme resultiert außerdem daraus, daß alles Leben ein Sterben ist und keine ärztliche Handlung sich dem Gesetze der Verknüpfung von Leben und Tod entziehen kann. Darum ist jede ärztliche Handlung an sich schon eine Art von Euthanasie, und die Frage lautet daher nicht: Euthanasie oder nicht? sondern: Welche *Art* von Euthanasie?«[344]

344 v. Weizsäcker 1951, S. 362.

9. Sterben lernen

9.0 Das Verschwinden der Gesundheit

Die Summe der Befunde aus der Analyse der »Krankheiten« besteht in einem Katalog von außermedizinischen Implikationen, die das ärztliche Handeln unausgesprochen hat. Es sind dieses Implikationen im sozialen, anthropologischen und religiösen Bereich.

Die *sozialen Implikationen* standen nicht im Vordergrund des Interesses dieser Untersuchung. Dennoch ließen sie sich kaum übersehen. Sie könnten auf die Formel gebracht werden: *Die Medizin dient der sozialen Nivellierung in verschiedenen Lebensbereichen.* So wurde ihre Vereinheitlichungsleistung deutlich bei der ästhetischen Normierung von Gesichtsformen durch die Kieferorthopädie. In dieser Fachrichtung wird mit der Ablehnung des prognathen, weil »wilden« Gebisses auch eine implizite Definition von Normalität geliefert, auf die die Kieferpatienten festgelegt werden sollen.

Eine ähnliche Normierung ist bei den Ausgrenzungsversuchen einer Sterbehilfe festzustellen, welche die Überlebensberechtigung insbesondere an der sozialen Akzeptanz, der »Wohlerzogenheit« und der Rationalität der Patienten orientiert. Eine Spur davon fand sich auch im Cholesterin-Diskurs, wenn selbst durch falsche Etymologien das lebenswürdige Leben als das der Geistorientierung ausgegeben wird. Wie jeder Vereinheitlichungsversuch gehen solche Implikationen zu Lasten der Individualität, was an der ästhetischen Gesichtsnormierung am deutlichsten zutage tritt. Medizinisches Handeln ist, zumindest in diesen Feldern, also ein Beitrag zur *Entdifferenzierung der Individuen* untereinander, ein heimlicher, unhistorischer Anthropologismus.

In diese Richtung weisen auch die im eigentlichen Sinne *anthropologischen Implikationen* medizinischen Handelns. So wurde in der heimlichen Theorie etlicher Fachrichtungen eine hohe Bewertung des Kindes wie des Kindlichen deutlich. Dieses gilt für die Perinatologie als ganze, es gilt für eine Kieferorthopädie, die mit der Ausdehnung ihrer Behandlungszeit auch den Eintritt in das Erwachsenenalter verzögert und damit die Phase des Kindseins verlängert. Auch die Techniken der In-vitro-Fertilisation wirken ungewollt in diese Richtung, wenn man bedenkt, welchen mühsamen Manipulationen sich letztendlich die Entstehung eines *in vitro* gezeugten Kindes verdankt. Ein Nebeneffekt dürfte die mit dieser »Vergöttlichung« des Kindes einhergehende Überdetermination der Mutter bei gleichzeitiger Unterdetermination des Vaters sein. Indem die Abtreibungsmedizin einen Beitrag zur infantizidalen Kultur liefert, läßt sich über die mythologische Erinnerung an die geopferten und deswegen göttlichen Kinder sogar paradoxerweise hier eine Implikation in der gleichen Richtung ausmachen.

Sieht man diese, auf eine hohe Bewertung des Kindes und eine Expansion der Kindheit hin gerichteten ärztlichen Tätigkeiten im Zusammenhang, so muß ihre gemeinsame Wirkungsrichtung unübersehbar bleiben: Die Expansion des Kindlichen, der Kindheit verhindert ein Fortschreiten im Lebenslauf und damit eine wachsende Nähe zum Tode. *Die Medizin dient also der Verdrängung der Todestatsache.* Indem sie auf das Leben setzt und die Bezwingbarkeit des Todes zumindest nicht zurückweist, leistet sie einen Beitrag zur *Entdifferenzierung* von Leben und Tod.

Dieses ist aber nur die halbe Wahrheit. Tatsächlich stehen Ärzte in den Betätigungsfeldern von der Perinatologie bis zur Sterbehilfe jeweils an gravierenden Einschnitten des menschlichen Lebenslaufs. Daraus resultieren die *religiösen Implikationen ärztlichen Handelns.* An den Schnittstellen des menschlichen Lebenslaufs, an denen in der traditionellen Gesellschaft ein Priester die Überführung von einer Lebensphase in die nächste vornahm, steht in der modernen Kultur in wachsendem Maße der Arzt. Er entscheidet über das Eintreten eines Krisenerlebnisses und über dessen Gestaltung. *Die Medizin dient insoweit der Wahrnehmung schamanistischer Aufgaben.* Dieses gilt für die Konstruktion der Geburt als Risikoereignis, für die Überführungsleistungen der Kieferorthopädie, die viel von den traditionellen Pubertätsriten in sich tragen, und es gilt für die kollektiv-symbolische Geschichtsvernichtung wie für die höchst individuelle »Heldenfahrt« der Jugendlichen bei ihren ersten sexuellen Erfahrungen unter den Bedrohungen, die der Aids-Diskurs bereithält.

Aber mit diesen Überführungsleistungen der Medizin im Lebenslauf sind ihre religiösen Implikationen keineswegs erschöpft. Die

»programmierte Geburt« ist ein Appell an die gottähnliche Fertigkeit der Menschen, die Natur zu beherrschen, viel deutlicher noch wird dies in der »Schöpfungstätigkeit« der In-vitro-Fertilisateure. Die Ebenbildlichkeit Gottes hat in der Person des Arztes auch eine umgekehrte Seite: Er kann auf dem Wege der Abtreibung nämlich den Kindern auch den Tod geben, und er könnte es, wenn die Sterbehilfe-Propagandisten sich durchsetzen, letztlich auch bei allen möglichen Gruppen von Erwachsenen. So dient die Medizin einer Befestigung der christlichen Lehre von der Gottebenbildlichkeit des Menschen. Und insofern diese Ebenbildlichkeit nicht nur symbolisch vorschwebt, sondern fertilisierend und abortierend sinnlich unter Beweis gestellt wird, *leistet die Medizin einen Beitrag zur Entdifferenzierung von Gott und den Menschen.*

Diese dreifache Entdifferenzierungstätigkeit, die natürlich nicht nur von den Ärzten vollzogen wird, sondern in ganz unterschiedlichen Bereichen der Kultur sich abspielt, die Entdifferenzierung der Individuen, die Entdifferenzierung von Leben und Tod und diejenige von Gott und den Menschen, konnte aber nur gelingen, weil die Medizin eine vormals abgegrenzte Definition ihres Gegenstandes, der Krankheit, aufgegeben hat. So ist die *Entdifferenzierung von Krankheit und Gesundheit* gleichsam der Schlüssel, mit dem die genannten kulturellen Entdifferenzierungsvorgänge erhellt werden können. Man kann das sicher auch anders formulieren: Das Verschwinden der Grenze zwischen Gesundheit und Krankheit, die Erfindung von Krankheiten ist eine Folge wie eine Voraussetzung der anderen Entdifferenzierungsprozesse. Es handelt sich um einen wechselseitigen Implikationszusammenhang.

Dieser Entwicklungsprozeß ist nun soweit fortgeschritten, daß er zahlreiche Paradoxien erzeugt hat. So wird vom Boden der gleichen Medizin aus eine Feier der Kinder betrieben wie ihre massenhafte Tötung. Die gleiche Medizin will durch ihre Tätigkeit den Tod verdrängen und ihn doch, wie bei der Sterbehilfe, wieder herbeiführen. In diesem möglicherweise künftigen Geschäft der Medizin wird sodann das Menschliche dadurch definiert, daß die (vorgeblich entmenschten) Individuen zum Tode zu befördern sind. Letztlich ist der gesamte Entdifferenzierungsvorgang von Krankheit und Gesundheit paradox: Wie sich am Beispiel des Cholesterin-Diskurses zeigen ließ, muß die Medizin allererst den überwiegenden Teil der Bevölkerung zu Kranken erklären, damit sie ihre Heilungsangebote offerieren kann.

9.1 Reformvorstellungen

Man mag sich in dieser Lage fragen, was geschehen soll. Wenn ich recht sehe, werden drei Typen von Reformvorschlägen diskutiert, ohne daß diese sich auf die in den Analysen dieses Buches erarbeiteten Befunde beziehen könnten. Sie sind vielmehr Antworten auf das inzwischen sich verbreitende Unbehagen an der Medizin, das sich in den Varianten der Medizinkritik niederschlägt, die eingangs diskutiert wurden.

Erstens: *Veränderung medizinischer Aufgaben*
Diese Position geht davon aus, daß die Auswüchse der Medikalisierung durch eine innere Reform der geltenden Medizin zurückgeschnitten werden können. Dazu kann zunächst die Veränderung der Ziele medizinischen Handelns gehören. So besteht Kass darauf, daß es nicht Aufgabe der Medizin sei, »happiness« zu vermitteln. Das sei eine Fehlauffassung, die bereits zu den schwerwiegendsten Folgen geführt habe, wenn beispielsweise Frauen in den USA nach einer Amniozentese wegen des »falschen« Geschlechts des Fötus auf einem Abortus bestünden oder wenn andere Frauen sich einer Brustamputation unterzögen, um besser Golf spielen zu können.[345] Solche Fragen sind moralischer Natur. Deshalb gehört die Wiederbelebung der Medizin-Ethik zu den Vorschlägen einer inneren Reform ebenso wie die Bemühungen um eine neue Theorie der Medizin.
Da die Krankheit ebenso wie die Gesundheit ein soziales Konstrukt ist, könnte von hier aus eine Neubestimmung des Krankheitsbegriffs und damit eine klare Fixierung der medizinischen Aufgaben vorgenommen werden. Solche Vorschläge übersehen aber zu leicht, daß sie bereits im Rahmen zahlreicher Versuche einer medizinischen Anthropologie seit den zwanziger Jahren des 20. Jahrhunderts vorgetragen worden sind. Über eine »Daseinsbestimmung«[346] oder durch eine Suche nach dem Lebenssinn[347] läßt sich indessen eine universelle Bestimmung des Krankheitsbegriffs nicht gewinnen. Diese Sinnsuche findet, wenn überhaupt, Antworten, die nur eine Weile und nur für einen kleinen Ausschnitt der Menschheit Gültigkeit haben.

345 vgl. Kass 1981, S. 5.
346 vgl. Christian 1952, S. 119 ff.
347 vgl. v. Weizsäcker 1951, S. 230.

190

Die Geschichte der medizinischen Ethik ist eine Geschichte des Wandels ethischer Vorstellungen über Krankheit und Medizin. Nur eine provisorische Moral ist möglich.[348] Wenn diese aber nicht auf einer universalen Bestimmung anthropologischer Kategorien beruht, dann kann sie nur auf historisch-anthropologischer Grundlage stehen. Eine provisorische medizinische Ethik bedarf zu ihrer Grundlegung des Wissens über die Funktionen und Folgen, die ein bestimmter Krankheitsbegriff in einer bestimmten Kultur zu einem bestimmten Zeitpunkt hat, bevor sie sich Gedanken darüber machen kann, ob diese Funktionen und Konsequenzen gewollt werden dürfen oder nicht.

Auch die alternativen Heilverfahren gehören hierher. Sie basieren auf der Prämisse, daß Krankheit eine andere Ursache hat, als die Schulmedizin es ahnt.

Zweitens: *Verschiebung medizinischer Aufgaben*
Zu den Resultaten auch der medizinischen Anthropologie gehört die Anerkennung psychischer Ursachen für somatische Leiden. Victor von Weizsäcker hat diese Einsicht der Psychoanalyse bereits in den zwanziger Jahren des 20. Jahrhunderts propagiert und ihr zu Ansehen verholfen.[349] Mitscherlich hat die durch Freud und Scheler inaugurierte Sichtweise nach dem Zweiten Weltkrieg zu einem Konzept der psychosomatischen Medizin ausgeformt.[350] Obgleich von beiden auf die Grenzen der Psychologisierung nachdrücklich hingewiesen wurde, blieb es nicht aus, daß insbesondere in den achtziger Jahren eine einzigartige Verschiebung medizinischer Aufgaben in das Feld der Psychotherapie jedweder Provenienz stattgefunden hat. Dabei steht das psychotherapeutische Genre dem medizinischen hinsichtlich des Kampfes um die Anteile an den Gesundheitsausgaben um nichts nach. Ganz im Gegenteil. Die sukzessive Deutung psychotherapeutischer Maßnahmen als Maßnahmen der Wiederherstellung von Gesundheit hat diesen Prozeß der Aufgabenverschiebung in die Richtung der »hilflosen Helfer« begünstigt: »*Gesundheit* bedeutet also Gleichgewicht. *Krankheit* ist Störung des Gleichgewichts. *Heilung* heißt Wiederherstellung des Gleichgewichts.«[351]

---

348 vgl. Illhardt 1985, S. 6ff.
349 vgl. z. B. v. Weizsäcker 1950.
350 vgl. z. B. Mitscherlich 1977.
351 Petersohn/Petersohn 1982, S. 16.

Drittens: *Beseitigung medizinischer Aufgaben*

Die radikalste Konsequenz aus der Medizinkritik ziehen diejenigen, die die Krankheiten weder auf reformierte medizinische noch auf andere Weise geheilt wissen möchten. Sie verlangen eine Beseitigung der Krankheitsursachen und damit letztlich, die Medizin überflüssig zu machen. Wenn die Menschen nicht an einem Defekt ihres Körpers und weniger an einer Störung ihrer Psyche erkranken, dann seien es die Lebensumstände, die sie krank machten. Sie seien einer schädigenden Umwelt ausgesetzt, sie ernährten sich falsch, sie bewegten sich zu wenig. Also müsse die Umwelt verbessert, die Ernährung natürlicher und der Körper durch Sport fit gemacht werden. »Gesundheitsförderung statt Reparaturmedizin« heißt die entsprechende Formel.

In dem Augenblick, in dem diese Krankheitsprävention in die Hände einer soeben entstehenden neuen Profession gerät, der Gesundheitserzieher, wird es sich strukturell um denselben Vorgang handeln, wie er mit der Verschiebung medizinischer Aufgaben auf die Psychologie beschrieben worden ist. Und in der Tat lesen wir: »Zunächst muß hier klar und deutlich gesagt werden, daß die Gesundheitsförderung in der Hand von Ärzten nichts zu suchen hat.«[352] Man täusche sich nicht: Ein neuer Dienstleistungssektor entsteht.

9.2 Auch Ärzte sind sterblich

Eine Bewertung dieser unterschiedlichen Reformversuche ist komplikationslos kaum möglich. Niemand kann sagen, ob die Menschen unserer Kultur gesünder sein werden, wenn die Medizin sich selbst beschränkt, wenn noch mehr Psychotherapie und Homöopathie angeboten werden oder wenn die Bevölkerung zu einem gesundheitsbewußten Verhalten animiert wird.

Selbst wenn man einmal unterstellt, daß mit derartigen Verfahren Krankheitsraten auf volkswirtschaftlich verträglichere Weise gesenkt werden können, als dieses eine Medizin vermocht hat, die ihre Krankenbestände *per definitionem* ständig vergrößert, so bleibt doch eine wichtige Frage offen: Wer leistet die außermedizinischen, insbesondere anthropologischen Beiträge, auf welche die Menschen

352 Kesel u. a. 1989, S. 5.

dieser Kultur seit einigen tausend Jahren offenbar nicht zu verzichten in der Lage sind? Und es ist auch zu bezweifeln, daß sie es je sein können, denn die treibende Kraft dieser Überführungs- und Begleitungswünsche ist die einzige anthropologische Tatsache, deren wir uns bis heute gewiß sein können: daß alle Menschen sterblich sind. Es ist deshalb nicht ungefährlich, das medizinische Genre zu verändern oder gar zu zerstören, ohne daß es einen Ersatz für die – letztlich schamanistischen – Funktionen gäbe.

Es mag durchaus sein, daß alternative Verfahren der Krankenheilung ähnliche Leistungen außerhalb der eigentlichen kurativen Tätigkeit bieten, wie die sogenannte Schulmedizin dieses, ungewollt, aber doch nicht unwirksam, tut. Aber das liefe nur auf eine weitere Kompetenzverschiebung hinaus. Und es erwarte niemand, daß die jetzt als Kostendämpfer auftretenden Alternativmediziner der Versuchung des großen Geldes widerstünden, wenn sie die Macht, weil die »priesterliche Weihe«, zu ihrem Tun besitzen. Eine Autorität würde durch eine andere ersetzt; die Kette kann fortgesetzt werden. Der Arzt ersetzt den Priester, der Psychotherapeut den Arzt und der Homöopath vielleicht beide.

»Der Mensch soll um der Güte und Liebe willen dem Tode keine Herrschaft einräumen über seine Gedanken.« Dieser Satz Castorps in Thomas Manns Zauberberg weist auf den wunden Punkt der analysierten Entwicklung hin. Erst wenn das darin aufgehobene Phantasma der Überwindbarkeit des Todes zerstört ist, läßt sich an eine Wendung denken. Wenn die Menschen dieser Kultur nicht in der Lage sind, im Leben das Sterben zu lernen, werden sie sich der Herrschaft derer ausliefern, die ihnen die Todesvernichtung versprechen. Diese Sterbelehre war einmal die Angelegenheit der Theologie. Als die Orientierung an einer sie begründenden gemeinsamen Weltanschauung verlorenging, übernahmen die Mediziner dieses Geschäft, ohne darauf vorbereitet zu sein. Viele Ärzte begegnen dem Tod deshalb mit einer Art Verlegenheit, so als ob sie sich entschuldigen müßten für ein Versagen. Dieses Gefühl konnte aber nur entstehen, weil die Medizin ein Priesteramt erworben hat, das die Ärzte vergöttlicht. Dabei sind sie selbst sterblich, ohne daß sie es sich immer wieder vor Augen führen. Vielleicht ist sogar eine übergroße Todesangst das Motiv der Berufswahl für manchen Arzt. Dann wären sie allerdings schlecht geeignete Priester.

Wer immer dieses Amt nach dem zu erwartenden Bedeutungsverlust der Medizin übernehmen wird, Psychologen, Homöopathen oder gar Gesundheitspädagogen, sie werden die wichtigste erzieherische Aufgabe im Leben der Menschen nur vollziehen können, wenn diese – letzten Endes – Banalität ein Bestandteil ihrer selbst geworden ist: »Der Mensch ist das einzige Wesen in der Welt, das *weiß*, daß es sterben muß, und man kann sagen, daß er das Bewußtsein seines Todes *ist*: wahrhaft menschliche Existenz ist existierendes Todesbewußtsein oder seiner selbst bewußter Tod. Da die Vollendung des Menschen die Fülle seines Selbstbewußtseins und der Mensch in seinem Sein wesentlich endlich ist, gipfelt die menschliche Existenz im freiwilligen Hinnehmen der Endlichkeit.«[353]

353 Kojève 1975, S. 265.

Literaturverzeichnis

Allgemeiner Patienten-Verband Marburg (Hg.): Ärztefehler – Pfuschen und Vertuschen, Frankfurt a. M. 1986.

Anders, K. E.: AIDS geht uns alle an! In: Kind und Vater 3 (1987), 11, S. 3–5.

Anitschkow, N.: Das Wesen und die Entstehung der Atherosklerose. In: Ergebnisse der Inneren Medizin und Kinderheilkunde 28 (1925), S. 1–46.

Antwort des Bundesministers für Familie, Jugend und Gesundheit auf die kleine Anfrage des Abgeordneten Prinz zu Sayn Wittgenstein-Hohenstein u. a. – Drucksache VI 3179 – betreffend Situation der perinatalen Medizin in der Bundesrepublik Deutschland. In: Verhandlungen des deutschen Bundestages, 6. Wahlperiode, Drucksache VI 3309, 1972, S. 1–6.

Ariès, Ph.: Geschichte der Kindheit, München/Wien 1977.

Artelt, W.: Geschichte der Anatomie der Kiefer und der Zähne bis zum Ausgang der Antike. In: Janns, XXXIII, Leiden 1929.

Bargheer, E.: Herz. In: Bächtold-Stäubli, H. (Hg.): Handwörterbuch des deutschen Aberglaubens, Bd. 3, Berlin 1931, Sp. 1794–1813.

Barmer Ersatzkasse: Mach mit, bleib fit! Wuppertal o. J. (a).

Barmer Ersatzkasse: Schlemmen – aber mit Vernunft. Wuppertal o. J. (b).

Barnard, C.: Glückliches Leben. Würdiger Tod, Bayreuth 1981.

Basaglia, F. O.: Gesundheit, Krankheit. Das Elend der Medizin, Frankfurt a. M. 1985.

Beck, L.: Grußwort. In: Dudenhausen, J. W (Hg.): Das Kind im Bereich der Geburts- und Perinatalmedizin, Berlin/New York 1987, S. XIII bis XIV.

Beneke, F. W.: Ueber das Cholestearin. In: Archiv. Verein für wissenschaftliche Heilkunde 2 (1866), S. 432–446.

Beneke, F. W.: Zur Cholestearinfrage. In: Archiv für Pathologische Anatomie und Physiologie und für Klinische Medizin 66 (1876), S. 126–128.

Berg, D.: Schwangerschaftsbetreuung. In: Dudenhausen, J. W. (Hg.): Praxis der Perinatalmedizin, Stuttgart/New York 1984, S. 117–134.

Betreuung von kranken und gefährdeten Neugeborenen. Gemeinsame Stellungnahme der Deutschen Gesellschaft für Gynäkologie und Geburtshilfe, der Deutschen Gesellschaft für Kinderheilkunde, der Deutschen

Gesellschaft für Perinatale Medizin und der Deutsch-österreichischen Gesellschaft für Neonatologie und Pädiatrische Intensivmedizin. In: Zeitschrift für Geburtshilfe und Perinatologie 188 (1984), S. 287.

Binding, K./Hoche, A.: Die Freigabe der Vernichtung lebensunwerten Lebens, Leipzig 1920.

Bleuler, E.: Das autistisch-undisziplinierte Denken in der Medizin und seine Überwindung, Berlin/Heidelberg/New York [5]1985.

Böhme, G.: Alternativen der Wissenschaft, Frankfurt a. M. 1980.

Bourre, J.-P.: Dracula et les Vampires, Monaco 1981.

Bräuer, H., u. a.: Sind niedrige Cholesterinwerte wirklich erstrebenswert? In: Fortschritte der Medizin 104, 3 (1986), 36, S. 674–678.

Bretscher, J.: Ist der geburtshilfliche Fortschritt meßbar? In: Dudenhausen, J. W. (Hg.): Das Kind im Bereich der Geburts- und Perinatalmedizin, Berlin/New York 1987, S. 47–67.

Brück, D.: Dokumentarischer Anhang. Angriffe auf die Reform des § 218 seit der Wende. In: Däubler-Gmelin, H./Faerber-Husemann, R. (Hg.): § 218. Der tägliche Kampf um die Reform, Bonn 1987, S. 161–191.

Bundesgesundheitsamt: Das erworbene Immundefekt-Syndrom (AIDS). Ratschläge für Ärzte. In: Bundesgesundheitsblatt 28 (1985), Nr. 10, S. 307–311.

Bundesministerium für Arbeit und Sozialordnung. Gebührenordnung für Ärzte, Köln u. a. [2]1985.

Bundeszentrale für gesundheitliche Aufklärung: Was Sie über AIDS wissen sollten, Bonn 1985.

Canguilhem, G.: Das Normale und das Pathologische, Frankfurt/Berlin/Wien 1977.

Canguilhem, G.: Grenzen medizinischer Rationalität. Historisch-epistemologische Untersuchungen, Tübingen 1989.

Casanova, G.: Geschichte meines Lebens, Bd. 1, Berlin o. J.

Christian, P.: Das Personverständnis im modernen medizinischen Denken, Tübingen 1952.

Clark, T. N.: Die Stadien wissenschaftlicher Institutionalisierung. In: Weingart, B. (Hg.): Wissenschaftssoziologie II, Determinanten wissenschaftlicher Entwicklung, Frankfurt a. M. 1974, S. 105–121.

Clement, V.: Höhenrausch. In: Operation Aids. Sexualität konkret, 1987, 7, S. 38–39.

Cohn, E.: Zahnärztliche Untersuchungsergebnisse a. d. Schädelsammlung der Berliner Gesellschaft für Anthropologie, Ethnologie u. Urgeschichte im Völkerkunde-Museum zu Berlin, Diss. med. dent., Berlin 1932.

Connor, W. E., u. a.: Effect of dietary cholesterol upon Lipids in man. In: Journal of Laboratory and Clinical Medicine 57 (1961), S. 331–342.

Curieuse und sehr wunderbare Relation, von denen sich neuer Dingen in Servien erzeigenden Blut-Saugern oder Vampyrs, aus authentischen

Nachrichten mitgetheilet, und mit Historischen und Philosophischen Reflexionen begleitet von W. S. G. E., o. O. 1732.

Däubler-Gmelin, H./Faerber-Husemann, R.: § 218. Der tägliche Kampf um die Reform, Bonn 1987.

Deinhardt, F., u. a.: Stabilität von LAV/HTLV-III. In: Bundesgesundheitsblatt 29 (1986), S. 28–29.

Deppe, H.-U.: Krankheit ist ohne Politik nicht heilbar. Zur Kritik der Gesundheitspolitik, Frankfurt a. M. 1987.

Der Bundesminister für Arbeit und Sozialordnung (Hg.): Die gesetzliche Krankenversicherung in der Bundesrepublik Deutschland in den Jahren 1973 und 1974, Bonn 1979.

Der Bundesminister für Arbeit und Sozialordnung (Hg.): Die gesetzliche Krankenversicherung in der Bundesrepublik Deutschland im Jahre 1987, Bonn o. J.

Der Papst über Fragen der Familienmoral und der Nachkommenschaft. In: Herder-Korrespondenz VI, 6. Jg. (28. 11. 1951), Freiburg i. Br. 1951/52, S. 170–172.

Deutsche Gesellschaft für Ernährung: Der Mensch ist, was er ißt! Bonn 1986.

Dierich, M. P.: Hygienische Aspekte der Infektion mit HTLV-III. In: Gschnait, F./Hutterer, J. (Hg.): AIDS. Acquired Immune Deficiency Syndrome. Symposium Wien 1985, Wien/New York 1985, S. 69–74.

Dietrich, D.: Ein Neuanfang in der Geburtsmedizin. In: Der Tagesspiegel, vom 7. Dezember 1989.

Dittmar, F. W./Hickl, E.-J.: Risikoschwangerschaften – Übersicht. In: Hickl, E.-J./Riegel, K. (Hg.): Angewandte Perinatologie, München/Bern/Wien 1974, S. 19–28.

Dölger, F. J.: Das Lebensrecht des ungeborenen Kindes und die Fruchtabtreibung in der Bewertung der heidnischen und christlichen Antike (1934). Antike und Christentum. Kultur- und religionsgeschichtliche Studien, Bd. 4, Münster [2]1975.

Dunbar, J. M., u. a.: Verhaltensmaßnahmen zur Verbesserung der Compliance. In: Haynes, R. B., u. a. (Hg.): Compliance Handbuch, München/Wien 1982, S. 206–225.

Eberbach, W.: Rechtsprobleme der HTLV-III-Infektion (AIDS), Berlin u. a. 1986.

Eibach, U.: Recht auf Leben, Recht auf Sterben, Wuppertal 1977.

Eibach, U.: Schwangerschaftsabbruch und das Verbot: »Du sollst Menschenleben nicht töten!« – Anthropologische und ethische Überlegungen aus evangelisch-theologischer Sicht. In: Poettgen, H. (Hg.): Die ungewollte Schwangerschaft. Eine anthropologische Synopsis, Köln-Lövenich 1982, S. 47–82.

Eliade, M.: Kosmos und Geschichte. Der Mythos der ewigen Wiederkehr. Frankfurt a. M. 1984.

Engelhardt, D. v.: Dauer und Wandel in der Geschichte der medizinischen Ethik. In: Schlaudraff, U. (Hg.): Ethik in der Medizin, Berlin u. a. 1987, S. 35–44.

Entscheidungen des Bundesverfassungsgerichts, Bd. 39, Nr. 1, Tübingen 1975.

Ewerbeck, H.: Ethische Grenzen für das geburtshilfliche Handeln. In: Dudenhausen, J. W. (Hg.): Das Kind im Bereich der Geburts- und Perinatalmedizin, Berlin/New York 1987, S. 69–77.

Felix, A.: Das Schlankheitskonzept, Köln [4]1977.

Ferber, L. v.: Sozialdialekte in der Medizin. Das Sprachverhalten von Laien, Praktikern und Wissenschaftlern. In: Böhme, G./v. Engelhardt, M. (Hg.): Entfremdete Wissenschaft, Frankfurt a. M. 1979, S. 29–55.

Feyerabend, P. K.: Wissenschaft als Kunst, Frankfurt a. M. 1984.

Flint, A.: Stercorin and cholesteroemia. In: New York Medical Journal 65 (1897), S. 749–754.

Foucault, M.: Die Geburt der Klinik. Eine Archäologie des ärztlichen Blicks, Frankfurt/Berlin/Wien 1976.

Fritsch, J. Chr.: Eines Weimarischen Medici muthmassliche Gedanken von denen Vampyren oder sog. Blut-Saugern, Leipzig 1732.

Gebhardt, H. W.: Die historische Entwicklung der Kieferorthopädie, Diss. med. dent., München 1969.

Genz, H.: Aktuelle Probleme in der Bekämpfung von Morbidität und Mortalität im Kindesalter. In: Maneke, M. (Hg.): Sozialpädiatrie. Lehrbuch für Studierende und Ärzte, München/Wien 1979, S. 44–63.

Gesundheitsbericht der Bundesregierung, Drucksache VI/1667 vom 18. 12. 1970, Bonn 1970.

Glatzel, H.: Sinn und Unsinn in der Diätetik, München/Wien/Baltimore 1978.

Göckenjahn, G.: Die Aids-Falle. Politik mit der Krankheit. In: Kursbuch 88 (1987), S. 113–122.

Green, L. W.: Erzieherische Maßnahmen zur Verbesserung der Compliance bei der Arzneimittel-Therapie und bei Präventiv-Maßnahmen. Neue Erkenntnisse. In: Haynes, R. B., u. a. (Hg.): Compliance Handbuch, München/Wien 1982, S. 185–205.

Gschnait, F./Hutterer, J.: AIDS 1985: Ein Überblick. In: Gschnait, F./Wolff, K. (Hg.): AIDS. Acquired Immune Deficiency Syndrome. Symposium Wien 1985, Wien/New York 1985, S. 1–10.

Guilford, S. H.: Orthodontia, Philadelphia 1889.

Harmening, D.: Der Anfang von Dracula. Zur Geschichte von Geschichten, Würzburg 1983.

Hartmann, G./Stähelin, H.: Hyperlipidämie, Bern/Stuttgart/Toronto 1984.

Havekost, E.: Die Vampirsage in England. Diss. phil., Wittenberg/Halle 1914.

Hähnel, R.: Der künstliche Abortus im Altertum. In: Archiv für die Geschichte der Medizin 29 (1936), 4/5, S. 224–255.

Heidegger, M.: Sein und Zeit, Tübingen [15]1979.

Heiss, H.: Die Abortsituation in Europa und in außereuropäischen Ländern. Eine medizinisch-rechtsvergleichende Studie, Beilagenheft zu Bd. 166 der Zeitschrift für Geburtshilfe, Stuttgart 1967.

Heyden, S./Brand, G.: Gesunde Kost – gesundes Herz, Stuttgart 1975.

Hilbrig, W.: Die Entwicklung der Orthodontie von ihren ersten Anfängen bis zu N. W. Kingsley, Diss. med. dent., Leipzig/Dresden 1928.

Hock, St.: Die Vampyrsagen und ihre Verwertung in der deutschen Literatur, Berlin 1900.

Hovorka, O. v./Kronfeld, A. (Hg.): Vergleichende Volksmedizin, 2 Bde., Stuttgart 1908 und 1909.

Illhardt, F. J.: Medizinische Ethik, Berlin u. a. 1985.

Illich, I.: Medical Nemesis, London 1975a.

Illich, I.: Die Enteignung der Gesundheit, Reinbek 1975b.

Illich, I.: Die Nemesis der Medizin. Von den Grenzen des Gesundheitswesens. Überarbeitete und erweiterte Fassung von »Die Enteignung der Gesundheit«, Reinbek 1977.

Initiative für humanes Sterben nach Wunsch der Sterbenden (Hg.): Euthanasie heute, Nürnberg 1979.

Interview mit dem Berliner Geburtshelfer Erich Saling. In: Arzt heute, vom 4. 12. 1985, S. 6–7.

Jensen, A. E.: Das religiöse Weltbild einer frühen Kultur, Stuttgart 1948.

Jochimsen, L.: § 218. Dokumentation eines 100jährigen Elends. In: Doutrine, A.: Ich habe abgetrieben. Der § 218 und seine Folgen, Hamburg 1971, S. 14–36.

Jonsen, A. R.: Ethische Fragen zur Compliance. In: Haynes, R. B., u. a. (Hg.): Compliance Handbuch, München/Wien 1982, S. 133–141.

Jores, A.: Der Mensch und seine Krankheit, Stuttgart [2]1959.

Jung, H.: Risikoschwangerschaft. Gefährdete Frühschwangerschaft. In: Dudenhausen, J. W. (Hg.): Praxis der Perinatalmedizin, Stuttgart/New York 1984, S. 135–147.

Jüngel, E., u. a.: Abtreibung oder Annahme des Kindes. In: Evangelische Kommentare 4 (1971), S. 452–454.

Kalb, A.: Die orthodontische Behandlung bis zu der Zeit von Flagg (1860), Diss. med. dent., Bonn 1928.

Kant, I.: Die Metaphysik der Sitten. In: Ders.: Werke in sechs Bänden, hg. v. W. Weischedel, Bd. IV, Darmstadt 1956, S. 309–634.

Kant, I.: Das Ende aller Dinge. In: Ders.: Werke in sechs Bänden, hg. v. W. Weischedel, Bd. VI, Darmstadt 1964, S. 175–190.

Kass, L. R.: Regarding the End of Medicine and the Pursuit of Health. In: Caplan, A. L., u. a. (Hg.): Concepts of Health and Disease. Interdisciplinary Perspectives, London u. a. 1981, S. 3–32.

Kerényi, K.: Der göttliche Arzt. Studien über Asklepios, Zürich 1948.

Kesel, R.: Gesundheitspolitik aus der Sicht von Gesundheitsläden und Initiativen, HANDOUT zum »Kongreß ›Zukunftsaufgabe Gesundheitsförderung‹«, Berlin 1989.

Klapp, Chr.: Genetisch bedingte, isolierte Hypercholesterinämie, Gießen 1983.

Kojève, A.: Hegel. Eine Vergegenwärtigung seines Denkens. Kommentar zur ›Phänomenologie des Geistes‹, Frankfurt a. M. 1975.

Krämer, W.: Die Krankheit des Gesundheitswesens. Die Fortschrittsfalle der modernen Medizin, Frankfurt a. M. 1989.

Kubli, F.: Grußwort. In: Dudenhausen, J. W. (Hg.): Das Kind im Bereich der Geburts- und Perinatalmedizin, Berlin/New York 1987, S. IX–XI.

Kuehn, O. B.: Ueber Cholesterine und ähnliche Fettsorten. In: Archiv für die Gesamte Naturlehre 13 (1828), S. 336–339.

Kümmel, H.: Die Zahnheilkunde in den medizinischen Zauberbüchern. In: Correspondenz-Blatt für Zahnärzte 34 (1905), 1, S. 16–24.

Kürschners Deutscher Gelehrtenkalender, Bd. 3, Berlin/New York 1987.

Landesapothekerverein Baden-Württemberg (Hg.): Fettstoffwechselstörungen, Stuttgart o. J. (a).

Landesapothekerverein Baden-Württemberg (Hg.): Ernährung für ältere Menschen, Stuttgart o. J. (b).

Langer, W. L.: Kindermord. Ein historischer Überblick. In: Kindheit 1 (1979), S. 329–344.

Lehrl, S., u. a.: Risikofaktoren, Risikoverhalten, Risikoerkrankungen und Compliance. Eine auslesefreie Untersuchung an 892 deutschen Kurpatienten. In: Fischer, B./Lehrl, S. (Hg.): Patienten-Compliance, Mannheim 1982, S. 59–70.

Lenzen, D.: Mythologie der Kindheit. Die Verewigung des Kindlichen in der Erwachsenenkultur. Versteckte Bilder und Geschichten, Reinbek 1985.

Lenzen, D.: Der AIDS-Diskurs. Überlegungen zur historisch-anthropologischen Deutung. In: Medizin–Mensch–Gesellschaft 12 (1987), 3, S. 183–193.

Lenzen, D.: Disappearing Adulthood: Childhood as Redemption. In: Kamper, D./Wulf, Chr.: Looking Back on the End of the World, New York 1989, S. 64–78.

Lichtenberg, G. Chr.: Schriften und Briefe, hg. v. W. Promies, Bd. 1, München 1967.

Link, G./Künzel, W.: Häufigkeit von Risikoschwangerschaften. Eine Analyse der Perinatalstatistiken der Bundesländer. In: Der Gynäkologe 22 (1989), 3, S. 140–144.

Lobstein, J. F.: Lehrbuch der pathologischen Anatomie, Bd. 2, Brodhag/Stuttgart 1835.

Lohmann, T.: Euthanasie in der Diskussion. Zu Beiträgen aus Medizin und Theologie seit 1945, Düsseldorf 1975.

Loux, F.: Das Kind und sein Körper in der Volksmedizin, Stuttgart 1980.

Lukesch, H.: Psycho-soziale Aspekte der extrakorporalen Befruchtung und des Embryotransfers beim Menschen. In: Jüdes, U. (Hg.): In-vitro-Fertilisation und Embryotransfer (Retortenbaby). Grundlagen, Methoden, Probleme und Perspektiven, Stuttgart 1983, S. 199–222.

MacKeown, Th.: Die Bedeutung der Medizin, Frankfurt a. M. 1982.

Majocchi, A.: Tra bistori e forbici, Milano 1944.

Maneke, M.: Sozialpädiatrische Aufgaben im Säuglings- und Kleinkindalter. In: Ders. (Hg.): Sozialpädiatrie. Lehrbuch für Studierende und Ärzte, München/Wien/Baltimore 1979, S. 201–215.

Mannhardt, W.: Über Vampyrismus. In: Zeitschrift für Deutsche Mythologie und Sittenkunde, Bd. 4, Göttingen 1859, S. 259–282.

Marigny, J.: Le Vampire dans la litterature Anglo-Saxonne. Didier, 2 Bde., Paris 1985.

Milburn, D.: Kindesmord, Berlin/Schlechtenwegen 1982.

Mitscherlich, A.: Freiheit und Unfreiheit in der Krankheit, Frankfurt a. M. 1977.

Moll, A.: Ärztliche Ethik, Stuttgart 1902.

Moor, P.: Die Freiheit zum Tode, Reinbek 1977.

Moorrees, C. F. A.: Die Orthodontie in den Vereinigten Staaten von Amerika in den Jahren 1955 und 1956. In: Fortschritte der Kieferorthopädie 29 (1959), 1, S. 86–101.

Moser, R. H.: Diseases of medical progress: a study of iatrogenic disease, Springfield 1969.

Müller, K.: Ueber Cholesterinämie. In: Archiv für experimentelle Pathologie und Pharmakologie 1 (1876), S. 126–128.

Münchner Perinatalstudie 1975–1977. Daten, Ergebnisse, Perspektiven, hg. v. H. K. Selbmann, Köln-Lövenich 1980.

Neuhausen, Th.: Das Cholesterin. Vorstellungen über seine Rolle im Körper, Köln 1977.

Niebauer, G.: Epidemiologie des erworbenen Immundefekt-Syndroms AIDS. In: Gschnait, F./Wolff, K. (Hg.): AIDS. Acquired Immune Deficiency Syndrome. Symposium Wien 1985. Springer, Wien/New York 1985, S. 11–19.

Niedermeyer, A.: Die Beseelung des Foetus. Eine grundsätzliche Vorbeuge zum Problem des Abortus. In: Ders. (Hg.): Handbuch der speziellen Pastoralmedizin, Bd. III, Wien 1950, S. 102–138.

Nippert, I.: Mythen, Monster, Missing Links. Ein Beitrag zur Kulturgeschichte der angeborenen menschlichen Fehlbildungen. In: Medizin, Mensch, Gesellschaft 12 (1987), S. 308–318.

Noonan, J. T.: An Almost Absolute Value in History. In: Ders. (Hg.): The

Morality of Abortion. Legal and Historical Perspectives, Cambridge/ Mass. 1970, S. 1–59.

Ottawa Charter for Health Promotion. In: Die Krankenversicherung, März 1988, S. 71–74.

Paczensky, S. v.: Von der Unsichtbarkeit der Männer. In: Dies. (Hg.): Wir sind keine Mörderinnen! Reinbek 1980, S. 131–132.

Parin, P.: Die Mystifizierung von Aids. In: Operation Aids. Sexualität konkret, H. 7, Hamburg 1986, S. 58–62.

Perkowski, J. L.: Vampires of the Slavs. Slavia Publishers, Cambridge/ Mass. 1976.

Pestalozzi, J. M.: Über Gesetzgebung und Kindermord, 1780/1783. Kritische Ausgabe, Sämtliche Werke, Bd. 9, Berlin/Leipzig 1930.

Peters, J./Spicher, G.: Zur Auswahl der Desinfektionsmittel bei AIDS. In: Bundesgesundheitsblatt 30 (1987), Nr. 1, S. 1–5.

Petersohn, H./Petersohn, L.: Für eine andere Medizin. Gesund bleiben – gesund werden, Frankfurt a. M. 1982.

Pfeil, S. v.: Das Kind als Objekt der Planung, Göttingen 1979.

Plessner, H.: Das Lächeln. In: Ders.: Gesammelte Schriften, Bd. VII, Frankfurt a. M. 1982, S. 419–434.

Pohl, J. Chr.: Diss. de hominibus post mortem sanguisugis, vulgo sic dictis Vampyren, Lipsine 1732.

Preuss, K.: Über die Risiken der Infektion durch Speichel, Auswurf, Tränenflüssigkeit, Urin und Kotspuren. In: Kind und Vater 3 (1987), Nr. 11, S. 5–7.

Pschyrembel, W. (Hg.): Klinisches Wörterbuch, Berlin 1972.

Rameckers, J. M.: Der Kindesmord in der Literatur der Sturm- und Drang-Periode. Ein Beitrag zur Kultur- und Literatur-Geschichte des 18. Jahrhunderts, Rotterdam 1927.

Rauskolb, R.: Amniozentese in der Frühschwangerschaft. In: Dudenhausen, J. W. (Hg.): Praxis der Perinatalmedizin, Stuttgart/New York 1984, S. 23–36.

Richter, H.-E.: Die große Verfolgung. Das Phänomen Aids stellt die Gesellschaft auf die Probe. In: Die Zeit (1987), Nr. 11, S. 71.

Riegel, K.: Neugeborenes. In: Dudenhausen, J. W. (Hg.): Praxis der Perinatalmedizin, Stuttgart/New York 1984, S. 379–408.

Robertson, T. B./Burnett, T. C.: Preliminary communication on the part played by cholesterol in determining the incidence of carcinoma. In: Proceedings. Society for Experimental Biology and Medicine (New York) 10 (1912a), S. 140–143.

Robertson, T. B./Burnett, T. C.: The influence of digitonin upon the growth of carcinoma. In: Proceedings. Society for Experimental Biology and Medicine (New York) 10 (1912b), S. 143–145.

Robertson, T. B./Burnett, T. C.: The influence of lecithin and cholesterin upon the growth of tumors. In: Journal of Experimental Medicine 17 (1913), S. 334–352.

Rousseau, J.-J.: Emile oder über die Erziehung, Paderborn [4]1978.

Roxin, C.: Entwicklung und Stand der gesetzlichen Regelung des Schwangerschaftsabbruchs. In: Böckle, F. (Hg.): Schwangerschaftsabbruch als individuelles und gesellschaftliches Problem, Düsseldorf 1981, S. 13–34.

Rühmann, F.: AIDS. Eine Krankheit und ihre Folgen, Frankfurt/New York 1985.

Sachße, Chr./Tennstedt, F. (Hg.): Soziale Sicherheit und soziale Disziplinierung. Beiträge zu einer historischen Theorie der Sozialpolitik, Frankfurt a. M. 1986.

Saling, E.: Lues als Abort- und Frühgeburtsursache, Diss. med., Berlin 1952.

Saling, E.: Das Kind im Bereich der Geburtshilfe, Stuttgart 1966.

Saling, E.: Eröffnungsrede des Kongreßleiters. In: Dudenhausen, J. W./Saling, E. (Hg.): Perinatale Medizin, 12. Kongreß für Perinatale Medizin, Berlin, Bd. XI, Stuttgart/New York 1986, S. 13–22.

Saling, E.: Ausblicke in die Zukunft der Geburts- und Perinatalmedizin. In: Dudenhausen, J. W. (Hg.): Das Kind im Bereich der Geburts- und Perinatalmedizin, Berlin/New York 1987, S. 131–138.

Saling, E.: Eröffnungsrede des Kongreßleiters. In: Dudenhausen, J. W./Saling, E. (Hg.): Perinatale Medizin, 13. Deutscher Kongreß für Perinatale Medizin, Berlin, Bd. XII, Stuttgart/New York 1988, S. 11–24.

Salisbury, J. H.: Experiments connected with the discovery of cholesterine and seroline, as secretions, in health, of the salivary, tear, mammary, and sudorific glands; of the testis and ovary; of the kidneys in hepatic derangements; of mucous membranes when congested and inflamed; and in the fluid of ascites and that of spina bifida. In: American Journal of Medical Sciences 45 (1863), S. 289–305.

Schadewaldt, W.: Die Anfänge der Philosophie bei den Griechen, Frankfurt a. M. [2]1979.

Schipperges, H.: Utopie der Medizin. Geschichte und Kritik der ärztlichen Ideologie des 19. Jahrhunderts, Salzburg 1968.

Schipperges, H.: Zur psychischen und sozialen Situation des Sterbenden in historischer Sicht. In: Eser, A. (Hg.): Suizid und Euthanasie als human- und sozialwissenschaftliches Problem, Stuttgart 1976, S. 13–23.

Schlierf, G., u. a.: Ernährung bei Fettstoffwechselstörungen, Stuttgart 1976.

Schmädel, D.: Nichtbefolgung ärztlicher Verordnungen. Ausmaß und Ursachen. In: Siegrist, J./Hendel-Kramer, A. (Hg.): Wege zum Arzt, München/Wien/Baltimore 1979, S. 139–171.

Schroeder, A.: Vampirismus. Seine Entwicklung vom Thema zum Motiv. Akademische Verlagsgesellschaft, Frankfurt a. M. 1973.

Schulze, Chr.: Lehrbuch der Kieferorthopädie, Bd. 1, Berlin/Chicago/Tokio 1980.

Schulze, Chr.: Lehrbuch der Kieferorthopädie, Bd. 2, Berlin u. a. 1981.

Schwandt, P.: Cholesterinsenkung und Herzinfarkt. In: Münchner Medizinische Wochenschrift 127 (1985), 4, S. 61–62.

Senn, H. A.: Were-Wolf und Vampire in Romania. Columbia University Press, New York 1982.

Somogyi, T.: Die Schejnen und die Prosten. Untersuchungen zum Schönheitsideal der Ostjuden in Bezug auf Körper und Kleidung unter besonderer Berücksichtigung des Chassidismus, Berlin 1982.

Splett, J.: Wann beginnt der Mensch? Philosophische Erwägungen zum Lebensanfang. In: Theologie und Philosophie 56 (1981), S. 407–419.

Statistisches Bundesamt Wiesbaden (Hg.): Gesundheitswesen, Fachserie 12, Reihe 5: Berufe des Gesundheitswesens 1987, Wiesbaden 1988.

Stauber, U.: Psychosomatik der sterilen Ehe, Berlin 1979.

Stephan, C.: Das Gerede, die Gefühle, die Gefahr. In: Die Zeit (1987), Nr. 18, S. 49–50.

Stock, J. Chr.: Diss. Physica de Cadaveribus Sanguisugis. Von denen sogenannten Vampyren oder Menschen-Säugern, Jena 1732.

Süssmuth, R.: AIDS. Wege aus der Angst. Hamburg 1987.

Tennstädt, F.: Euthanasie im Urteil der öffentlichen Meinung. Zu einer Umfrage des Allensbacher Instituts. In: Herder Korrespondenz 28 (1974), S. 176.

Thielicke, H.: Sex. Ethik der Geschlechtlichkeit, Tübingen 1966.

Thiery, M.: Der internationale Einfluß der europäischen perinatalen Medizin. In: Dudenhausen, J. W. (Hg.): Das Kind im Bereich der Geburts- und Perinatalmedizin, Berlin/New York 1987, S. 23–33.

Tille, A.: Von Darwin bis Nietzsche. Ein Buch Entwicklungsethik, Leipzig 1895.

Twitchell, J. B.: The Living Dead. A Study of the Vampire in Romantic Literature. Duke University Press, Durham 1981.

Uexküll, Th. v./Wesiack, W.: Theorie der Humanmedizin, München/Wien/Baltimore 1988.

Unser Fach muß endlich selbständiger werden. Interview mit dem Berliner Geburtshelfer und Perinatal-Mediziner Erich Saling. In: Arzt heute, vom 3.12.1985, S. 5.

Virchow, R.: Über Perlgeschwülste. In: Archiv für Pathologische Anatomie und Physiologie und für Klinische Medizin 8 (1854), S. 371–418.

Vogel, J.: Icones histologiae pathologicae, Leipzig 1843.

Waszink, J. H.: Beseelung. In: Reallexikon für Antike und Christentum, Bd. II, Leipzig 1941, S. 176–183.

Wächtershäuser, W.: Das Verbrechen des Kindesmordes im Zeitalter der Aufklärung. Eine rechtsgeschichtliche Untersuchung der dogmatischen, prozessualen und rechtssoziologischen Aspekte, Berlin 1973.

Weizsäcker, V. v.: Diesseits und Jenseits der Medizin, Stuttgart 1950.

Weizsäcker, V. v.: Der kranke Mensch. Eine Einführung in die medizinische Anthropologie, Stuttgart 1951.

Weltner, K.: Über ein neues Verfahren zur Kontrolle der Patienten-Compliance bei ambulanter Behandlung. In: Fischer, B./Lehrl, S. (Hg.): Patienten-Compliance, Mannheim 1982, S. 98–100.

Wieland, W.: Strukturwandel der Medizin und ärztliche Ethik, Heidelberg 1986.

Wiener Perinatalstudie 1978. Soziale Ungleichheit und Schwangerschaftskarriere, hg. v. A. Beck u. a., Wien/München/Bern 1981.

Wiesendanger, H.: Unbelehrbar. In: Psychologie heute 14 (1987), 5, S. 8–9.

Wildhagen, K./Héraucourt, W.: Englisch-Deutsches, Deutsch-Englisches Wörterbuch, Bd. 1, Wiesbaden 1965.

Windaus, A.: Über die Entgiftung der Saponine durch Cholesterin. In: Berichte der Deutschen Chemischen Gesellschaft 42 (1909), S. 238–246.

Wolfram, G./Schlierf, G.: LDL-Cholesterin und HDL-Cholesterin – Risikofaktor und Schutzfaktor? In: Internist Berlin 20 (1979), 12, S. 613–618.

Wulf, K.-H.: Die Wandlung der Geburtshilfe seit 1950. In: Dudenhausen, J. W. (Hg.): Das Kind im Bereich der Geburts- und Perinatalmedizin, Berlin/New York 1987, S. 1–12.

Verzeichnis der Bildquellen

Abb. 1: Dunbar, J. M., u. a.: Verhaltensmaßnahmen zur Verbesserung der Compliance. In: Haynes, R. B., u. a. (Hg.): Compliance Handbuch, München/Wien 1982, S. 207.

Abb. 2: Ultraschallaufnahme: Kuther.

Abb. 3: Clark, T. N.: Die Stadien wissenschaftlicher Institutionalisierung. In: Weingart, B. (Hg.): Wissenschaftssoziologie II; Determinanten wissenschaftlicher Entwicklung, Frankfurt a. M. 1974, S. 110.

Abb. 4: Rauskolb, R.: Amniozentese in der Frühschwangerschaft. In: Dudenhausen, J. W. (Hg.): Praxis der Perinatalmedizin, Stuttgart/New York 1984, S. 31.

Abb. 5: ebenda, S. 30.

Abb. 6: Berg, D.: Schwangerschaftsbetreuung. In: Dudenhausen, J. W. (Hg.): Praxis der Perinatalmedizin, Stuttgart/New York 1984, S. 119.

Abb. 7: ebenda, S. 118.

Abb. 8: Riegel, K.: Neugeborenes. In: Dudenhausen, J. W. (Hg.): Praxis der Perinatalmedizin, Stuttgart/New York 1984, S. 392.

Abb. 9: ebenda, S. 393.

Abb. 10: Saling, E.: Eröffnungsrede des Kongreßleiters. In: Dudenhausen, J. W./Saling, E. (Hg.): Perinatale Medizin. 13. Deutscher Kongreß für Perinatale Medizin. Berlin 1987. Bd. XII, Stuttgart/New York 1988, S. 12.

Abb. 11: ebenda, S. 13.

Abb. 12: ebenda, S. 12/13 (graphische Darstellung: Friedrich Rost).

Abb. 13: Bretscher, J.: Ist der geburtshilfliche Fortschritt meßbar? In: Dudenhausen, J. W. (Hg.): Das Kind im Bereich der Geburts- und Perinatalmedizin, Berlin/New York 1987, S. 64.

Abb. 14: Saigal, zit. nach Ewerbeck, H.: Ethische Grenzen für das geburtshilfliche Handeln. In: Dudenhausen, J. W. (Hg.): Das Kind im Bereich der Geburts- und Perinatalmedizin, Berlin/New York 1987, S. 74.

Abb. 15: Wulf, K.-H.: Die Wandlung der Geburtshilfe seit 1950. In: Dudenhausen, J. W. (Hg.): Das Kind im Bereich der Geburts- und Perinatalmedizin, Berlin/New York 1987, S. 12.

Abb. 16: Münchner Perinatal-Studie 1980, S. 23 (in tabellarische Form gebracht: Dieter Lenzen).

Abb. 17: Bundesministerium für Arbeit und Sozialordnung: Gebührenordnung für Ärzte, o. O., 2. Aufl. 1985.

Abb. 18: Foto: Dieter Lenzen.

Abb. 19: Gebhardt, H. W.: Die historische Entwicklung der Kieferorthopä-die, Diss. med. dent., München 1969, S. 11.

Abb. 20: Foto: Helios.

Abb. 21: Schulze, Chr.: Lehrbuch der Kieferorthopädie, Bd. 1, Berlin/Chicago/Tokio 1980, S. 89.

Abb. 22: ebenda, S. 18.

Abb. 23: ebenda, S. 148.

Abb. 24: ebenda, S. 147.

Abb. 25: ebenda, S. 149.

Abb. 26: ebenda, S. 152.

Abb. 27: Bundesgesundheitsamt. In: »Die Zeit« vom 23.09.1989, S. 80.

Abb. 28: Niebauer, G.: Epidemiologie des erworbenen Immundefekt-Syndroms AIDS. In: Gschnait, F./Wolff, K. (Hg.): AIDS. Acquired Immune Deficiency Syndrome. Symposium Wien 1985, Wien/New York 1985, S. 16.

Abb. 29: Lenzen, D.: $C_{27}H_{46}O$ – Blutfett. Ein historisch-anthropologischer Beitrag über das Fett, das im Blut des Herzens zum Tode führt. In: Emile. Zeitschrift für Erziehungskultur. Herzblut, 1. Jg. Heft 1/1988, S. 48.

Abb. 30: Schlierf, G., u. a.; Ernährung bei Fettstoffwechselstörungen, Stuttgart 1976, S. IX.

Abb. 31: Lenzen, D.: In: Mythologie der Kindheit. Die Verewigung des Kindlichen in der Erwachsenenkultur. Versteckte Bilder und Geschichten, Reinbek 1985, S. 56.

Abb. 32: Anzeige aus einer westfälischen Tageszeitung.

Abb. 33: Anzeige aus einer westfälischen Tageszeitung.

Abb. 34: Anzeige aus einer westfälischen Tageszeitung.

Sozialwissenschaften

Julien Benda
Der Verrat der Intellektuellen
Band 6637

Peter L. Berger /
Thomas Luckmann
**Die gesellschaftliche
Konstruktion der Wirklichkeit**
Eine Theorie
der Wissenssoziologie
Band 6623

Ernest Borneman
Das Patriachat
Band 3416

Elias Canetti
Masse und Macht
Band 6544

Detlev Claussen
Grenzen der Aufklärung
Zur gesellschaftlichen
Geschichte des modernen
Antisemitismus
Band 6634

Richard van Dülmen
Religion und Gesellschaft
Beiträge zu einer
Religionsgeschichte
der Neuzeit
Band 6644

René Girard
Das Heilige und die Gewalt
Band 10970

Lothar Hack
Vor Vollendung der Tatsachen
Die Rolle von Wissenschaft und
Technologie in der dritten
Phase der Industriellen
Revolution. Band 6564

Jens Heise (Hg.)
Die kühle Seele
Selbstinterpretationen
der japanischen Kultur
Band 10520

Michael Kausch
**Kulturindustrie und
Populärkultur**
Kritische Theorie der
Massenmedien. Band 6636

Peter Kemper (Hg.)
**»Postmoderne« oder
Der Kampf um die Zukunft**
Die Kontroverse in
Wissenschaft, Kunst und
Gesellschaft. Band 6638

**Macht des Mythos –
Ohnmacht der Vernunft?**
Band 6643

Fischer Taschenbuch Verlag

fi 860 / 6 a